葛城貞三 著

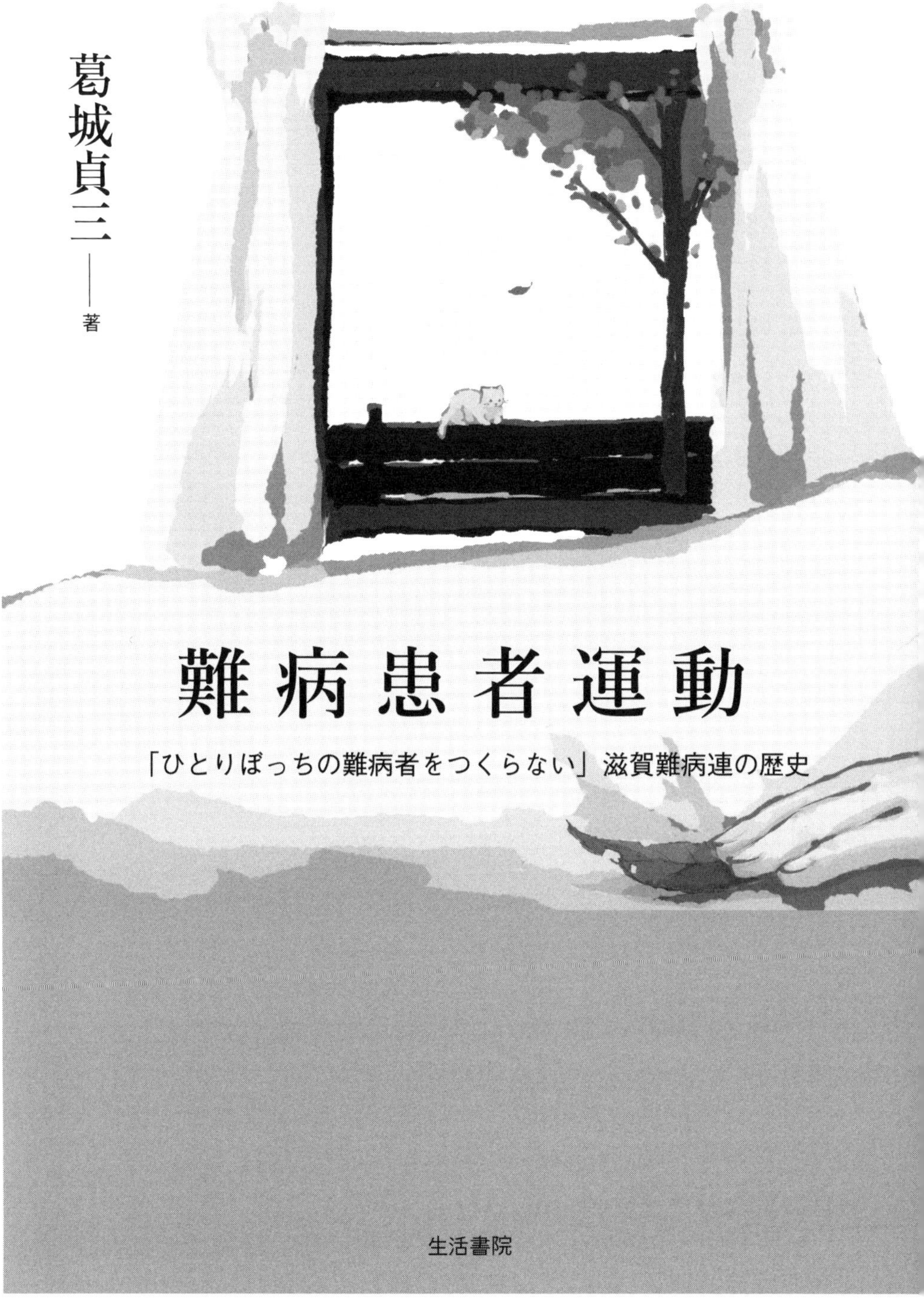

難病患者運動

「ひとりぼっちの難病者をつくらない」滋賀難病連の歴史

生活書院

難病患者運動——「ひとりぼっちの難病者をつくらない」滋賀難病連の歴史

目次

序章

第1章　地域難病連の歩み

第2章　滋賀難病連の結成

第3章　組織の基礎形成の時代

第4章　滋賀難病連の展開期

第5章　滋賀難病連の課題と対応

第６章　滋賀難病連と滋賀県の「協働」（二〇〇八年度総会〜）

第７章　日本ＡＬＳ協会滋賀県支部と介護事業の運営

終　章

序章

第1節　本書の目的

本書では、滋賀県難病連絡協議会（以下、滋賀難病連）[1]の運動に着目して、運動および活動の歴史を詳述する。筆者は家族の介護体験から滋賀難病連の結成に関わり、ＡＬＳ患者の実姉の介護体験から介護事業の開設にも関わった。本書は筆者の体験を背景にしつつ、滋賀難病連の運動を研究対象として捉える。

本書は三つの目的を設定する。第一に、地域難病連の運動を通じて、患者運動の形成過程を明らかにし、滋賀難病連三〇余年の歴史を明確にすることである。第二に、滋賀難病連の療養環境改善の運動が滋賀県行政を相手になされてきたことから、患者会と行政の関係を考察することである。第三に、日本ＡＬＳ協会滋賀県支部（以下、ＡＬＳ滋賀県支部）[2]の働きかけによって超党派の滋賀県難病対策推進議員連盟（以下、難病議連）[3]の結成を踏まえ、滋賀難病連と難病議連の関係を検討することである。本書の最終的な目的は、地域難病連[4]に共通する課題や特徴を導出して、難病患者運動の発展に寄与することである。

第2節　難病の定義

一九七〇年一〇月、社会保険審議会は厚生大臣の「医療保険制度の抜本的改正について」の諮問に「原因不明でかつ社会的にその対策を必要とする特定疾患については、全額公費負担とすべきである」と答申した（西谷 2006: 143）。いわゆる「難病」といわれる特定疾患が国会で議論になった端緒と思われる。一一月、第六四回臨時国会で難病対策の国会質疑が行われた。マスメディアは「難病」を慣用語として使い始めた（西谷 2006: 144）。

一九七一年一〇月一二日、第六六回国会社会労働委員会で、橋本龍太郎委員は難病奇病対策とは具体的にどの病気を取り上げるのかと質問した。厚生省公衆衛生局長の滝沢正は「特定疾患として取り上げるべきではなかろうかと考えておりますものとしてはスモン、ベーチェット、あるいはおあげになりましたカシンベック、それから多発性の硬化症、いわゆる膠原病、自己免疫性の疾患といわれておりまして、解明が十分できておらない、治療についてもきわめて困難な……これらの不明ないしは治療方法の未確立の疾患に対処してまいる、こういう考え方でございます」と答えた。厚生省が問題と認識する疾患を特定疾患として取り上げる考えが語られている。

一九七二年八月一〇日、第六九回国会社会労働委員会で、小笠原貞子委員はどのように議論を経て難病を選定したかと質問した。厚生省公衆衛生局長の加倉井駿一は「今回の調査研究の対象といたしましたのは、医学の専門家からなりますところの特定疾患対策懇談会（一九七二年六月発足）におきまして選定されたものを一応対象といたしてございます」と答弁した。厚生省は「いわゆる難病とは、原因不明で治療法が未確立である等のある種の疾病群を漠然と指すものにすぎず、したがって厳密な定義はもとより不可能」（厚生省五十年史編集委員会 1988: 953）としている。一九七〇年代初頭、厚生省の特定疾患の選定は特定疾患対策懇談会で行われた。

一九七二年一〇月、難病対策要綱が策定された。厚生労働省の難治性疾患克服研究事業[5]の対象疾患以外にも多くの疾患が考えられる。難病は五〇〇〇から七〇〇〇疾患あると言われ（『ＪＰＡの仲間』10: 18、二〇〇九年一二月）、多くの難病患者が医療や福祉などの制度の谷間に置かれている。

第一東京弁護士会人権擁護委員会は「難病は、古くから不治の病とか奇病とかいわれ、その原因も不明であるから、その治療法もいまだに確立されていない。一口に四〇四病とか八〇八病とかいわれながら、全体としての正確な患者数は意外と不明である」（第一東京弁護士会人権擁護委員会 1990: 1）と述べる。「難病」という概念は制度的な含意が非常に強い。難病患者運動をみるとき、制度のあり方やその運用をめぐって行政との交渉や対立などの様々な関係を検討する必要がある。難病患者運動の歴史を論じるには、全国的な動向だけでなく、地方公共団体と地方の運動体との関係も考察する必要を示している。

第3節　難病患者運動と近接領域の先行研究

本書は、日本の患者運動の諸研究に連なる研究である。そのなかでも、一九六〇年代後半から一九七〇年代に盛んとなった患者運動のうち、難病患者運動に焦点を当てる。

患者による組織的運動は、結核療養所やハンセン病療養所入所者の運動から始まった（日本患者同盟四〇年史編集委員会編 1991、東京都患者同盟中央執行委員会 2006）。結核患者やハンセン病者は施設労働者や革新勢力と連携した運動を展開した。近年、ハンセン病者やハンセン病療養所に関する先行研究が増えている。ハンセン病政策の変遷を論じた中田暁子（中田 2002）、ハンセン病者の自治を論じた有薗真代（有薗 2012）、ハンセン病の医療に焦点を当てた田中真美（田中 2015）などがある。重症心身障害児や筋ジストロフィー児の施設は家族の訴えが与党の支援を得て要求を実現してきた（全国重症心身障害児（者）を守る会編 1983）。

一九六〇年代、結成された疾病別の患者会が難病患者運動の源流である。代表的な患者会は、結成が一九六〇年六月の日本リウマチ友の会、一九六三年一一月の全国心臓病の子供を守る会、一九六四年六月の全国重症心身障害児（者）を守る会、一九六七年三月の全国ヘモフィリア友の会、六月の米沢地区スモン患者同盟、一九六九年一一月の全国スモン[6]の会、一九七〇年二月のベーチェット病友の会、一九七一年一月の全国肝臓病患者連合会、六月の全国腎臓病患者連絡協議会、一〇月の全国筋無力症友の会、一一月の全国膠原病[7]友の会などである。疾病別の患者会は経済問題や医療問題の改善を目指して中央省庁に働きかける運動を展開した。地域難病連は、難病対策を地方でも地方公共団体に働きかける必要から生まれた。

一九六〇年代以降、公害が社会問題として表面化する。難病や特定疾患が制度として定着した契機はスモン対策である。スモン患者運動の歴史や研究については十分になされている状況にはなく、一九八〇年代の、スモンの会全国連絡協議会編（1981）が示している患者運動という位置づけが通説となっている。一九七〇年代、疾病別の患者会も難病を掲げて都道府県単位の連合組織である地域難病連を結成する。地域難病連の先行研究はまだ少なく、始まったばかりである（長 1978、前田 1982、葛城 2009・2010・2011・2015、日本難病・疾病団体協議会 2016）。

一九七二年一〇月、政府は難病対策要綱を制定した。難病政策の先行研究には、患者会と政策参加を論じた衛藤幹子（衛藤 1993）、膠原病患者の福祉施策を論じた堀内啓子（堀内 2006）、医療費の公費負担の形成を論じた渡部沙織（渡部 2015）などがある。他方、難病政策からはずれた疾患の先行研究には、スティーブンス・ジョンソン症候群（ＳＪＳ）患者のジェンダーの困難を論じた植村要（植村 2011）、腎臓病患者の人工透析と公費負担の開始を論じた有吉玲子（有吉 2013）、複合性局所疼痛症候群（ＣＲＰＳ）患者の支援を論じた大野真由子（大野 2012）、血友病者の患者運動を論じた北村健太郎（北村 2014）などがある。

一九七二年四月、全国難病団体連絡協議会（以下、全難連）[8]が結成された。一九七五年三月、八道府県の地域難病連が地域難病連第一回全国交流会を開催した。その後、年一回の交流会が開かれ、共通の要求に基づいた全国的な運動がなされる。

滋賀難病連の難病患者運動は、スモンの患者会や膠原病の患者が滋賀県庁へ患者会の活動助成金の要請に始まる。滋賀難病連は新年度予算編成前の九月頃に要望書を知事宛に提出し、翌年三月、文書回答を受け取ってきた。知事に提出する要望書は、滋賀県の担当者の考え方によって改善することもあれば、今後は口頭回答と通告を受けたこともある。

一九八六年六月、全国患者団体連絡協議会（以下、全患連）の解散後、地域難病連連絡会とともに日本患者・家族団体協議会（以下、ＪＰＣ）[9]の発足が難病運動の大きな転機となる。二〇〇五年五月、全難連とＪＰＣが合流し、日本難病・疾病団体協議会（以下、ＪＰＡ）が組織された。

滋賀における難病患者運動は、滋賀難病連と滋賀県行政の関係に影響され、患者や家族は対応に苦慮した。しかし、二〇〇八年に滋賀難病連と滋賀県行政という二者関係から、滋賀難病連と滋賀県行政、難病議連という三者関係への変化という転機を迎える。端的に言うならば、滋賀難病連は交渉の糸口を重層的にもったのである。詳細は第６章で論じる。

二〇〇一年、滋賀難病連は特定非営利活動法人（以下、ＮＰＯ法人）の認証を得た事業として、難病患者の働く場の確保と難病患者を支援する介護を手掛けた。二〇〇二年には難病患者の働くしがなんれん作業所を開所した。二〇一〇年、滋賀難病連加盟のＡＬＳ滋賀県支部が、特定非営利活動法人ＡＬＳしがネット（以下、ＡＬＳしがネット）による介護事業を開設した。難病患者は家族介護の負担が精神的にも重いことが多い。

難病患者の療養生活では、家族介護や地域生活が重要な論点となる。家族介護の先行研究は数えきれない。家族介護をジェンダーや差別の視点から検討した要田洋江（要田 1999）、要田を批判的に継承して主観的家族を論じた土屋葉（土屋 2002）、知的障害者の父親に積極的にインタビューを行った中根成寿（中根 2006）、息子による老親介護を論じた平山亮（平山 2017）などがある。ほかに、藤本文朗と津止正敏には男性介護者の声を集めて編集した書籍がある（藤本・津止編 2003）。本書で論じるように、難病患者の家族介護の現場では男性介護者は特別な存在ではない。また、若年介護者の最先端の現場であり続けている。

地域難病連や滋賀難病連では、患者や家族の要望を実現するために、地域で療養環境の改善の運動が続いている。以上、言及した先行研究を踏まえて、本書の学術的意義を述べる。

本書の学術的意義は、地域に根差す難病患者運動の具体的事例として滋賀難病連を取り上げて詳細に論じたことである。さらに、滋賀難病連の独自の取り組みの考察によって、広く難病患者運動や地域の実践に示唆をもたらすことである。

第4節　本書の構成

第1章では、地域難病連の活動からＪＰＡの結成までの経緯を確認する。早期に結成された北海道難病連や京都難病連は、全難連や全患連[10]、地域難病連連絡会に大きな影響を与えた。『地域難病連連絡会ニュース』（以下、地難連ニュース）[11]と『全難連会報』を主な資料とする。

第2章では、一人ぼっちの難病患者が自らの患者会の結成を決心し、様々な出会いから異なる難病患者が集結して、滋賀難病連が形成される経緯を詳述する。

第3章では、滋賀難病連の基礎形成の八年間を述べる。滋賀腎協の協力のもと、滋賀県との交渉を開始し、日本の医療・福祉と患者運動を考える全国交流集会を開催した。

第4章では、滋賀難病連が経験を積んで運動を展開した六年間を論じる。補助金増額にともなう各患者会への配分問題、保健所の統廃合の反対運動、難病患者の医療費負担の問題を取り上げる。

第5章では、滋賀難病連の中心的役割を担ってきた滋賀腎協の撤退や滋賀県との関係が新たな困難に直面した一〇年間を述べる。

第6章では、二〇〇八年度以降、滋賀難病連と滋賀県行政の関係が大きく変化したこと、全国で初めて結成された滋賀県難病対策推進議員連盟と滋賀難病連の関係および滋賀県行政が提唱する「協働」の概念および新たな関係の成立過程を述べる。

第7章では、難病患者の家族介護の問題を軽減するために、滋賀難病連加盟の日本ALS協会滋賀県支部が介護事業に取り組んだ事例を述べる。

終章では、近年の難病をめぐる動向を確認したのち、本書の到達点と限界、残された課題を述べる。難病患者運動における障害者の権利条約の具体的な実現に向けた課題を述べる。

あとがきでは、本書を執筆した動機の一つが、筆者の家族が重症筋無力症を発症したことから滋賀難病連の結成に関わったこと。二つは、実姉がALSを発症し、その介護に関わったことを述べる。

■注

1　一九八四年九月九日、六難病疾病団体五六五人で「一人ぼっちの難病患者を無くそう」を合言葉に療養環境の改善と患者交流を目標に全国二六番目に結成された滋賀県の難病患者会による協議会。

2　二〇〇七年三月三日大津市民病院九階会議室でALS（筋萎縮性側索硬化症）患者の療養環境改善と交流を目指して結成された患者・家族・協力者等による滋賀県のALS患者組織。

3　日本ALS協会滋賀県支部役員が滋賀県議会議長の出原逸三を訪ねて、難病対策推進議員連盟結成を要請した。二〇〇八年一〇月一〇日、滋賀県議会議員二八名の超党派の議員で結成された。詳細は第7章を参照。

4　都道府県単位の難病疾病団体による連合会。

5　難治性疾患克服研究事業（臨床調査研究分野）は、症例数が少なく、原因不明で治療方法も未確立であり、かつ、生活面で長期にわたる支障がある疾患について、研究班を設置し、原因の究明、治療方法の確立に向けた研究を行う（難病情報センター）。二〇一八年四月現在三三一疾患を対象。一九九九年四月特定疾患調査研究事業を組み替えて特定疾患対策研究事業を創設、二〇〇三年四月特定疾患対策研究事業を組み替えて難治性疾患克服研究事業を創設した。

6　整腸剤のキノホルムによって引き起こされる神経系の中毒性疾患で、世界的規模で発生したいわゆる薬害である。日本では一九七一年以降、全国の地裁で損害賠償を求める提訴が起こされ、原告総数七五〇〇人にのぼる空前の大型薬害訴訟となった。一九七七年、東京地裁が国と製薬会社の責任を認めた和解案を提示。一九九六年に最終原告の和解が成立（阿部康二 2007: 87）。

7　一九四二年、病理学者 Paul Klemperer（1887-1964）が提唱した新しい病気の考え方。病気は特定の臓器に起こるとする「臓器病理学」が支配的で、病気の診断は臓器の病変に基づいた。Klemperer は、全身性エリテマトーデスのように多数の臓器が同時に障害され、病変の中心を特定できない病気があることに気づいた。綿密な病理組織学的検索によって全身の「結合組織」が病変の主座であり、しかも「フィブリノイド変性」という病理組織学的変化が共通して見られると示して「膠原病」（Collagen Disease）と命名した。(http://www.kuhp.kyoto-u.ac.jp/˜rheum/kougenbyou.html、2015.8.9)

8　一九七二年四月に結成された全国難病団体連絡協議会（全難連）は、病気の啓蒙、病気の原因究明と治療法の確立、研究所の設立、公費医療の拡充、定期通院費の保障、入院受入体制の確立、生活保障の確立等々と、幅広い難病対策を求めて政府や関係官庁と交渉をすすめ、社会保障制度審議会などにも難病患者の実態を訴え、実現に努力した（長宏：1978）。

9　日本患者・家族団体協議会（ＪＰＣ）は八年間の準備を経て、一九八六年六月一五日に発足した。加盟予定は一八地域難病連と一三疾病団体の一〇万人（ＪＰＣの仲間 1986: 1）。二〇〇五年五月二九日、ＪＰＣと全難連が合併してＪＰＡが誕生した。

10　一九七五年一一月、日本患者同盟、全国国立療養所ハンセン氏病患者協議会、全国心臓病の子供を守る会、全国交通労働災害対策協議会、全国CO中毒患者協議会、鉛中毒患者会、全国腎臓病患者連絡協議会、互療会など八団体が加盟。全患連の結成は、正式には一九七五年一一月だが、実際は高度経済成長で健康破壊がすすみ、逆に医療の後退がはじまる一九六四年一二月に準備会が発足、以来一一年間、学習会、交流会など統一行動を定期的に重ねてきた。（長宏 1978: 182-183）

11　一九七五年三月二三日、東京で開かれた第一回地域難病連の全国交流会の報告を第一号に一九八四年一〇月三〇日第三三号まで一〇年間、伊藤たておを中心に『地域難病連連絡会ニュース』が発行された。

第1章

地域難病連の歩み

第1節　はじめに

一九七二年三月、政府が難病対策要綱を制定した年、最初の地域難病連が富山県で結成された。二〇一七年八月現在、四〇以上の都道府県で地域難病連が活動している。二〇〇五年一〇月、JPAの加盟団体は五二団体、参加人数三〇万九〇二二人の日本最大の患者会組織と、会報『日本難病・疾病団体協議会』創刊号にある。二〇一六年四月、JPA結成一〇周年記念号である『JPAの仲間――患者運動の歴史』には二〇一六年三月現在八六団体（準加盟二一団体を含む）二六万人と記されている。加盟する地域難病連は三七道府県、準加盟団体は認定NPO法人アンビシャス（沖縄）とNPO法人新潟難病支援ネットワークである。JPA結成時から参加人数は四万九〇〇〇人ほど減っている。このほか、JPAに加盟していない埼玉・東京の地域難病連を含むと四〇を超える都道府県に地域難病連が存在する。

本章では、地域難病連の組織の拡大や強化、全難連・全患連との組織連携等、地域難病連の活動過程を取り上げて、ＪＰＡ初代代表で北海道難病連の伊藤たておら難病患者運動の主要人物の言動から難病患者運動が目指した方向性を考察する。

第2節　地域難病連の最初期

都道府県の地域難病連の結成より前に疾病ごとの患者会が誕生する。長宏は『患者運動』（長 1978: 179）にて、一九七二年四月に全難連が東京進行性筋萎縮症協会、ベーチェット病友の会、肝炎の会、全国筋無力症友の会、全国腎臓病患者連絡協議会[1]（以下、全腎協）、全国精神障害者家族連合会、多発性硬化症友の会、再生不良性貧血の患者を守る会、全国脊椎披裂（二分脊椎）症児者を守る会、全国パーキンソン病友の会、なるこ会、脊椎小脳変性症友の会、あせび会など一三団体で結成されたと述べる。

一九七八年当時、患者会の全国組織は全難連と全患連があった。全難連は、一九七六年四月の第二回総会まで運営委員会が総会を代行していた（『ぜんなんれんかいほう』4: 1、一九七六年五月）。第二回総会は事実上の再建総会だった。全腎協が再建に大きな役割を果たした（長 1978: 181）。

全患連は一九七五年に結成され、一九七八年当時日本患者同盟、全国国立療養所ハンセン氏病患者協議会、全国心臓病の子供を守る会、全国交通労働災害対策協議会、全国ＣＯ中毒患者協議会、鉛中毒患者会、全腎協、互療会など八団体が加盟している（長 1978: 182）。

他方、地域では一八の都道府県で地域難病連が結成されて活動していた。一九七四年頃から地域難病連の連絡組織として全国地域難病連連絡会（地域難病連連絡会）が組織され、活動の経験を交流して学びあった。一九七八年四月に開催された「ゆたかな医療と福祉をめざす全国患者・家族集会」は連絡会の活動から生まれた。前田こう一[2]は『難病の海に虹の橋を――立ちあがる人工透析者・難病者たち』で地域難病連の結成を述べている。

地域難病連が、始めてわが国の患者運動に登場してきたのは一九七二年三月（昭和四七年）である。かのイタイイタイ病発生で有名な富山県で始めて結成された。その年の一〇月に大阪、東京で、一一月に愛知で結成されている。翌年の七三年（昭和四八年）には、和歌山（一月）、埼玉（二月、障害者と難病者団体の連絡協議会として）、北海道（三月）、岐阜（九月）、と続ぞくと結成された。私たちの京都難病連が結成された一九七四年（昭和四九年）には、長野（二月）、群馬（八月）、京都（八月）と結成され、一九七五年には福島（一月）、岩手（三月）、兵庫（一二月）で結成された。

現在（一九八一年四月）は全国二四都道府県で難病連が組織され、準備中のところを含めると二七都道府県となり、患者運動の中で、次第に重要な一角を占めるようになって来ている（前田 1982: 209）。

後に、地域難病連連絡会の事務局を北海道難病連内に置いたが、規約等は設けていない。伊藤たてお[3]が編集した『地難連ニュース』[4]は加盟団体への連絡のために、一九八四年一〇月の第二三号まで発行された。『地難連ニュース』は地域難病連に関わる課題を中心に不定期に発行された。地域難病連の活動は、滋賀難病連の結成や活動に深く関係する。

一九七五年一二月一日、全難連結成から約三年後に『全難連会報』第一号が発行された。『全難連会報』は難病患者の闘病生活の悩みや要望に紙幅を割いて患者や家族に寄り添った構成になっている。

本書では、地域難病連や全難連の活動を論じるにあたって、当時の『地難連ニュース』や『全難連会報』等を基礎的な参考資料とする。次節では、本章の基礎的な資料である『地難連ニュース』と『全難連会報』について述べる。

第3節 『地難連ニュース』と『全難連会報』

一九七三年頃、北海道難病連は地域難病連の交流を提唱して、大阪、東京、埼玉の各都府県の地域難病連に呼びかけた。一九七五年三月二三日、第一回地域難病連交流会[5]が東京都新宿区全国療育センターで開催された。京都・大阪・長野・富山・埼玉・北海道・岩手（準備会）の六道府県の地域難病連と一結成準備会の一六名が参加している。伊藤は議長として議事を進行した（前田 1982: 220）。伊藤は『地難連ニュース』第一号に地域難病連と全難連との関係を述べている。

全難連は疾病別による全国団体の加盟によるもので、いわば、縦の組織である。我々は、地域の情報交換等を主な目的とした横の組織と考えたい。今後一致できる点や、協力して行うことによって効果の発揮できる問題があれば、その時点で考えたい。今後双方ともに前進・発展できる方向を探っていきたい。全難連と対立する組織とはしない（『地難連ニュース』1: 3、一九七五年三月）。

伊藤が全難連とは対立する組織としないとあえて表現するところに伊藤の思いが察せられる。伊藤は「今の時期の全難連は人事や組織拡大に目を奪われずに冷静に自己点検を行い、その結果を国民に発表し、それから各地の難病連に呼びかけるべき」とし、「地域難病連と全難連について、各難病連のお考えも、ぜひ寄せていただき、ニュースを通じて討論を行いたい」と締めくくる。全難連の動向に関心を寄せる伊藤と地域難病連、全難連の連携への模索が読み取れる。

一九七五年五月二五日、全難連と地域難病連連絡会との初めての懇談会（全難連・地域難病連連絡会懇談会）が港区東京都障害者福祉会館で開催された。当日参加した団体は、多発性硬化症友の会・全国膠原病友の会・全国腎臓病患者連絡協議会・肝炎の会・ベーチェット病友の会・福島・大阪・埼玉・福井県心身障害児社会福祉連合会の九団体である。当日書記を担当したベーチェット病友の会笹崎裕の会議の報告書に、今後の運営についての確認事項の一番目に「全国の難病団体の組織と言うより、集まりとして、合同の懇談会を持つ事に、全体として賛同された」としている（『地難連ニュース』3: 6-7、一九七五年七月）。初めての合同の懇談会は、難病団体の組織化よりも、懇談の場をもつということでまとめられたようだ。

一九七五年九月二七日、第二回地域難病連交流会が千代田区平河町都市センターホテルで開催され、京都・大阪・富山・埼玉・北海道・岩手・和歌山・岐阜・都難連が参加した。

翌二八日、同所で全難連・地域難病連連絡会懇談会が開かれ、全国膠原病友の会・多発性硬化症友の会・全国筋無力症友の会・肝炎の会・東京都筋萎縮症協会・全国腎炎ネフローゼ児を守る会・全国腎臓病患者連絡協議会・全国精神障害者家族連合会が出席している。『地難連ニュース』第五号によると「全参加者が話し合いに重点を置きたい」として「正式な記録係を置かずに」議事が進行した。全難連の様々な困難な問題や医療福祉協会について話し合われ全体の雰囲気として「全難連・地難連の二つの運動が必要」で「お互いに補足し合い、支援、協力の関係を強める必要がある」と総括した。(『地難連ニュース』5:3-4、一九七六年一月)『全難連会報』第一号では次のように述べる。

懇談会では、医療福祉協会問題と全難連との関係など、全難連への質問や批判なども出されたが、同時に難病患者運動の全国組織として全難連が積極的な役割を果たすことを期待する声も、各地の代表からだされた。特に国や地方自治体の財政危機がいわれ、医療の荒廃が指摘されている今日、全国の難病患者の団結した運動の必要性が一致した認識としてだされた。そして、夫々の独自の運動の前進の中で、再びこのような機会をもつことを約束して散会した(『全難連会報』1:2、一九七五年一二月)。

今回の懇談会は、全難連・地域難病連連絡会が夫々の運動の前進の中で、次回の懇談会をもつことを約束している。

『地難連ニュース』には各地の地域難病連の活動報告がある。一九七六年三月、第六号に京都難病連のベーチェット病患者の入院拒否問題が掲載されている。前田は「治療の見込みのない難病者が、重篤な状態に陥ったとき、国立の病院がその医療を保障しないで、どこに医療を保障するところがあろうか」と問い、「具体的ケースの解決の是非の中でこそ、地域難病連の真価が問われなければならない」と論じる。前田は全腎協の会議で上京した際、全難連に支援を要請した。三月二九日、前田は、全難連役員のベーチェット病友の会会長村田、膠原病友の会佐藤、全腎協平沢とともに、厚生省難病対策課課長と国立病院課課長補佐に対して、入院拒否問題の交渉をして「実情を調べて検討する」と約束させた。四月六日、京都国立病院から京都難病連に入院を拒否されたベーチェット病患者を入院させると連絡があった（『ぜんなんれんかいほう』4: 7、一九七六年五月）。京都難病連の取り組みは、小さな難病団体の要望を地域難病連として取り組んだ地域難病連ならではの意味のある運動であった。次節では、地域難病連の組織化の困難を一瞥する。

第4節　地域難病連運動の模索

一九七六年七月九日から一一日の三日間、第三回地域難病連連絡会交流会が京都教育文化センターにて開催され、京都、東京、埼玉、富山、福島、兵庫、大阪、岐阜、北海道、秋田（準備会）の一〇都道府県団体延べ五九名が参加している。第一日目の各地域の活動報告と問題提起の後、討議が進められた（『地難連ニュース』9: 1-5、一九七六年七月）。『地難連ニュース』は五ページにわたって第三回交流会を報告している。報告では「三日間にわたる非常に困難な条件の中で行った討議とそれによって生まれた確認事項を作成することができたことは、全国の難病運動を飛躍的に前進させ、社会保障運動に難病の分野を参加させる大変貴重な成果」と評価する。交流会では緊急の課題と要求を列挙したアピールが採択された。今後の地域難病連の方針として六項目のうち、二番目に「難病患者の要求の請願、署名運動を全難連と共に全国的にとり組めるよう検討する」、三番目に「全難連へ、この集会の内容を伝えると共に、厚生省へ同行の上、地難連の活動を伝える」が決定した。全難連との話し合いは次のように報告されている。

地難連交流会終了後、確認事項に基づき、東京の全腎協事務局に、全難連の代表委員である小林氏と佐藤（エミ子）氏を、伊藤が代表して訪問し、地難連交流会の内容と確認事項をお伝えし、今後の活動などについて意見を交換しました。その意見の交換の中では、共同の行動、あるいは、二月の交流会の成功に向けて、もっと具体的に行動が提起されれば、全難連も可能なところから、共に行動したい、というお話がありました。中でも、我々の要求と現状をまとめた請願署名運動は、共同で行える最も基本的な活動ではないか、全難連宛に、文書で要請があれば至急検討したい、とのことでした。交流会でもこの話は若干出たのですが、具体的には話を進められませんでした。しかし、全難連との話合いの中では、今私たちにできる最も基本的であり、かつ意義の大きい、そして各地域で充分に取り組むことができる大切な取組みではないかと感じました。その署名を携え、署名に伴うカンパを交通費に利用して、二月の交流会へできるだけ大勢で参加するのはいかがでしょうか。皆様のご意見をお寄せください（『地難連ニュース』9:4、一九七六年七月）。

伊藤が交流会の確認に基づき全難連の代表委員を訪ね話し合いの結果、請願署名運動を全難連は要請があれば検討すると前向きな対応に、伊藤は地域難病連連絡会も取り組みたいとの内容である。

第三回交流会で採択されたアピールは、地域難病連運動が困難に突き当たったときの原則となる。一九七六年九月の『ぜんなんれん会報』第六号に「地域難病連連絡会第三回交流会ひらく一〇県五九名が参加」を掲載している。

一九七七年二月、『地難連ニュース』第一〇号が前号から半年以上をおいて発行された。北海道難病連の提案に多くの難病連の賛同を得た。全難連や全患連と協議して、三月一二日から三月一三日、埼玉県蓮田市の黒浜筋ジス訓練センターにて、第四回交流会と全国集会準備会の開催が決定した。議題の一つに「全国行動（集会）準備会について」が挙げられた。一九七七年五月、『地難連ニュース』第一一号は、第四回交流会で「全国行動（集会）準備会について」討議した結果、再度地域難病連連絡会のあり方を至急討議しなければならないと、第五回交流会の議題に上げるなど地域難病連の組織化の困難が伝わる号である。

第四回交流会と全国の患者団体集会の準備的会合の呼びかけは、それ自体は多くの方々にお集まりいただけたものの、私ども、地域難病連の歩調がそろわず、充分な意思の統一を図ることができませんでした。そのことから派生した様々な問題を討議し、再度地域難病連連絡会のあり方を至急討議しなければならない、ということで、今回の交流会の開催を呼びかけることになった次第です。また、第四回交流会においては、「地難連を、そろそろ一つの組織として確立する必要があるのではないか」とか「全難連との組織的な連携を明らかにする必要があるのではないか」「自治体をどう動かすか」などということも第五回交流会で論議するべきだ、との意見が出されています。……「京都交流会のアピールを前提として」また三月一三日のアピールを踏まえて、皆様の熱心な参加と討議によって、運動の一層の前進と発展を願いたいと思います。（『地難連ニュース』11: 1、一九七七年五月）。

伊藤は第四回交流会では意思統一を図ることができず、再度地域難病連連絡会のあり方を討議しなければならないと第五回交流会を呼びかけている。

一九七七年六月一八日から一九日、第五回交流会がホテル江戸川で開催された。秋田難病団体連絡協議会の竹埜英一、埼玉県障害難病団体協議会の笠原通正、北海道難病団体連絡協議会事務局長の伊藤から、第四回交流会の感想や意見が述べられた。伊藤は、貴重な会議で結論が出なかったことを申し訳なかったことと京都交流会のアピールについて充分な認識を持っていなかったと述べている。

一九七八年三月、『地難連ニュース』第一二号は一〇ヶ月ぶりの発行である。そのため、冒頭で「地難連ニュースの発行が大変遅れ、申し訳ありません」と述べている。地域難病連連絡会の全国交流会から生まれた「ゆたかな医療と福祉をめざす全国患者・家族集会」が地域難病連として統一して取り組むことができなかった。京都交流会を評価したあとだけに、難病患者運動の困難が察せられる。困難にあっても全難連との組織統一を論議すべきとの意見も出されている。

第5節　ゆたかな医療と福祉をめざす第一回全国患者・家族集会の意義

一九七八年四月二日、ゆたかな医療と福祉をめざす全国患者・家族集会が全難連や全患連、一四地域難病連が中心となって、東京都勤労福祉会館で開催された。京都難病連は集会成功のために、患者・家族集会京都実行委員会を組織して、署名・募金活動や支持署名カンパを集めた。参加者は目標の五〇〇人を上回る患者団体五二団体七七三人が参加して熱気に溢れ、国会請願署名二一万人、募金六〇〇万円が寄せられた[6]。

五月一五日の『ぜんなんれん会報』第一三号は「ゆたかな医療と福祉をめざして　全国患者・家族集会成功裡に開く三九団体、七七三人が参加」と取り上げている。『ぜんなんれん会報』が集会に紙幅を割いたのに比べて『地難連ニュース』はほとんど触れなかった。全難連が積極的に組織を挙げて取り組まれたのに比して、地域難病連は統一して取り組めなかったからであろう。

昨年六月から一〇か月近くにわたって全国の患者、家族団体によって準備がすすめられてきた「ゆたかな医療と福祉をめざす――全国患者・家族集会」は、四月二日、東京都勤労福祉会館ホールで開催されました。この集会には、賛同五二団体のうち三九団体から七〇〇人近い患者、家族が参加し、看護婦、ケースワーカー、労働組合など医療、福祉に関心をもつ多くの関係者も加わって、主催者の予想をはるかに超える七七三人が会場をうめつくしました（『ぜんなんれん会報』13: 1-3、一九七八年五月）。

ゆたかな医療と福祉をめざす第一回全国患者・家族集会は主催者の予想をはるかに超える参加者で成功したと「ぜんなんれん会報」は報じている。それに引き換え集会前の三月一四日『地難連ニュース』は地域難病連として統一して取り組むことができなかったと述べている。難病患者運動の困難な一面ではないか。前田は著書で次のように述べている。

支持団体は結局、全国で六六〇団体個人となり、自治体、各政党政派、労働組合、医療機関、住民自治会、友好団体など、広汎な国民各層にわたった。まさに「国民的支持のもとに国民運動として展開する」という当初の目的は、ほぼ完全に達成されたといって良かった。患者団体、家族団体がこれほど大規模に結集して、強弱の格差はあったにせよ、国民的支持を求めて大きく足並みを揃え、運動に立上がったのは、患者運動・医療運動にとって初めてのことであった（前田 1982: 247-248）。

『ぜんなんれん会報』は年間五〜六回発行され、毎号一〜二ページを「寄せられた手紙から」コーナとして患者・家族の声を紹介している。『地難連ニュース』は年間二〜三回発行され、主に全国交流会の呼びかけに充てられ、交流会の結果報告はまれに掲載している。全難連の活動が、全患連とともに大蔵省や厚生省、両省大臣との折衝、交渉などに取り組まれている。地域難病連連絡会は地域難病連の活動が都道府県を主な相手としており全国交流会が唯一の交流の場となっている。

第6節　地域難病連活動の困難時の助っ人――前田こう一と伊藤たてお

一九八〇年一二月の『地難連ニュース』第一七号全文を引用する。伊藤は、前田からの至急の連絡と意見として寄せられた文章を『地難連ニュース』として発行した。活動に行き詰まったのか、伊藤の言葉が全くないのは珍しい。

京都難病連・前田氏より。至急の連絡と意見がよせられています。各県でも、ぜひご検討の上、ご意見をお寄せ下さい。

一二月五日（金）ＮＨＫ総合ＴＶ一九：二七～一九：三〇京都難病連のことが放映されます。歳末助け合いの、新しい利用方法として、各県でもご覧ください。

全国交流会は、どうなったのでしょうか。全難連、全患連も、活動に困難な状況も出てきています。また、地難連もバラバラな状況にあるのではないでしょうか。国際障害者年を迎え、しかし、ますます厳しさをます情勢の中で。これではいけないのではないでしょうか。

当面、この現状打開のために、各ブロック毎の集会なりを用意する必要があると思います。（『地難連ニュース』17:1、一九八〇年一二月）

因みに前段のニュースの二日前一九八〇年一一月二八日発行『ぜんなんれん会報第二八号』のページ毎の見出しは、一ページ国際障害者年東京など各地に推進組織できる、二ページ昭和五六年度政府予算は福祉敵視大蔵大臣あてに要望書を提出、三ページ障害年金改正をすすめる会各団体代表者会議無年金者実態調査など方針きめる、四～五ページ「寄せられた手紙から」、六ページ各会が総会、七ページ「事務局訪問」全国パーキンソン病友の会、八ページ加盟団体のうごき・図書の紹介となっている。

一九八一年一月、『地難連ニュース』第一九号は、前田の地域難病連の活動再開の呼びかけから、二週間後の迅速な発行である。伊藤は、国際障害者年のもと、地域難病連も難病患者や内部障害者の運動の好機と捉え、盛り上げなければならない。具体的には「署名運動が全難連だけで取り組まれたとしたら、それは明らかに我々の運動の弱点を国民にさらすものであり、かつ、多くの患者の要求と期待を裏切るもの」として第一〇回交流会を呼びかける一文を寄せている。

伊藤は、国際障害者年[7]と身障福祉法の改正に触れて「日本の法律に対する考え方は、制限法であるために、必ず制限条項がついて回り、新たなおちこぼし線引きが行われる。従って、いくらつくっていっても、必ず、また別の新たな問題を派生させる」と述べる（『地難連ニュース』19:2-3、一九八一年一月）。心身障害者対策基本法第一章総則第二条の定義の拡大と「固定的」の削除、各障害名を削除した包括概念の導入を主張する。全難連から国会請願署名をともに取り組む申し出も提起する。

一九八一年三月、『地難連ニュース』第二〇号は、国際障害者年に患者団体の団結強化と地難連第一〇回全国交流会の参加を呼びかけた。国会請願署名は「全難連は独自に行動を行う」と書かれている。次号の『地難連ニュース』で触れられるが、全難連との関係に新たな困難が発生した。『ぜんなんれん会報』第三〇号に、四月一九日に迎える第七回総会の活動報告が掲載されるが、地域難病連との関係に一言の報告もされない。同三月、『地難連ニュース』第二一号は全国交流会が終わって六日後の交流会報告である。ページ数も最も多い八ページである。充実した全国交流会であったのであろう。

全国交流会は三月二一日から二二日まで東京都内で開催された。北海道、秋田、福島、群馬、神奈川、大阪、兵庫、埼玉、京都、鹿児島の地域難病連と全難連及び全患連が参加した。日本福祉大学講師の長宏が講演をした。講演について「ものごとは現状だけを見るのではなく、その歴史と経過を見つめていかなければ、その本質の理解、将来の方向を見つけることができない」と報告されている。交流会は「全難連、全患連も終始この交流会に同席参加したことによって、この交流会は、将来の地域難病連間の交流だけのものとは違った役割と性格をもった」「地域難病連連絡会は、交流だけではなく、一つの組織を志向する展望をもって活動を強化していくことが確認された」と総括している。

第九回全国地域難病連交流会以降の情勢と経過のなかで、三月に東京で全国患者家族集会実行委員会の幹事会が開かれたが、「様々な状況のなかで、それはそのままの状況で停滞してしまった」と全難連の国会請願署名に触れて「署名行動の提起がもたらした様々の現象を教訓として、全国の患者運動の連帯の方向を明らかにしなければならないと考える。それは、私たちの責任であり、多くの患者・家族への義務ではないだろうか」とまとめている。前田は身障者福祉法の改正に「諸外国に比べて障害者とは何か、のとらえ方がまちがっているために「障害範囲を非常にせまく限定してしまっている」。したがって、その結果として「障害福祉対策にしても、対象にならない障害者を大量に生み出している」ということでありますゝ」（『地難連ニュース』21: 7-8、一九八一年三月）と述べる。日本の障害概念に対して、伊藤は「固定的」と指摘し、前田は「限定的」と指摘する。伊藤や前田は、固定的あるいは限定的な障害概念によって「おちこぼし線引き」が行われ、障害者福祉の対象にならない障害者の発生を問題視する。

一一月、『地難連ニュース』第二二号は、第二次臨調第一次答申案に言及して、現下の情勢認識の重要性を強調する。地方自治体に第二次臨調路線[8]に毅然たる態度をとるよう要求し、全国患者・家族集会を上回る予算削減反対の大統一行動を緊急要請した。前田が運動の方向を示して、伊藤が第一一回全国交流会への参加を呼びかけて連携した。一二月、前号の二週間後に『地難連ニュース』第二三号は発行された。行政改革や第二臨調という福祉切り捨ての論調が強まるなか、患者運動の方向性が問われた。一二月二日の北海道難病連の訴えは以下である。

国際障害者年に世論も私たちの目もうばわれ、大きく活動力を注いでいる間に、第二臨調行革を軸とする福祉切捨ての準備は着々と進められ、やがて私たちに大きな嵐となっておそいかかろうとしています。

この福祉切り捨ての路線は、現実の一つ一つの問題だけではなく、長期的な展望の中ですすめられようとしています。

その現われの一つが、小学校教科書の中から「おおきなかぶ」と「かさこじぞう」を排除しようとした事件です。〝力を合わせて一つの目的に向かう〟ことと〝いたわりの暖かいこころ〟を示している、この二つの物語がいけないということは、お互いに助け合う、励ましあうという福祉の基本や私たちのように、困難な状況の中で手をつなぎ、団体をつくって問題解決のために運動を行うということを否定することになります。

子供のうちから、これらのことを否定した教育をうけていけばやがて、私たちの国は受益者負担という発想の間違った意味での〝高福祉高負担〟の道を歩むことになるでしょう。〝けがと弁当は自分もち〟という戦前の姿さえ思い浮かべるに難くありません。国民は自分達だけの小さな幸せと、他の人はどうなっても構わないという風潮のなかに、連帯と信頼を失った孤立した状況の中に置かれることになるでしょう。

この状況に、私たちの患者団体は何をすべきなのでしょうか。たくさんの苦しみや悩みの中から手をつなぎ、私たちの問題が少しでも解決され同じような苦しみをあじわう人が一人でも少なくなるように立ち上がった私たちは、この状況を黙ってながめていてよいのでしょうか。

私たちの呼びかけに応えて、会費を納めて会に集まった会員の患者・家族の方々、そして私たちを励まし支えて下さっている多くの周囲の方々は、私たちに何を期待しているのでしょうか。

全国の患者団体は昭和五二年に大きく集まり、全国患者・家族集会を成功させました。その後第二回の開催をめざし、いくつかの話合いがすすめられ、いくつかの決議も出されましたが、実現にいたっていません。なぜなのでしょうか。

全国の各団体にはそれぞれにその成立の経過や歴史、事情の違いをかかえていることは事実です。しかし、一つの団体の中にもその会員は、それぞれの事情も地域も、経済力も思想・信条も違いながら集まっているのであり、団体の連合会もそれをのりこえて成立しているのです。

今、これ以上の結集と団結ができないという理由はどこにもないのではないでしょうか。今の時期に、私たちが福祉切り捨ての方向に何の行動も連帯もしなかったとしたら、私たちは多くの期待と支持を裏切ることになるのではないでしょうか。

私たちは、お互いにどのように違うかを述べ合うのではなく、どのように違いをのりこえるかについて話し合うために集まるべきだと考えます。

北海道難病連は、全難連・全患連の共同行動に参加し、実感の中で、全国の患者団体の大きな連帯の問題を話し合うために全ての地域難病連が第一一回全国交流会に参加することを呼びかけます。

また、この共同行動の間に全難連・全患連諸団体との意見交換の場をご用意いただけることを希望します。

一九八一年一二月二日　北海道難病団体連絡協議会（『地難連ニュース』23: 1-2、一九八一年一二月）

伊藤は『地難連ニュース』第一号では「全難連は人事や組織拡大に目を奪われずに冷静に自己点検を行い、その結果を国民に発表し、それから各地の難病連に呼び掛けるべき」としていた。しかし、地難連第一一回全国交流会では「全難連・全患連の共同行動に参加し、実感の中で、全国の患者団体の大きな連帯の問題を話し合うために全ての地域難病連が第一一回全国交流会に参加することを呼びかけます」と変化している。伊藤は、全難連の活動への注文から全難連や全患連の共同行動への参加は、この間の運動実践のなかで生じた変化と思われる。

第7節　全難連・全患連との共同行動に六地域難病連が参加

一九八二年一月、『地難連ニュース』第二四号は全文八行と短い。第一一回全国交流会は基本的な課題の意見交換ができたと評価する。また、地域難病連連絡会として初めて予算折衝に参加した。

大変に厳しい情勢の中で新しい年を迎えましたが、皆様にはご活躍のことと思います。第一一回の全国交流会は、参加団体こそ少なかったのですが、基本的な課題についてゆっくりと意見交換をすることができました。また、厚生省・大蔵省への予算復活折衝も、全難連・全患連との共同行動に地難連として初めて六県が参加しました。詳細は近々お届けします。予算の内容と、国際障害者年の活動に関する全難連の資料などが、全難連から送られてきましたので、参考情報としてお届けします。各県で有効にご利用下されば幸いです（『地難連ニュース』24:1、一九八二年一月）。

一九八二年一〇月、『地難連ニュース』第二六号には、文責が伊藤名の京都と北海道からの緊急アピール」が掲載された。「私たちの行動は、今、急を要しています。今号掲載の京都難病連（前田）・北海道難病連（伊藤）のアピールに、ぜひとも、全国各地の難病連及び構成団体からの熱烈な反響をお寄せ願いたいと心から切望します」としている。

前田と伊藤の連名のアピールでは、日本の難病者児と家族の情勢について一致した認識を確認した。国際障害者年における難病問題の反映とその意義、第二臨調と福祉の後退、第二臨調の医療と難病対策への影響、第二臨調路線は社会的弱者に二重の苦しみを与えないか、患者運動・難病運動は、国民運動として発展させなければならない、身体障害者福祉審議会の答申に対する行動は火急の責務、地域難病連は、全国の患者団体と国民の先頭となって今すぐに立ち上がらなければならない、である。起草者は前田こう一である。ここでも、前田と伊藤が地域難病連連絡会の活動の理論的支柱を担ったことがうかがえる。

伊藤は『地難連ニュース』第二七号にて、一〇月四日にNHKテレビで放送された「医療費抑制」のニュース解説に対する意見を述べている。同月の『地難連ニュース』第二八号では、患者団体の緊急署名行動や全国患者・家族集会実行委員会の緊急開催が訴えられた。入院時の食費の患者負担の導入に反対する緊急集会を呼びかけている。

一一月、『地難連ニュース』第二九号によれば、一一月二三日、東京都五反田全社連会館にて第一一回全国交流会が開催された。第一一回交流会に参加した地域難病連は六道府県と少なかった。しかし、論議が相当深められたのか、矢継ぎ早に地難連ニュースが発行された。「地域難病連は再び立ち上がるときを迎えた」と京都と北海道から緊急アピールが発表され、全国の難病団体に「熱烈な反響を切望」すると呼びかけた。

第8節　起き上がりこぼしの地域難病連運動

一九八四年一月、一年二ヶ月ぶりに発行された『地難連ニュース』第三〇号は、第一三回地域難病連全国交流会の岡山県での開催予定を伝えた。「医療と福祉の後退の今、私たちは何をすべきか。私たちの組織問題と課題について、岡山で語りあいましょう」と参加を呼びかけた。主要テーマとして「①難病連活動（組織・事業など）について、いくつかの県をモデルに分析し、討議してみましょう。②健保をはじめとする、医療と福祉の後退の状況の討議。③全国の患者・家族団体が大きく団結するための問題。④各県の活動状況の交流」が挙げられている。

六月、『地難連ニュース』第三二号は、四月二八日から二九日に岡山市で開かれた第一三回全国交流会の報告である。第一三回全国交流会には北海道、福島、群馬、埼玉、岐阜、静岡、京都、大阪、兵庫、宮崎の各組織と滋賀（準備会）、日本患者同盟など約六〇名が参加している。第一三回地域難病連全国交流会の総括として「今年一一月には全国の患者運動の結集と、情報センター的な役割も含めた、ナショナルセンターづくりについて、大規模な話合いの場をつくろうと計画しています。……ゆたかな医療と福祉をめざす、全国患者・家族団体連絡会から送られてくるニュースなどに留意され、患者と家族のために、さらに頑張りましょう」と書かれ、一一月二四日から二五日に愛知県労働者研修センターで日本の医療・福祉と患者運動を考える全国交流会（仮称）を「みんなの団結で、今日の状況にふさわしい強固な組織づくりをめざし、全国的な話合いを」と呼びかける。

ナショナルセンターとは労働組合の全国中央組織にならって難病患者家族の全国組織を指していると思われる。地域難病連や疾病団体が団結して全国的な難病患者家族の統一組織ができれば、難病患者の療養環境の改善の運動がいっそう有効になる。地域難病連の運動は結成と解散、活動の生成と停止を繰り返しながら前進する起き上がりこぼしのような運動と言える。

■滋賀難病連の結成

一九八四年一〇月、『地難連ニュース』第三三号は、「滋賀県難病連の発足、日本の医療・福祉と患者運動を考える全国交流集会、第一三回地難連全国交流会」の報告である。九月九日、滋賀難病連が結成された。全国で二九番目[9]である。伊藤は「地域難病連ぬきには、我国の医療・福祉問題とは正面から対決できない時代となっています。私たちの地域難病連活動は……患者運動の最も先進的で、かつ基本となるものに成長していかなければならない」と述べている。

『地難連ニュース』は第三三号で終了した。伊藤は「私たちの運動に関わる人々も大きく増え、また数多くの交替もありました。この機会に新たに活動に参加された人たちに、この一〇年間の運動の流れを知っていただきたいと考え、一〇年間の地難連ニュースをまとめてみました」と『地域難病連交流一〇年のあゆみ』を刊行した。第一回交流会には六道府県の難病連が参加したが、一九八五年七月現在では二七都道府県に地域難病連が組織されている。伊藤は「一〇年前とは比較にならないほど質の面においても量の面においても前進した」と総括する。

伊藤は『地難連ニュース』全号に関わっている。一年以上発行されない期間もあったが、その時々に前田の訴えやアピールが登場する。『地難連ニュース』は地域難病連の結成と結集を常に追求する役割を果たすとともに、最初期は全難連との関係の構築や統一運動の課題に紙幅を割いている。

■日本患者・家族団体協議会（JPC）の結成

ゆたかな医療と福祉をめざす全国患者・家族集会から八年の準備期間を経て、一九八六年六月一五日、日本患者・家族団体協議会結成総会が東京・新宿区日本青年会館で開催された。名称を日本患者・家族団体協議会（略称・日患協）（Japan Patients Council JPC）として、事務局は東京都内に設置された。日患協は疾病別全国団体および都道府県の患者団体で構成された。

結成宣言では「人間の尊厳そして生命の尊厳が全てにわたり、何よりも大切にされる社会を、と願う私たちの運動は、まさに現在における人間性復権の闘いである」と宣言した。代表幹事に選ばれた前田は「重篤な状態を奇跡的に脱してリハビリ中の京都の病院からかけつけたことを報告すると、その意気込みが会場一杯に強い決意となってつたわりました」と機関誌『JPCの仲間』創刊号に記している。『JPCの仲間』は事務局長の小林によって発行された。難病の全国組織は、全難連とJPCの二組織となった。

一九八七年三月、『JPCの仲間』に一七地域難病連と一三疾病団体が掲載された。『地難連ニュース』では全難連と地域難病連連絡会、全患連との組織統一を目指す内容が多かったが、全難連はJPCに参加していない。伊藤は、理由は一切不明として当時を振り返った。

当時全難連は二人代表制でした（全腎協の小林さん、あせび会の佐藤さん）。代々木上原の北海道第二事務所という宿泊施設で、それまでの総括として、全難連代表の小林さん他と全患連代表の長さん他、地域難病連代表の伊藤他が集まり、夜遅くまで合同について話が進められ、おおむね合意を確認して翌朝を迎えました。ところが朝になって、全難連が昨夜緊急の役員会を開催し、小林さんの代表を解任したということと、このたびの合同には加わらないことを決定した、ということでした。色々と協議の結果、全難連抜きにでも合同することになり、全患連は解散し、「日本患者・家族団体協議会（ＪＰＣ）」を発足させることとなりました。全難連はいつかは必ず合流してくる、という見通しも確認しました。（二〇一五年八月二五日、筆者と伊藤とのメール）。

ＪＰＣは一月一七日から一八日に東京全社連会館で開かれた第三回幹事会で、次回全国交流集会の第一候補地として滋賀県、第二候補地として福島県を選んだ。一九八八年一一月二一日から二二日の開催が話し合われた（三月二九日及び三〇日の第四回幹事会）。

■滋賀で全国交流集会開催

一九八八年七月八日から九日の、北海道東京第二事務所でのＪＰＣ常任幹事会の様子が、『ＪＰＣの仲間』第一四号に掲載された。一一月一九日から二〇日、ＪＰＣ全国交流集会は、滋賀県大津市にて、宿泊者一五〇名、参加者二〇〇名の規模での開催が決定した。集会テーマは在宅医療で、記念講演は日野市地域ケア研究所所長の木下安子に依頼した。滋賀難病連はＪＰＣ事務局とともに、実行委員会を組織して準備に注力した。「日本の医療・福祉と患者運動考える全国交流会"88」は、JPC全国交流会の過去最高の約二〇〇人が参集して熱気ある集会となった。

一九八九年一月、『JPCの仲間』第一六号は一〇ページを同交流会の報告に充てている。伊藤に結成間もない滋賀難病連で開催した理由を訊ねると「たぶん滋賀難連がしっかりしていると思ったからでしょう。また、京都、大阪、兵庫と近畿圏の難病連がしっかりしているのですが、大阪が開催を引き受けたがらなかった、ということや石川などの北陸や岐阜などからの参加についても考慮されたかと思います。それと最も大きなインパクトは、当時琵琶湖を囲むという「抱きしめて琵琶湖」[10]があったことへの共感を示すためだったと思います」と語る（二〇一五年八月二五日の筆者と伊藤とのメール）。

一九八九年一月二二日午前一〇時二〇分、JPC結成に尽力した前田が心不全で逝去した。三月、『JPCの仲間』第一七号で前田の逝去が伝えられた。伊藤は「ともすれば社会的視野を失いがちな私たちの活動にとって、前田さんの情熱と闘志、そしてそれを支える歴史観と広い社会認識が全国の患者運動に与えた影響ははかり知れない」と偲んだ（『JPCの仲間』17: 2、一九八九年三月）。

■JPCが目指す運動

一九九一年一一月一七日、全国患者・家族集会の基調報告で「全国患者・家族集会は、〝考える〟交流集会の経験からもう一歩踏み出し、患者自身が〝主張と行動〟する集会」と位置付けられた。翌一八日、〝霞ヶ関行進〟と銘打って宣伝カーと車椅子を先頭に官庁街を行進して、道行く人に病気に対する理解や運動への支援を呼びかけた。JPC初のデモ行進である。午後には厚生・文部・大蔵・建設・運輸・労働の各省同時交渉を行った。両日の参加者は五六〇人である（『ＪＰＣの仲間』33: 1-2、一九九二年一月）。

一九九三年一二月、『ＪＰＣの仲間』第四二号によれば、「健康保険の改悪は絶対やめてほしい」「入院給食費を健康保険からはずさないで」のゼッケンをつけた四五〇人が、11・15健保改悪は許さない患者・家族大行動として、七八万署名を持って、デモと集会が行われた。

一九九五年六月、九次にわたる国会請願行動や各省交渉等の行動を経て、総合的難病対策の早期確立を要望する国会請願書が衆参両院で初めて採択された（『ＪＰＣの仲間』49: 1、一九九五年七月）。七月四日、社会保障制度審議会が二一世紀の高齢化社会に向け公的介護保険の創設など社会保障制度の改革を求めた勧告「社会保障体制の再構築」を村山首相に提出した。一九六二年以来、三三年振りの勧告である。九月二五日、ＪＰＣ常任幹事が厚生省高齢者介護対策本部を訪問して、老人保健福祉審議会の「新たな高齢者介護システムの確立についての中間報告」の説明を求めた（『ＪＰＣの仲間』50: 1、一九九五年一〇月）。一一月一一日から一二日、ＪＰＣ全国患者・家族集会が北海道札幌市で開催され、小林事務局長が公的介護保障の拡充を希い、介護保険構想に反対する基調報告を行った（『ＪＰＣの仲間』51: 3、一九九五年一二月）。

二〇〇三年八月『ぜんなんれん会報』最終頁に「ＪＰＣとの持続した共同行動の重要性」と題した記事が掲載されている。

全国の難病団体は、全難連と日本患者・家族団体連絡協議会（ＪＰＣ）に組織されている。この両組織が、今回の難病対策の見直しの取組みを通じて、共同行動を展開している。

疾病別全国組織六団体の全難連と地域別県組織を含むＪＰＣの連携した運動の重要性は何か。

例えば、今回の一〇月更新では、厚生労働省と都道府県の対応の違いが表面化している。「災害等による所得の著しい変動があった場合の取り扱い」についてみてみよう。

疾病対策課と全難連との協議では、「失業や病気の悪化による所得の著しい変動も当然含む」との考えであった。しかし、この負担軽減を説明文に掲載したのは、たった六県。殆どの都道府県が制度変更の概要を把握するのが手一杯、細部までは詰め切れていないのが実情である。しかし、厚生労働省に改善要望を提出しても「国と地方は対等、最終的には事業の実施主体である都道府県の判断が優先する」との回答。生計中心者の認定でも「本人申請を基本的に行う」との厚生労働省の考え方だが、実態は、不必要な重症患者も含め、世帯全員の所得証明の提出が求められる。問題なのは、「重症認定が外れる場合があるので」と、都道府県の対応に安易に迎合してしまう国の姿勢もある。

このような事態に、難病対策の拡充を求める患者会はどう対応すべきなのか。この時に必要なのが、国と地方と連携した取組み、疾病対策課との交渉と共に、都道府県での取り組みが重要になる。国に向けた運動の到達点を地方に反映させる、逆に地方の到達点を国への運動に反映させる、情報の交換と交流が重要性を増す。この点からも全難連とＪＰＣの持続した共同行動は欠かせないものとなっている。（『ぜんなんれん会報』:24、二〇〇三年八月）

一九八六年六月一五日のＪＰＣ結成時、全難連は前日の夜まで行動をともにするとしていながら結成には参加できなかった。約七年後の二〇〇三年八月、『ぜんなんれん会報』で「全難連とＪＰＣの持続した共同行動は欠かせない」と述べ、患者運動のさらなる発展が期待された。

二〇〇四年四月三日、JPC代表の伊藤は『JPCの仲間』第七五号に「JPCの取り組む当面の課題について（雑感）」を寄稿した。全難連の合流、時期の確定と組織、基本方針、規約の問題を掲げている。全難連とJPCとの共催で「二・一五全国患者・家族集会どうなる!医療制度・難病対策のゆくえ」が開かれた様子も取り上げられた。九月九日、『JPCの仲間』第七六号は「JPC第一九回総会 要望・意見多数、活発な討議 活動報告・方針などを決める」と題した。二〇〇三年度活動報告「全難連との合併」との小見出しでは次のとおり報告されている。

3・28全国集会から生まれた共同行動は、「11・17全国患者・家族集会、11・18難病対策・小慢対策の将来像を考える集い」「2・17難病・慢性疾患対策を考える集い」、今年の「2・15全国患者・家族集会、2・16政党との意見交換」へと着実に回数を重ねています。全難連からは、この共同行動を土台に、「JPCと全難連の合併」をとの申し入れがあり、今後、検討組織を確立し、検討します。（『JPCの仲間』76: 3、二〇〇四年九月）

「組織と事務局体制」の項では、「広島難病団体連絡協議会、千葉県難病団体連絡協議会（準加盟）、熊本県難病団体連絡協議会が加盟し、地難連三三団体、疾病別全国組織一七団体、合計五〇団体（二九万三七二名）」と報告されている。

第9節　ＪＰＡ誕生——全難連とＪＰＣの合流・合併

ＪＰＣの二〇〇四年度活動方針では、全難連との合流・合併の時期まで言及されている。

ＪＰＣ発足の経過、全難連と全国患者団体連絡協議会及び地域難病連交流会の三団体が共同行動と協議を重ねて発足したという経過からみても、合併・合流は当然のことです。ぜひとも実現に向けて努力を重ねなければなりません。二〇〇五年春に結成大会又は、合併の合同総会開催をめざす方向で検討されています。（『ＪＰＣの仲間』76: 4、二〇〇四年九月）

二〇〇五年五月二九日、日本難病・疾病団体協議会（Japan Patients Association、JPA）が結成された。全難連が結成されて三三年間、ＪＰＣが結成されて一九年間の活動を経て、日本のナショナルセンター確立をめざす統一組織が誕生した。結成宣言は次の通りである。

我が国の難病対策が始まった昭和四七年（一九七二年）以来、全国難病団体連絡協議会（略称全難連）は、この難病対策の充実・発展をめざす活動を続けてきました。

難病対策を地域に根づかせる役割をになった都道府県難病連の全国交流会と全難連、そして長期慢性疾患の団体によって結成された全国患者団体連絡協議会（略称全患連）を中心に全国の患者団体が結集して開かれた「ゆたかな医療と福祉をめざす全国患者・家族集会」（昭和五三年四月二日）を契機として、一九八六年（昭和六一年）に日本患者・家族団体協議会（略称ＪＰＣ）が結成されました。以来、ＪＰＣは我が国の患者運動のナショナルセンターをめざす組織として、難病問題を含め、我が国の医療と福祉の充実・発展をめざす患者運動として幅広く活動を展開してきました。

ＪＰＣ、全難連の両団体は、医療・福祉全般の後退と自己負担の拡大の傾向が強まる中で、二〇〇二年三月二八日の「国民に負担を押しつける『医療制度改革』反対　難病患者、障害者、高齢者が安心して暮らせる社会の実現を　3・28全国患者・家族大集会」の共同開催以来、共同行動をつみ重ねてきました。

私たちは、難病をはじめとする病気や障害の「原因究明と治療法の早期確立」を求め、患者・障害者と家族が希望をもって、明るい生活、より人間的な生活をおくることができる社会を実現するために、医療と福祉、すなわち社会保障の基本的な変革と発展を求めています。

私たちの患者会活動とは、①自分の病気を正しく科学的に把握する、②病気に負けないようにお互いに励まし合う、③よりよい療養環境をつくるために社会に働きかける、という「患者会の三つの役割」を基本とする患者・家族自身による当事者運動・患者運動と定義しています。

私たちの願いと目的を達成するためには、社会保障の充実と、患者を主体とする医療の確立が不可欠であり、それを支える平和が必要であると考えています。

私たちは、全ての国民がいつでもどこでも必要とする最善の医療がうけられ、病気や障害による苦しみや困難、差別や偏見を克服し、未来に展望を持つことができ、生涯を通じて明るく豊かな生活が保証され、人間としての尊厳、生命の尊厳が何よりも大切にされる社会が実現するようにと願っています。

ここに新たに発足する私たちの組織は、患者・家族のお互いの励ましと助け合いを基本とし、自らの体験と努力によって連帯の輪を大きくし、団結を一層固めると共に、さらに国内で活動を展開している多くの患者・家族団体に広く参加をよびかけ、真に我が国の患者・家族団体活動（当事者運動）を代表するナショナルセンターを実現させることをめざします。

二〇〇五年五月二九日　日本難病・疾病団体協議会結成大会（『日本難病・疾病団体協議会創刊号』：2、二〇〇五年一〇月）

二〇〇六年一〇月、『JPAの仲間』第四号は「パーキンソン病、潰瘍性大腸炎など『五万人を越える疾患』の難病医療費適用範囲見直し」の見出しで、厚労省が八月九日特定疾患対策懇談会を開き、難病医療費の対象となっているパーキンソン病、潰瘍性大腸炎を、五万人を大幅に上回る疾患として適用範囲の縮小を提案したことに対し、JPAとして「予算に合わせて対象患者を切り捨ててしまう」厚労省に怒りを覚えると見解を発表し運動を呼びかける内容となっている。

二〇〇八年八月、水谷幸司が『JPAの仲間』第八号に「追い風の情勢を生かし、新たな展開を今こそ押し出そう」の一文を寄せている。

六月に開かれた特定疾患対策懇談会は、難治性疾患克服研究事業の対象疾患選定のしくみを変えて、類似疾患であれば研究班の研究対象に加えていくという方針を採用し、対象疾患を来年度から一気に七疾患増やし、一三〇疾患とすることを決めました。さらに、舛添厚生労働大臣は、この難病研究費を来年度予算では四倍の一〇〇億円にすると発言し、これはその後の福田内閣の「五つの安心プラン」のなかに明記されました。……さらに、現在、日本政府は国連で採択された障害者権利条約の批准にむけた国内法の整備に入っており、来年に迫った障害者自立支援法の見直しの検討についても、秋頃にはその方向性を固めることになっている。このような情勢のなかで、研究予算に限定されているとはいえ、厚生労働大臣が難病対策の拡充を発言するなど、今の情勢は、私たちにとってはまたとない「追い風」の状況にあるといえます（『ＪＰＡの仲間』8:4、二〇〇八年八月）。

二〇〇九年五月三一日のＪＰＡ第五回総会活動報告では「難治性疾患克服研究事業対象疾患の拡大、大幅な予算増額、特定疾患治療研究事業対象疾患の拡大など、従来にない変化をつくりだしたとしている。この変化は、『難病対策・特定疾患対策のあらたな展開を考える（伊藤私案）』を提起し、多くの関係者の理解と共感の広がりをつくりだしたこと、勉強会での学習・討議と同時にＪＰＡとして厚労省交渉や各政党への協力要請・国会請願行動などを精力的に取り組んだこと、その結果従来のＪＰＡ活動を上回る幅広い活動や新規疾患の難病指定を求める運動などと合流しつくりだしたものです」と総括している。活動方針では、「多く残されている未指定の難治性疾患患者や二〇歳から医療費助成を受けられなくなる小児慢性特定疾患の患者、Ｂ・Ｃ型肝炎などの医療被害・薬害の患者たちの課題の解決は急がなければならない」と提案した。ＪＰＡが提起した「新たな難病対策・特定疾患対策の提案」はまさにこれらの問題や課題の解決に重要な方向性を示すものになっています」と位置付けている。二〇〇九年五月三一日に提案した「新たな難病対策・特定疾患対策を提案する」が動き始めたのは、二〇〇九年七月一五日、厚生科学審議会第九回難病対策委員会である。

『ＪＰＡの仲間』第九号には同委員会を傍聴した下垂体患者の会のはむろおとやが報告している。伊藤たておは「新たな難病対策・特定疾患対策を提案する」(旧伊藤私案)を提案した。伊藤は同委員会の委員でもある。ＪＰＡの提案に対し、討論では各委員から賛同意見がつづき、傍聴者からは「当事者の声が突破口を開いた。風穴を開けた」「狭い特定疾患だけが難病じゃないという説明に感銘を受けた」などの感想が寄せられたと報告されている。

障がい者制度改革推進会議総合福祉部会にＪＰＡから野原正三副代表が参加した。国の障害者政策は、障害者自立支援法の応益負担を中心に矛盾が表面化し、現行自立支援法の廃止が確定的となった。政府は、総理を本部長とする障がい者制度改革推進本部を立ち上げるとともに、内閣府に「障がい者制度改革推進会議」を発足させ、抜本的な見直しに向けた、当事者団体・有識者による検討が開始された(『ＪＰＡの仲間』12:5、二〇一〇年七月)。

第10節　おわりに

一九七〇年代、都道府県に地域難病連が誕生した。二〇一四年七月現在、地域難病連は生成消滅を繰り返しながら、四〇道府県(二準加盟含む)、構成員三〇万人と着実に増加した(『ＪＰＡの仲間』2014)。二〇一五年一月一日、難病医療法と改正児童福祉法が施行され、医療費助成対象疾患は大幅に拡大された。しかし、難病は五〇〇〇疾病から七〇〇〇疾病ほどあると言われる。かつて、伊藤が「新たなおちこぼし線引き」と指摘したように、仮に五〇〇疾病が対象疾患になっても「また別の新たな問題を派生させる」ことが懸念される（『地難連ニュース』19: 2-3、一九八一年一月）。

第2章では、地域難病連の一つである滋賀難病連の誕生を述べる。

■注

1 一般社団法人全国腎臓病協議会（略称：全腎協）は、すべての腎臓病患者の医療と生活の向上を目的として、一九七一年に結成した腎臓病患者の患者会組織です。（結成当時の名称は「全国腎臓病患者連絡協議会」）設立以来、全腎協は全国の腎臓病患者の代弁者として行政・医療団体へ要望を申し入れるなど、医療や福祉に関する問題提起や政策提言を行ってきました。また、早くから臓器移植の普及啓発活動にも力を入れてきました。現在、全国の会員数は約九万人で、日本最大の患者会といわれています。二〇一四年四月に法改正に伴い「一般社団法人 全国腎臓病協議会」となりました。全腎協ホームページ（http://www.zjk.or.jp/about/profile/index.html 2015.8.9）

2 一九二八年八月香川県に生れる。一九四九年広島高等師範学校（現広島大教育学部）文科第三部卒。一九七六年明治鍼灸柔整専門学校卒・同年一二月開業。京腎協名誉会長。元京都難病連代表理事。一九八九年一月二二日没。

3 一九四五年生まれ。一九五九年重症筋無力症発症。一九七二年全国筋無力症友の会北海道支部を設立。一九七三年北海道難病団体連絡協議会を設立。一九八六年日本患者・家族団体協議会設立に参加。二〇〇五年日本難病・疾病団体協議会結成初代代表。

4 『地難連ニュース』はウェブサイト「日本の患者会」で公開されている。

5 一九七五年三月、地域難病連第一回全国交流会が開催された。その後JPCが結成される一九八六年六月まで、全国交流会を継続的に開催した。

6 ゆたかな医療と福祉をめざす第一回全国患者・家族集会は『あかあかと命の火をもやしつづけて――京難連一〇年のあゆみ』に記録されている。

7 International Year of Disabled Persons: IYDP 障害者等に関する世界規模での啓蒙活動と国際的行動のために国連が設定し一九八一年に展開された国際年。（『社会福祉用語辞典』ミネルヴァ書房 2004）

8 第二次臨時行政調査会は一九八一年三月に内閣総理大臣の諮問機関として設置され、一九八三年三月に解散するまで、五次にわたる答申を提出した。「増税なき財政再建」の方策を提起するために設置されたものであるが、社会保障、社会福祉、地方自治、行政制度、公営企業、農業、教育、中小企業など広範囲にわたる問題についての政策提起を行い、一九八〇年代以降の日本の政治・経済・社会に大きな影響を与えた。第二次臨時行政調査会（会長は当時経団連会長の土光敏夫）の提起した路線は、臨調路線と呼ばれているが、その特徴は、軍事費や経済協力費を聖域として減額せず、社会保障や中小企業、農業、教育などの国民の生活にかかわる経費を毎年縮小・抑制し、年金、医療、福祉、教育などの分野における国民負担を増大させるための制度改革を行ったことにある。（社会福祉辞典編集委員会編 2003）

9 当時活動している地域難病連は二五地域難病連と思われる。滋賀難病連は二六番目の結成である。

10 「抱きしめて BIWAKO」はびわこ学園の移転費用を捻出するために一九八七年一一月八日琵琶湖一周二三五キロを一〇〇〇円の参加費を出して手をつなごうと、実行委員会で取り組まれたイベント。一六万人が参加し一億二〇〇〇万円が集まり、必要経費を差し引き六〇〇〇万円がびわこ学園に寄付された。

第2章

滋賀難病連の結成

第1節　はじめに

滋賀難病連ができるまでに滋賀県内で患者会活動をしていたのは腎臓病とスモン、血友病の患者会である。本章では現在も活動を続けている腎臓病とスモンの患者会の結成に至る経過と滋賀難病連が結成に至る経過を述べる。

第2節　滋賀難病連の基盤となった三つの患者会

一九八二年から一九八三年頃滋賀県の担当課職員は、一九七〇年代の滋賀県には、腎臓病、スモン、血友病の三疾患の患者会があったと石井小百合[1]に話している。

一九七一年五月一九日、腎臓病の患者会は患者家族の集いを経て、九月一七日に健康保険滋賀病院[2]で滋賀県人工腎友の会設立総会が開かれ、初代会長に多賀町の鳥居秀行、理事二名、会員六名、顧問に滋賀病院人工腎臓室長の前川冬夫の体制で発足した。当時滋賀病院の看護婦であった葛城照美[3]は「尿毒症で亡くなった高校生のN君の主治医前川医師がN君を救えなかった悔しさから透析実施に向けて強く病院長に働きかけ、一九六九年九月人工透析を開始した」と語っている。

滋賀県下のスモンの患者運動は京都スモンの会との共闘である。一九六九年六月頃から京都スモンの会の準備が進められた。一九七〇年九月一九日、全国スモンの会京都支部として三六名（内一三名は滋賀、福井）参加のもと京都会館で結成総会が開かれた。一〇月、全国スモンの会役員会は石川、福井、奈良の会員を京都支部の会員とすることを決定した。会員数は五一名であった[4]。

滋賀へモフィリア友の会（以下、湖友会）は、一九八〇年八月二五日に結成され、全国へモフィリア友の会に所属していた。一九八四年九月の滋賀難病連の結成時から患者会の一つとして積極的に活動していた。代表の前田周男は滋賀難病連の結成時から副会長を務めたが、一九八八年八月五日発行の『ＯＴＫしがなんれん』に全国へモフィリア友の会のエイズ予防法案に対する「私達の見解」（一九八八年五月一八日）が掲載された頃から滋賀難病連の活動に参加することは無くなった。薬害エイズ事件以降、全国へモフィリア友の会の活動は停滞した（東京ＨＩＶ訴訟弁護団編 2002）。へモフィリア友の会の全国的な活動は、二〇〇八年三月のへモフィリア友の会全国ネットワークの結成によって再開される。

次節では、一九七〇年代の滋賀の腎臓病とスモンの活動を見る。

第3節　一九七〇年代における滋賀の患者会運動

一九七一年九月一七日、健康保険滋賀病院で開かれた設立総会次第に「滋賀県人工腎友の会の発足に当たって」と題した一文が載せられている。

人工腎臓は腎不全に対する治療法としては、現存する対応的治療手段のうち、最も強力なものであって、最近わが国においても、その臨床応用に対する一般的関心が漸く高まってきたのであります。ところが、何分にも歴史が浅いので、治療費や、社会復帰などに多くの問題があります。先ず、医療費が高いことです。人工腎臓による医療費は一ヶ月三〇万円から四〇万円を必要とするのでありまして、治療は永久的に続けなければならないのであります。その医療費の負担について、健康保険等の本人の場合は、保険が全額負担であるが（但し退職した場合、発病から五カ年間は負担ゼロであるが、その後は三割なり五割負担が生ずる）扶養家族は五割、国民健康保険は三割の、それぞれ毎月負担することになります。これがため、家族等の理解がないので負担が困難という理由で治療を断念し助かる命を捨てるという悲惨な状態が発生しているのであります。次には、施設とスタッフの充実です。人工腎臓装置の現状でありますが、全国で約一五〇施設で約四五〇人が血液透析を受けているといわれていますが、厚生省動態調査から推定すると、年間の腎不全死亡者は約一万三千人から一万七千人に達し、この中、小児、高齢者及び合併症のある者を除くと約三千人が年間に発生する透析適用者といわれております。この三千人の数字からして、且又、毎年同数が発生するにかかわらず現在の施設等余りにも貧弱すぎるのであります。最後に社会復帰についてです。透析患者が、入院透析から外来透析に移行し、社会復帰したとき、透析患者の常態として過去の同一職場での同一仕事につけないケースが往々に生ずると思うが、幸い雇傭者が理解があれば転職の道を与えられるが、そうでない場合は失業という悲しい状態が待っている。更には、昼間勤務で夜間透析治療という一般人と、その面でのハンディもでてくる。以上透析患者としての大きい三つだけの問題を申し上げましたが、透析患者に対して身体障害福祉法の適用、或は職業訓練等の社会保障の対象に、更には通院可能な地域ごとに透析施設がつくられ、全国的ネットワークが組織化されて、患者が長期間旅行も可能になることや、社会復帰の暁には、夜間透析が常時的に行われるよう、国や県、更には市町村の手の及ぶことを切に希望し、透析患者が将来とも肩身の狭い思いをせないようお願いします。この会は、より多く適用者が治療をうけられるよう、今後皆様方の絶大な御支援をいただいて具体的な活動を順調に進めたいと思いますので、どうぞ宜敷お願い申し上げます（『滋賀県人工腎友の会』結成総会：2、一九七一年九月）。

本総会では、八都府県で支給されている助成金を滋賀県でも支給する交渉が必要と確認された。一九七七年一二月一一日、臨時総会が開かれて、友の会を滋賀県腎臓病患者連絡協議会（以下、滋賀腎協）と改称した。透析患者のみの友の会から脱皮して、腎臓病で苦しんでいる多くの人々を会員とするためである。一九七八年五月二一日、第八回通常総会が大津市におの浜荘で開かれ、経過報告がされている。

本年四月には我が国始まって以来歴史的な「全国難病患者家族の大集会」（ゆたかな医療と福祉をめざす全

国患者・家族集会――引用者注〕が中央において開催され、全国の難病に苦しむ患者及び家族が一致団結して、この難関を切りぬけるべく豊かな医療と福祉の増進に向かってちかいを新たにしてまいりました。本県においても、未だ県難病連の組織のないまま、こうした状況を迎えてきましたものの更に組織を拡大して私達滋賀腎協が中心となって「滋賀県難病患者団体」の一環として、国民県民の福祉の増進と生活の安定を願って経過の報告とします（『第八回通常総会』：3、一九七八年五月）。

一九七九年六月三日、第九回通常総会が大津市滋賀会館で開かれ、経過報告がなされた。

未だ県難病連の組織のないまま、こうした状況を迎えてきましたものの、今後は私達滋賀腎協が中心となって「滋賀県難病患者団体」の一環として湖国県民の福祉の増進と生活の安定を願って経過の報告とします（『第九回総会資料』：2、一九七九年六月）。

一九八〇年五月四日、第一〇回通常総会が開催され、活動方針である「今後の具体的課題」に「滋賀県難病連を結成し、私達力の弱い者の医療の改善、地位の向上をめざす」と明記された。第八回、九回、一〇回と三年続いた滋賀腎協総会議案書への「滋賀腎協が中心になって滋賀県難病連を結成する」との記載がなくなった。滋賀腎協は、中西正弘[5]や石井の滋賀難病連結成の活動の五年ほど前から滋賀難病連構想を方針に掲げていたことになる。第一二回通常総会議案書に次の一文がある。

透析人工の増加、激しくゆれ動く透析環境、医療機関の合理化の進む中、これに対応するにはどうしても行政と医療との協力が必要で、私達は新体制発足と同時にこの方面への接触を続けました。この結果最近にして県はようやく、非公式ではありますが県難病連の推進役として活動することを希望しているようです。この問題については難病者全体の問題として大局的立場で討議し、五七年度の課題として引き継ぎたいと思います（『第一二回通常総会議案書』:4、一九八二年五月）。

滋賀腎協と滋賀県のあいだで、滋賀難病連の結成について話し合われていたことになる。結成に至らなかった理由の一つは、滋賀腎協の役員任期が一年と短期間だったことが考えられる。

滋賀県のスモン患者の運動は、一九六八年頃の中西の妻、中西弘子のスモン発症が端緒である。中西は京都スモンの会滋賀支部の会員として積極的に活動に参加した。その一端は『薬害スモン全史』（スモンの会全国連絡協議会編 1981）や『働きざかり 男が介護するとき』（藤本文朗・津止正敏編 2003）に掲載されている。

一九七三年一〇月一九日、全国スモンの会関東信越静ブロック会議の厚生大臣斎藤邦吉宛の要望書（スモンの会全国連絡協議会編 1981: 318）に中西正弘が名を連ねている。

一九七九年七月三日、第二議員会館で一〇〇名の大衆的交渉がもたれ、中野薬務局長を前に被害者の切々とした訴えが行われた。京都の重症患者の夫、中西の訴えはスモン被害者の救済の緊急性と介護手当など恒久対策の必要性を局長に突きつけた。翌四日の厚生大臣交渉でも、中西は妻の弘子を抱きかかえ、橋本龍太郎厚生大臣との直接交渉で痛切な叫びをぶつけた（薬害スモン全史第三巻運動編 1981: 122）。

一九八六年五月二五日、弘子はスモンを発病してから三〇年間、言葉を発せなかった。弘子の意欲的な挑戦は新たな奇跡を生んだ。中西は「スモンによって失っていた声を、言葉を取り戻したことです。最初は何を言っているのかわからないような状態でしたが次第に鮮明に話せるようになって行きました」（藤本文朗・津止正敏編 2003: 57-78）と書いている。

最初期の難病患者運動は、腎臓病やスモン患者など疾病ごとに活動していた。一九七二年、政府は難病対策要綱を策定して難病対策に乗り出した。都道府県は要綱を受けて特定疾患治療研究事業の対象患者に自治体助成の必要に迫られ、自治体として難病患者団体の窓口一本化を目指したと考えられる。京都スモンの会滋賀支部の中西と膠原病患者の石井がそれぞれ滋賀県に患者会の活動資金を要請した。

第4節　中西と石井が滋賀県に助成金を要請

一九六九年頃、滋賀県立盲学校教員の中西は、滋賀県内のスモン患者を捜していた（『ＯＴＫ明日に向かって』: 9、一九八九年一二月）。中西は京都スモンの会に所属して、滋賀でのスモンの会の立ち上げを目指していた。一九七二年六月三日、滋賀、福井、富山の三県が一つになって京都スモンの会滋賀支部が結成された。滋賀県に活動助成金を要請すると、滋賀県医務予防課の川村弁郎専門員は「あんたとこだけが難病と違いまっせ。そういう人が一緒になってやったらどうか」と言った。

一九七三年当時、膠原病の一つである全身性エリテマトーデス[6]を発症していた石井（旧姓・日比）小百合は、大阪府に住んで膠原病の患者会の運営にかかわっていた。一九八二年、石井は滋賀県大津市に転入してきた。当時の滋賀県の膠原病患者七~八人は京都の膠原病友の会に入り、京都難病団体連絡協議会（以下、京難連）に所属していた。

石井は、滋賀に膠原病滋賀支部をつくる活動資金を調達するため、滋賀県医務予防課へ助成金の交付を要請した。しかし、「一難病団体ではダメだ」と断られ、滋賀県に地域難病連が必要と考え始めた（『OTK明日に向かって』：8、一九八九年一二月）。

おそらく、川村専門員は難病患者団体がまとまれば関係部局を説得しやすいと考えたのだろう。滋賀県行政は個々の難病患者団体に対応するのを避けて、代表性の高い難病患者団体と交渉したいと判断したと思われる。京難連の前田は京難連一〇年のあゆみ『あかあかと命の火もやしつづけて』のなかで次のように書いている。

京都難病団体連絡会が結成されたのは昭和四九年（一九七四年）八月である。最初、京都スモンの会、ベーチェット病京都府支部の二団体から、集まって協議しようというよびかけがあった。京都市南区の身体障害者福祉会館に上記二団体の他に、日本リューマチ友の会、重症筋無力症友の会、京都腎炎ネフローゼ児を守る会、筋ジストロフィー協会と、私共の京都腎臓病患者協議会の七団体の代表が集まった。会議には京都府の衛生部保健予防課のNさんも見えていた。何故Nさんが顔を出しているのだろう、とふといぶかしく思ったが、それは会議が進むにつれて、はっきりしてきた。要するに京都難病連の結成のきっかけとなったのは、京都府の「窓口を一本化してほしい」というつよい要請からであった[7]。（京都難病団体連絡協議会 1985: 15）。

一九七〇年代、地域難病連の結成は一九都道府県と集中している。一九七二年に三都府県、一九七三年に四道県、一九七四年に四府県、一九七五年に二県、一九七六年に一県、一九七七年に二県、一九七八年に二県、一九七九年一県である。都道府県の地域難病連の結成に、京都府のように地方自治体の促進が全国的に行われた可能性が考えられる。

第5節　滋賀難病連結成に向け行動を始めた石井――支援を惜しまない前田

一九八三年一二月二四日、石井は東京で開催された、健保改悪に反対する全国決起集会――クリスマス患者集会に京難連の一員として参加した。石井は同行した前田に「滋賀に難病連を作りたい。滋賀腎協への仲立ちをして欲しい」と話した。当時の滋賀腎協は身体障害者更生会に入っているので難病連には参加しないという考えだった。石井は全腎協（二〇一四年四月、一般社団法人全国腎臓病協議会と改称――引用者注）の小林孟史にも相談したが、なかなか進展しなかった。

一九八四年二月、石井はスモンの会の活動をしていた中西を知った。三月二一日、大津市浜大津で石井は中西に出会った。石井は当時を振り返って「たちまち会の設立に向けてお互いに意気投合した。二人で難病連設立を目指し、四月二八、二九日に岡山で行われた地域難病連総会（第一三回地域難病連全国交流会――引用者注）[8]にも出席しました」と述べる（『OTK明日に向かって』:9、一九八九年一二月）。

三月、前田と石井は、東京での健保改悪反対国会請願行動と全国患者家族団体連絡会交流会に京難連代表として参加した。新幹線往復の六時間、石井は前田に滋賀に地域難病連を作るうえでの助言や患者運動の体験談を詳しく聞いた。石井は滋賀腎協の松田正孫会長に直接会う決意をした。三月末、京都腎臓病患者協議会（以下、京腎協）事務局次長の松本實から滋賀腎協の毛利和弘を紹介された。毛利は「松田会長なら理解してくれる可能性が高い」と言い、さっそく石井は松田会長に面談した。石井は他府県の地域難病連の実態を説明して、難病患者団体が協力する必要を訴えた。松田は「『よっしゃ、ええことや、やろう！』という感じで、思いがけずとんとん拍子に話がまとまっていったんです」（『ＯＴＫ明日に向かって』：8、一九八九年一二月）と語っている。

地域難病連連絡会で伊藤たておと活動を引っ張っていた前田にすれば、盛り上がる健康保険法改悪反対運動の時期に滋賀難病連の結成は心強く感じたと思われる。中西や石井の思いと前田の思いが一致したものと考えられる。

第6節　第一回滋賀難病連結成準備会を開く

一九八四年当時、石井と筆者は大津市教育委員会で働いていた。石井は、筆者の妻、葛城勝代が重症筋無力症であることを知って、筆者に難病患者の連絡組織の結成を持ちかけた。妻は今では落ち着いた生活をしているが、発症から数年間は入退院を繰り返した。当時、小学校三年生の長女の担任教師は「ご家庭で何かあったのですか」と気遣った。筆者は仕事と子育て、労働組合の活動に追われ、子どもの変化に気が回らなかった。また、特定疾患治療研究事業を知らなかったために医療費公費負担の手続をしていなかった。こうした渦中にいた筆者は、滋賀難病連の結成を望んで、石井や中西と行動をともにした。

一九八四年四月一日、石井は京難連会議にて滋賀で活動する難病患者を教えてほしいと日本リウマチ友の会（以下、リウマチ友の会）[9]京都府支部長の佐倉弥生に相談した。一九八四年四月中旬、リウマチ患者の奥村ひさ子に電話をした。当時、奥村は滋賀県でリウマチの患者会の準備をしていた。奥村は、一九八一年の日本リウマチ友の会総会で滋賀にリウマチの患者会がないと知って、滋賀支部の設立を本部に約束した。しかし、病状が悪化して三年間そのままになってしまい、奥村は本部からの問い合わせに悩んだ。奥村が主治医の滋賀医科大学付属病院の西岡淳一に相談すると、滋賀県社会福祉協議会の河方信彦を紹介された。奥村と河方はリウマチ友の会滋賀支部の設立準備を始めたころ、石井からの連絡を受けた。奥村は滋賀難病連の結成に賛同した。

六月一日、全国筋無力症友の会[10]京都支部の呼びかけで、京都と滋賀の筋無力症患者交流会が大津市身体障害者福祉センターで開かれた。交流会には、石井と筋無力症友の会京都支部でボランティアをしていた石井正や中西も参加した。石井は、筆者、葛城を加えて難病患者の連絡組織の結成の最初の打ち合わせをした。第一回滋賀難病連結成準備会を大津市坂本の筆者宅で開催することに決定した。石井は滋賀腎協の松田とリウマチ患者の奥村に準備会の参加を呼びかけた。

奥村は、松田に筆者宅へ案内してもらうために、国鉄膳所駅（一九八七年四月一日JR移管――引用者注）で落ち合うことにして二人は目印に茶封筒を持った。膳所駅に降り立った松田と奥村は「ひさちゃんやないか」「いやー松田さんなんえー」と言葉を交わした。二人は小学校の同級生だった。奥村は「それ以来会議の後はいつも自宅まで送ってくれはった。あの人を亡くしたのは残念（一九八六年六月二日急逝）」と、滋賀県難病連絡協議会結成五周年記念誌『明日に向かって』座談会で語っている（『ＯＴＫ明日に向かって』：11、一九八九年一二月)。

六月一七日、筆者宅に石井、石井正、松田、奥村、葛城、筆者の六人が集まった。『明日に向かって』の座談会で、石井「あの日の打ち合わせは、ものすごく話が進みましたね」、筆者「そのときのノートをひもといてみるとね、会則、呼掛けのタイプ打ち、印刷など細かいことまで分担を決めていますね。そのほか筋ジス、ヘモフィリア、波の会などほかの団体にも呼び掛けようという話、医務予防課へ行く相談もしていますね」と話している（『ＯＴＫ明日に向かって』：11、一九八九年一二月)。

第7節　滋賀難病連の結成準備と滋賀県の対応

一九八四年七月六日、呼びかけ人の奥村ひさ子、葛城勝代、筆者、喜里山博之、中西正弘、日比（石井）小百合、前田周男、戸田了、一瀬隆幸、松田正孫の一〇人は、滋賀難病連結成に向けて、県医務予防課川村専門員並びに滋賀県社会福祉協議会の河方総務部長を訪問した。川村専門員から「今年はあかん〔補助金交付ができない――引用者注〕と思うけど、来年は何とかする。努力をしたい」と返事をもらった。滋賀難病連結成の呼びかけ人一三人は、趣意書を作成して関係者に発送した。

滋賀県難病連絡協議会（仮称）結成呼びかけ趣意書

〝原因も判らず、治療法も判らない〟〝原因は判っていても、治療法が確立していない〟〝原因も治療法も判っているが、治療を続けなければ生命を維持することができない〟〝後遺症や障害で生涯苦しみ続けなければならない〟こうした難病や障害で、苦しみ悩んでおられる 皆さん！

「専門医は？　専門病院は？　どこにあるんだろう。」「同じ病気の人と知り合って話を聞きたい。」「療養経験や医療情報など、いろんな話が聞きたい。」「介護の方法は？　どうしたらよいのだろう。」

こうしたことで、苦しみ悩んでおられる患者・家族の　みなさん！

この度、私たちは、こうした苦しみや悩みを持つ仲間が、このしがの地でも、〝滋賀県難病連絡協議会〟（仮称）を結成して、患者相互が助け合い、励ましあって、各疾病・障害の正しい知識の普及・社会保障の拡充のために、力を合わせていこうと話し合い、今年中に結成にまでこぎつけたいと準備をすすめてまいりました。

滋賀県下でも、難病患者は、年々増加していることが、県の調査でも明らかになっております。

難病患者は、自分自身の疾病の会の存在すら知らないで、医療や生活面において一人で悩んでおられる方々が多いことは、すでに会を結成されている他府県のお話でも明らかです。

私たちは、病気や障害によってもたらされる、あらゆる苦しみ、悩み、不安と恐怖を、さまざまな困難の体験を基に、同じ苦しみを味わう人々が一人でも少なくなることを心から願っております。

私たちは、病気や障害を持っていても、明るく希望を持って暮らすことのできる社会の実現することを心から願っております。

一人で悩んでおられる方々、同じ病気や障害に苦しむ者同志で、お互いに手を取り合って会をつくろうとされている方々、すでに患者会や団体をつくられている方々、これからは私たちと力を合わせ、共に手をとりあい、励ましあって歩もうではありませんか。

1984年7月吉日

呼びかけ人　日本リウマチ友の会滋賀支部　河方信彦
〃　奥村ひさ子
重症筋無力症友の会滋賀会　葛城貞三
〃　葛城勝代
京都スモンの会滋賀支部　柳井　晃
〃　中西正弘
こう原病友の会滋賀支部　笠原園子
〃　日比小百合
滋賀へモフィリア友の会湖友会　前田周男
〃　戸田　了
〃　一瀬隆幸
滋賀県じん臓病患者連絡協議会　内田　博
〃　松田正孫

（滋賀県難病連絡協議会（仮称）結成呼びかけ趣意書　一九八四）

滋賀難病連準備会は、第二回が七月一五日に松田宅、第三回が七月二九日に大津市身体障害者福祉センター、第四回が八月一二日に大津市身体障害者福祉センター、第五回が九月一日に滋賀県社会福祉協議会ボランティアセンターで開催され、九月九日の結成総会に臨んだ。その間、滋賀難病連はＮＨＫテレビや各新聞社、びわ湖放送「福祉の広場」、滋賀県社会福祉協議会『福祉しが』、市町村の広報誌等に取り上げられ、多くの電話や手紙が寄せられた。以下はその一つである。

前略　大津広報九月一日号を読み、突然ではありますがお電話よりお便りの方が良いと考えましたので一筆書きます。母が一〇年前よりリウマチにかかり、現在四年前より寝たきりになり、私一人娘二六がしもの世話をしつつ生活しております。大津でも母よりひどいリウマチの人は見ませんし、毎日悲しみで一杯です。でも看病している娘の私だけでも明るく生きようと精一杯です。どうか私もお仲間に入れてくださいませ。お返事待っております。

11

一九八四年八月二四日、滋賀県厚生部医務予防課長は、特定疾患治療研究事業対象者に滋賀難病連（仮称）結成総会の案内通知を郵送した。滋賀県は滋賀難病連の周知に協力している。当時の滋賀県厚生部長は鎌田昭二郎、医務予防課長は田崎正善である。

早涼の候　ますます御清栄のことと存じます。

さて、今般滋賀県難病連絡協議会結成準備会から別紙のとおり滋賀県難病連絡協議会（仮称）結成総会が開催されるにあたり、関係者あて周知方の依頼がありましたのでお知らせします。

なお、当総会は同結成準備会が主催するものでありますので、お問い合わせなどについては、下記の代表者のところへお願いします。

連絡先　松田正孫　0775（45）0587（昼）

葛城貞三　0775（78）3424（夜）

昭和五九年八月二四日

滋賀県厚生部医務予防課長

懸案であった活動資金は、滋賀腎協から五万円、京都スモンの会からはスモン裁判の賠償金から支援金二〇万円が寄付された。京都スモンの会で活動する中西は『明日に向かって』座談会で「スモンのような薬害というものを二度と起こしてはならないと……賠償金の一部を拠出して、京都と滋賀の障害者団体など支援してくださった皆さんに役立てようという資金を、タイミングよくいただいた」と語っている（『OTK明日に向かって』：12、一九八九年一二月）。

第8節　おわりに

振り返ると、中西と石井による滋賀県への患者会の活動資金の要請が滋賀難病連を結成する端緒である。滋賀県の担当者は補助金の交付にあたって、難病患者会の窓口の一本化を促した。関係部局の説得のしやすさや補助金の交付のばらつきの回避が念頭にあったと考えられる。他方、難病患者団体は活動資金の確実な獲得や難病患者団体の連携が必要と考えた。前田も『あかあかと命の火をもやしつづけて』で「京都難病連の結成のきっかけとなったのは、京都府の窓口を一本化してほしいというつよい要請からであった」(京都難病団体連絡協議会 1985)と回顧する。

第3章では、滋賀難病連が結成されて、JPCと連携して難病患者運動の基礎的な活動を開始した時期について述べる。

■注

1 滋賀県難病連絡協議会の初代会長。石井は一九七三年当時大阪府に住み、膠原病の患者会の運営に関わっていた。一九八二年大津市に転入、滋賀県に膠原病の患者会をつくる運動に関わった。

2 一九五三年五月、総合病院健康保険滋賀病院として開設された。財団法人滋賀県社会保険協会が経営を受託し、内科・外科・呼吸器科五〇床で発足した。一九六九年九月、滋賀県下ではじめて人工透析室を開設している。

3 筆者の義姉でもある。

4 後に、石川、福井、奈良は独立した。

5 一九六九年頃、中西正弘は滋賀県盲学校教員をしながら妻・中西弘子がスモン患者であるところから、滋賀県内のスモン患者を探す活動をしていた。一九七二年六月三日京都スモンの会滋賀支部を結成している。一九八四年の滋賀難病連結成は石井小百合と中西が一緒になって奮闘した結果である。

6 全身性エリテマトーデス(systemic lupuserythematosus: SLE)は、抗核抗体など多彩な自己抗体と免疫複合体沈着による全身多臓器病変を特徴とする原因不明の慢性炎症性疾患。初発年齢は一〇歳代から四〇歳代で九〇パーセント以上は女性が罹患する。発症には、遺伝子素因・環境因子（紫外線、ウイルス、性ホルモンなど）が関与すると推測されている（神経難病のすべて 2007）。二〇一三年、ＳＬＥの難病申請は六万一五二八人だが、未申請を考慮すると二倍の患者がいると推定される。

7 京都難病連の結成の背景に京都府の強い要請を踏まえると、他の地域難病連の結成も行政の働きかけがあったと思われる。

8 一九八四年四月二八日から二九日、岡山市で第一三回地域難病連全国交流会が開かれ、滋賀難病連準備会の滋賀からも、石井と中西が参加した。一三道府県と日患同盟など六〇名が参加して盛大に開かれたと『地域難病連連絡会ニュース』三二号に掲載されている。岡山県から全国交流会に初めて一〇万円の助成がついたと書かれている。

9 日本のリウマチ患者は約七〇万から八〇万人と推定され、未だに発症原因は解明されていない自己免疫疾患の一つ。日本リウマチ友の会は、一九六〇年五月一五二名で発足、一九七〇年に社団法人、二〇一二年四月一日より公益社団法人となった。会員数は約二万人。

10 日本の筋無力症患者は二万二一〇八人（二〇一四年度）。発症年齢は三～五歳の幼児期、女性の思春期、近年は男性の高齢での発症が目立つ。一九七一年、全国筋無力症友の会が設立され、日本では歴史のある患者会。重症筋無力症は神経と筋肉の接合部に異常が起こる自己免疫疾患。

11 一九八四年九月葛城貞三の自宅にハガキが送られる。

第3章

組織の基礎形成の時代

第1節　はじめに

一九八四年九月九日、滋賀難病連が二六番目の地域難病連として結成された[1]。滋賀難病連は「一人ぼっちの難病患者をなくそう」を合言葉に活動を始めた。滋賀難病連の基礎形成の時代である。

一九八四年一一月一七日の滋賀難病連会員は六団体、六三八名であった[2]。滋賀難病連の会員数は一九九〇年五月二六日に日本てんかん協会滋賀県支部が加入して一〇団体一三一八人となった。結成して八年間、毎月役員会を開いて納得いくまで議論してきた。国立病院再編計画に対して、国立療養所廃止の反対運動やＪＰＣの全国交流集会開催の受入の議論をしてきた。

滋賀難病連の役員は、難病患者本人と患者家族である。患者本人の役員は週数回の血液透析を続ける腎臓病患者や通院と投薬管理による難病患者等で、朝は身体がこわばって動きづらいリウマチ患者や差別に苦しむ血友病患者、レックリングハウゼン病患者、日光を避けて夏の暑い盛りに素肌を覆う膠原病患者等で構成されている。滋賀難病連の運営には、筆者が患者家族の立場と労働組合の運営に関わった経験を生かして、全員の発言並びに声なき声が運営に反映されるよう心がけた。月一回の役員会で互いに顔を合わせることで心身が安らぐことを共有してきた。

京都難病連代表理事の前田は、滋賀難病連第一回役員会に参加して「事務局は個人宅ではなく、独立した事務所をもつように」「大きな組織が小さな組織を圧迫しないよう配慮するように」と発言した。前田は京都難病連の最大組織である京腎協の所属であったが、京都難病連の運営経験からの発言と考えられる。滋賀難病連の役員会は、組織間の平等を重要な原則としていた。しかし、後に述べるが、滋賀難病連の七割強の組織を占める滋賀腎協の滋賀難病連の会費納入が年々減じ、一九九九年度からは全く未納となり滋賀難病連の財政は困難を極めた。滋賀腎協は滋賀難病連の構成団体となってはいるが、国会請願署名簿の提出以外の活動参加は今日までほとんどない。

結成直後、滋賀難病連の事務所は大津市坂本の筆者宅に置かれた。その後、一九八七年六月一三日、滋賀腎協と共同で民間事務所を借りたのが、役員宅から独立した事務所の最初である。一九八九年六月、滋賀腎協が大津市身体障害者福祉センターに事務所を確保したので、滋賀難病連のみでの事務所の維持が財政的に困難となった。一九八九年一〇月二二日、湖南の草津市内の一軒家を借り、翌一九九〇年一一月一日草津市に隣接する栗東市のマンションに移った。

本章では、結成総会から第八回総会までの特筆すべき出来事を述べる。

第2節　要望書二回提出、補助金三〇万円獲得（一九八四年結成総会〜一九八五年度総会）

一九八四年九月九日、滋賀難病連結成総会はびわ湖畔の大津市身体障害者福祉センターで、二六疾病六七名で開催された。会長に石井、副会長に松田と前田周男、事務局長に筆者、会計に奥村、理事に一瀬隆幸、内田博、笠原園子、葛城、河方、倉見国生、中西、柳井晃、会計監査に片岡誠司と戸田了が選出された。結成総会時の構成は六団体五六五名であった。結成総会議案書に武村正義滋賀県知事への要望書が提案された。要望書の全文は以下の通りである。

昭和五九年九月九日

滋賀県知事　武村正義殿

滋賀県難病連絡協議会
会長　日比小百合

要望書

昭和六〇年度県予算案の編成に当たり、難病者の医療、福祉、住宅及び社会復帰等の諸施策拡充のために、次の事項が実現されるよう、ご尽力賜りますようお願い申し上げます。

記

1　難病の原因究明と治療研究を促進し、難病の早期発見、早期治療体制を確立、推進してください。
2　県下の難病者（児）の完全実態調査を、早急に実施してください。
3　県下の各国公立総合病院に、難病専門医を適正配置し、窓口、施設の拡充をしてください。
4　現行の難病医療費公費負担制度の継続と、対象疾病の拡大をしてください。
5　在宅難病者への訪問指導、診療等の実施をしてください。
6　家族のない重症の難病者のための、ナーシングホームを建設してください。
7　医療費、療養費、付き添い看護料および東洋医学等の完全公費負担を実施してください。
8　全ての難病者（児）に、福祉手当を支給してください。
9　福祉タクシー制度を実施してください。
10　難病者（児）の更生施設を設置してください。
11　難病者にも現行の国鉄および高速道路、有料道路の割引制度を認めてください。
12　難病児の教育権の保障をしてください。
13　難病者の雇用を促進してください。
14　単身の難病者が入居できる県営住宅を設置してください。
15　本会の活動に対して助成してください。

（『滋賀県難病連絡協議会結成総会議案書』一九八四年九月）

九月二五日、役員一一名が田崎医務予防課長に滋賀県への要望書を提出して、初の交渉を持った。一〇月二〇日、滋賀難病連の役員四名が要望書の回答要請に医務予防課を訪問し、活動助成金の交付の要望と追加要望書を提出した。一一月一〇日、要望書の回答要請に役員二名が医務予防課を訪問した。一一月二八日、医務予防課長の要望書の回答を受け取った。翌一九八五年三月二七日、追加要望の回答の再交渉を行った。最終的に一九八五年度から初の活動補助金三〇万円の交付が決定した。『明日に向かって』座談会で、石井「嬉しかったですよねえ。三〇万円がついたということで、各団体に割り振れて、医療相談会がもてたりしたし」、筆者「あのお金はすごく生きたお金やと、あの時思ったなぁ」、中西「会費（滋賀難病連年会費三〇〇〇円――引用者注）を決めるときも、全国の会費もあるし、みんなで出せる額はいくらかと深刻に悩んだ覚えがある」、奥村「何年か、交通費は全然でなかったもんね」と当時を振り返り話している（『ＯＴＫ明日に向かって』: 13、一九八九年一二月）。

会員数は結成総会時点五六五名、一一月一七日時点で六三八名である[3]。加盟団体は、結成総会時京都スモンの会滋賀支部、滋賀腎協、湖友会、膠原病友の会滋賀支部、筋無力症友の会大阪支部滋賀会、リウマチ友の会滋賀支部の六団体であった。一二月二〇日、稀少難病の会おおみ（以下、おおみ）、続いて賛助会グループ（以下、賛助会）が滋賀難病連に加盟した。

結成総会後、ゆたかな医療と福祉をめざす全国患者・家族団体連絡会[4]に加盟した。一一月二四日から二五日に愛知県労働者研修センターにて、日本の医療・福祉と患者運動を考える全国交流集会が開催され、滋賀難病連から八名が参加した。全国交流集会では下記アピールが採択された。

アピール

今、私たちは、日本の社会保障の歴史に新しい流れを作り出そうとしています。それは、国の政策に従ってただ医療を受けるだけであった、福祉政策の変転に翻弄されるだけであった私たちが、多くの国民を代表して、国の医療と福祉政策に新たな状況をつくり出そうとしていることです。

私たちは、自らの闘病の体験を基に、私たちの国の医療と福祉にとって、あってはならない現象と、あるべき姿をつぶさに報告し、告発し、提案することができます。

私たちは、私たち自身の幸福の追求と共に生命の尊厳をかけて苦しい闘病生活の中から立ち上がり、多くの仲間と手をつなぎ、難病対策の推進や、健康保険法の改悪反対、年金法の改正、地域医療の向上などの様々な活動を行ってきました。

今、我国の社会保障は基本的な後退が始まり、

★必要なときに必要な医療を受けられない地域が多くあり、

★国民が自分の国の到達した最も高度な医療を公平に受けられなくなり、

★医療の荒廃の犠牲と責任が国民に押しつけられ、

★様々な環境破壊が新たな疾病を生み出し、国の政策の付けが国民におしつけられようとしている時に、

私たちは、今こそ、多くの国民の先頭にたたなければならないと決意しました。

私たちは、我国の憲法の理念に基づき、全ての国民に医療と福祉が保障される豊かな社会を目指すために、全国の患者、家族団体が結集し、患者運動のナショナルセンターをつくらなければならないと考えます。全

国の都道府県の全てに組織をつくることができたときに、私たちの発言は、全国の課題ともなることができ、政府も決して無視することのできないものとなることを確信します。

私たちは今日より、私たち国民の人間の尊厳をかけた新たな闘いが始まることを宣言し、全ての患者、家族団体がそれぞれの困難を克服して私たちの運動に参加し、全ての国民が私たちの行動を支援されることを心から訴えます。

一九八四年一一月二五日

日本の医療、福祉と患者運動を考える全国交流集会

（『第二回滋賀県難病連絡協議会議案書』：4、一九八五年六月）

活動強化のために、各役員が組織、広報、渉外の三部門を分担した。役員会は原則月一回の開催を二〇一五年度まで続けた[5]。場所は会場費がいらない滋賀県社会福祉協議会ボランティアセンターを使うことにし、九月一一日、滋賀県社会福祉協議会事務局長に「会場借用のお願い」を提出した。全国の難病患者の仲間と初めて取り組んだ国会請願署名「難病患者などの医療と生活の保障を要望する請願書」は六七二七筆、募金は四九万八七五七円を集めた。

一二月一五日、大阪身体障害者団体定期刊行物協会（ＯＴＫ）[6]に加盟し、滋賀難病連はじめ加盟団体の機関誌の送料を格安で送ることができるなど〔現在、通常二五グラムまで八二円のところ、五〇グラムまで一五円――筆者注〕、限られた財源での活動の継続を工夫した。

第3節　「公的機関内に事務所」含む二一項目の要望書

（一九八五年度総会～一九八六年度総会）

一九八五年六月九日、大津市身体障害者福祉センターにて、第二回総会が八団体七四名で開催された。会長に石井、副会長に松田と前田、事務局長に筆者、会計に奥村、理事に石井正、一瀬、内田、笠原、葛城、河方、倉見、中西、松井虚蔵、柳井、会計監査に片岡、戸田を選出した。午後は加盟団体毎に医療講演会や医療相談会、交流会がもたれた。八月一一日、事務局から各役員に送られた役員会報告の末尾に事務局長の筆者の一文がある。

残暑お見舞い申し上げます。

会長の石井小百合さんが近く入院されます。会計の奥村さんも具合が悪く役員会に出られませんでした。出席された中にも辛そうにされておられる方々もいらっしゃいます。それぞれに何らかの障害を持つ者同志の寄り合いです。弱いからこそ人の苦しみもよく分かります。それだけにお互い励ましあって、相手の立場に立って、明るく楽しい運動を着実に続けることが大切だとしみじみ考えさせられた役員会でした。御自愛ください。

六〇・八・一一　事務局

（滋賀県難病連絡協議会役員会報告 1985）

「滋賀難病連の事務所を公的機関内に設置して欲しい」という要望を含めて二一項目の要望書を滋賀県へ提出した。公的機関内の事務所の要望は、一九九五年の滋賀県立心身障害児療育センターの一室が借用できるまで続けられた。一九八六年一月二七日に滋賀県厚生部長の回答書が手渡され、二月二八日に回答の説明を受けて交渉した。事務所の公的機関設置には「原則として、団体の県立施設の使用は許可されない。例外的に、公社、事業団及び県の出資等による設立された外郭団体の使用が認められている。したがって、滋賀難連の事務所の県立施設内への設置は無理である」という回答であった。

第4節　スモン患者の闘い――中西弘子が語る闘病体験（一九八六年度総会〜一九八七年度総会）

一九八六年五月二五日、第三回総会は大津市勤労福祉センターにて、八団体六五名で開催された。会長に石井、副会長に松田と前田、事務局長に筆者、会計に奥村、理事に石井正、田村一雄、白須良春、笠原、酒井茂、河方、倉見、中西、柳井、柳井冨美枝、会計監査に片岡と一瀬を選出した。患者の中西弘子が闘病体験を語った。続いて各団体で医療講演会や医療相談会、午後からスモン生活相談、交流会が持たれた。以下、中西弘子が語った闘病体験である。

毎日が挑戦という気持で

スモンの会　中西弘子

薬害被害者であるスモン患者は、昭和三〇年代から四〇年代に起こったという事もあり、今では高齢化が進みこの一年でも京都で八名、滋賀で三名の方がお亡くなりになったと言う状況だと聞いております。薬物による神経障害の後遺症の他、色々の合併症に悩んでいます。難病の方と同じ様に如何に病気と仲良く暮らしていくかという事が、私にとりましても毎日の話題でもあります。

私の場合ですが病歴と言いますかスモン病になり、今日までをかんたんに紹介させて戴きます。

私には当時、四才と二才の男の子がおりました。今その息子たちは二〇才と二三才になっております。そんな子供たちの子育ての真最中でした。息子たちは弱くかぜをひくとすぐに肺炎をおこし、そのつど入院、下の子は発育の遅れに気付いてから、人が良いと言われる医療機関をはしりまわっていた矢先でもありました。ひどい時には、年に五、六回の入院生活、お正月も家中が病院で暮らすと言う有様で、そのとき私はおそらく疲れとつきそいでの冷えから、お腹の調子が悪くなったのだろうと思い、普段から身体には自信もあり、医師での充分な治療も受けず売薬を服用しておりました。ますます調子も悪くなり足がビリビリするかんじで、その時はなんやへんやへんやと言いながらも冷えたんやろ、おふろに入り帰ったら治るやろうと思いながらそんな日が続き、退院して二、三日もしないうちに、夜中にトイレへ行こうと思い、起き上がろうと思っても起き上がれず、それっきり寝たままの生活が始まりました。最悪時には、手から、足先からのしびれは胸の上まできました。いわゆる麻痺です。その時に声も出なくなり、看護をしてくれる主人の顔もはっきり見えなくなり、酸素吸入意識不明の毎日が続き、医師も呼ぶ人はみな呼んであげなさいと主人に言われた様です。全くその間の事は私にはわかっていません。あとになりその事を聞きました。原因不明の難病奇病とも言われるウイルス説が流れた頃は、私達の一家はずいぶんつらい思いをしたそうです。そのつらさは夫だけでなく、子供までが友達も無くなり、淋しいおもいをしたそうです。しかし、本当の原因は「赤玉はら薬」「わか末」「キャベジン」等々一八六種もの市販されていたごくありふれた整腸剤だったのです。子育ての一番大切な時期にこんな辛い目にあわされ、障害を持つ子もこんなことが無ければもっともっと医療機関にもいけ、できるだけの事はやれたのにと思うと許す事はできません。

四八年一〇月マル福制度が始まりました。でも、病院での状況は手のかかる患者、長くいる者はどうしてもきらわれます。夫が学校から病室に戻ってくるとふん尿づけの中にいる私が、かわいそうだったと言ってくれました。そんなことで、その制度に逆らうように酸素吸入をしながら家につれて帰ってもらいました。私にとっても子供たちと一緒に暮らしたい気持ちが強かったからでもありました。春になり施設にいた下の息子も戻し、親子でやっと暮らせる様になりました。ところが、主人には今まで以上に大変な年月が続きました。一人二役、いや三役もっとのしかかってきました。夫は毎晩酸素ボンベを自転車にのせ病院までとりに行き炊事・洗濯・育児・その上私の世話、最後になってもう夜中に自分の仕事をするというハードスケジュールでした。そんな様子を見ているとなんとしてもなおりたい思いで、夫や子どもに手伝ってもらい、うでをアゴの下までおいてもらい動かす練習を協力してもらい、なんとかうでが動く様になると次の目標に進むという感じで取り組みました。しかし、思う様にはかんたんに治るものではありませんでした。自殺も幾度かはかりました。しかし、自分の生命すらままならない身体に、幸いしてか全部みつかり未遂に終わりました。今では死というものがこわく、誰よりも長く生き続けたい気持ちです。また、ぜったい子供の為に生きなければならないのです。

そんな中での日常生活も年月が流れ、六年前から身のまわりの事もでき、今では家事の事も一人でやっています。でも、痛み・しびれ感・頭痛・便秘等々は入院中と少しも変っていないのです。ただ、その痛み等に友達になったというか、それにのりこえられ、私がかったのです。でも、これも他人様の前だけ、笑顔でいるのです。

夫にいわすと、おまえはわしの前だと、親のかたきにでもあった様な顔をすると言います。やはりむきだしにできる人は夫だけがささえてくれるので、そうなってしまうのでしょう。

同じ人生をおくるのなら、明るく暮らしていきたいと思います。えらい痛いと書いたところで、なおるものじゃありませんものね。でも時おり、なにもかもほおり投げて一日ねていたいと思う事がありますが、下の息子にてがかかります。私が寝たら又わが家は歯車がくるいはじめます。今でも年に二、三度ドクターストップがかかります。又、昨年からしんぞうの方もわるくなり、胸がしめつけられる痛みは入院中からあるのですが、その上動作もきつくなってきておりますので、頑張らなくちゃと自分に言い聞かせている今日この頃です。

入院するのももういやといってしんどいからねるという事もできない家庭状況の中で暮らせる事が、私にとって、もっとも良い薬になっているのです。

でも、もう夕方になってまいりますと、目ははれ、朝起きるとやはり、全身の硬直が続き、おきあがるまでに、さいてい一時間はかかります。だから、もし地しん等があった場合の事を考えると不安です。まい日が挑戦という生活で、過ごしております。

まとまりがつきませんでしたが、この辺で終わります。失礼をしました。

（『滋賀県難病連絡協議会第三回総会』、一九八六年五月）

中西弘子はその後も闘病生活を続けた〔二〇一七年九月逝去――筆者注〕。中西がスモン病の妻を両手で抱え、橋本龍太郎厚生大臣に直接交渉に臨んだ姿は難病患者運動の原点である。

六月二日早朝、滋賀難病連の結成に大きな決断をした滋賀難病連副会長の松田が急逝した。役員一同は大きな衝撃を受けた。石井が滋賀腎協会長の松田に直接会い、難病患者団体の連合組織の構想を話した。松田は石井の構想に共鳴し、滋賀難病連の結成に向けて大きな力を発揮した。滋賀難病連の六割強の組織人員を占める滋賀腎協は、財政的にも滋賀難病連に貢献している。一九八五年二月に発行された『ＯＴＫしがなんれん』創刊号に松田副会長の一九八五年の抱負が掲載されている。

会員の皆様には、さわやかな新春をお迎えのこと、心からお慶び申し上げます。平素は当会の運営、事業の推進に深いご理解とご協力を賜り、厚くお礼申し上げますとともに、本年も尚一層のご支援を、よろしくお願い申し上げます。さて、今年は私たち滋賀難病連におきましては、はじめて迎える新年で、何一つとして経験がないわけですが、それこそ手探りで、結成当初掲げた活動方針によって、牛のように一歩一歩を力強くモーシンする所存でございます。また、本会に未加入の方に呼びかけて、ともにハンディのあるもの同志が相助け合い、相励ましあっていきたいものです。そして更に国、県から示された国際障害者年長期構想の早期実現を願って、運動を進めることと、私たち弱いもの自身が福祉に対して甘え過ぎることなく、何をなすべきかということを踏まえて、一段と自覚を強め、団結をより一層固めることが、一二〇万県民に真の理解が得られ、「完全参加と平等」が速やかに実現できるよう、大いに努力すべきだと存じます。私たちも微力ではありますが、皆さんの先頭に立って最善を尽くしますので、一層のご協力ご支援をお願いいたします。

最後に皆様のご多幸とご健勝を心からお祈りいたしまして、ご挨拶といたします。

(『OTKしがなんれん』1:3、一九八五年一月)

松田の新年の抱負には、滋賀腎協が幾度となく総会議案書に書いた滋賀県難病患者団体の組織がやっと実現して、今後は滋賀県民を視野に入れた活動に広げる決意が読み取れる。松田の逝去によって、滋賀腎協が滋賀難病連の運動から離脱することになったのではないかと思われる。一九九四年度から滋賀腎協の滋賀難病連に納める会費が年々少なくなっていった。

一九八六年六月一五日、JPCが誕生した。石井や中西は滋賀難病連の結成準備から地域難病連連絡会の全国交流会に参加してきた。滋賀難病連は、結成と同時にJPCに加盟した。

全国筋無力症友の会大阪支部滋賀会[7]の酒井は、地元の家々を一軒一軒訪問して、難病患者などの医療と生活の保障を要望する請願書の署名と募金を訴え、難病の啓発に尽力した。役員会では酒井の活動に励まされて六六九九筆の署名と四二万四七二六円の募金が集められた。

国立病院・療養所の再編計画は、地方自治体に全国八六施設の移譲や統廃合を迫る計画である。滋賀県では国立療養所比良病院の病院部門を国立八日市病院に、療養所部門を国立紫香楽病院に吸収合併して志賀町（現大津市）にある国立療養所比良病院を廃止する計画だった。九月三日、滋賀難病連は国立療養所廃止に反対する陳情書を滋賀県議会に提出した。大津市北部の住民にとって国立比良病院は身近な地域医療と高度専門医療の国立病院として強く存続を求めた。滋賀難病連は、病院を存続して診療機能の充実を政府に働きかけるよう、大津市議会に陳情書を提出して採択されたが、再編は進められた。二〇〇二年七月一日、滋賀県の医療確保のために、大津赤十字志賀病院として存続した。

第5節　滋賀難病連と滋賀腎協との共同事務所（一九八七年度総会～一九八八年度総会）

一九八七年五月三一日、第四回総会は大津市勤労福祉センターにて、八団体六八名で開催された。名誉会長に石井、会長に柳田貞男、副会長に柳井と前田、事務局長に筆者、会計に奥村、理事に石井、石井正、田村一雄、笠原、酒井、河方、倉見、中西、毛利、森幸子、柳井富美枝、会計監査に片岡と土川善兵衛が選出された。午後は第二部として八尾健康会館事務局長の中西美代子の甲田療法の講演を行った。国立療養所紫香楽病院長の高橋達夫は、総会欠席を詫びて難病患者に対する思いを綴った手紙を送った[8]。

初夏の候　皆様には如何お過ごしですか。先般は、滋賀県難病連絡協議会第四回総会のご案内状をいただき、出席させていただく予定でおりました所、急用のため出席することが出来ず誠に申し訳なく幾重にもお詫び申し上げます。是非とも今回は出席させていただき皆様方とお会いさせていただき実情を知りたかったのでございます。と申しますのは、私どもの国立療養所紫香楽病院は結核療養所より難病対策病院として新しく設備改築されて、今日多数の入院患者さんが入院しておられますので、これを機会に皆様方とお話できることを唯一の楽しみにして居ったのでしたが誠に残念でなりませんでした。

難病患者さんの実情を理解するどころか、このような苦しんでおられる方々より直接ご指導をいただき今後の医療内容及び対策に対して直面して行きたいものと決心している次第でございます。

このような連絡協議会のあることは知っておりましたが、未だ一度も出席させていただいたことがありませんので、本当に申し訳なく思っております。機会がありましたら次回何卒よろしくご配慮くだされますよう重ねてお願い申し上げます。

誰にも増して皆様方の苦しみ淋しさを理解しているつもりの私どもでございます。

皆様方の相互の団結が益々強く拡大されて行くことを信じ又お祈りし、先日の出席のできなかったことのお詫びとさせていただきます。

最後に滋賀難病連のご発展を祈ります。

皆様にくれぐれもよろしくの程お願い申し上げます。

敬具

六月一日

国立療養所紫香楽病院

院長　高橋達夫

高橋病院長が総会欠席を詫びる背景には、国立病院・療養所の再編計画で病院の機能が結核療養所から難病対策病院となったので、滋賀難病連の総会を気にかけていたと思われる。

六月七日、東京五反田の全社連会館でＪＰＣ第二回総会が開かれた。一九八七年度運動方針、今年度の重点活動目標に、「全国交流集会"87」を福島県二本松市で開催することが掲げられ、全会一致で採択された。六月一三日、会長柳田の計らいで、滋賀難病連と滋賀腎協との共同事務所が大津市中央二丁目四番二八号錦ビル三階三〇五号室に設置された。六月二一日、事務所開きを行なった。家賃と別に拠出金として滋賀難病連三五万円、滋賀腎協五〇万円を負担した。八月七日は琵琶湖夏祭り総踊りの日であった。滋賀難病連事務所は祭りの通りに面していたので、会員や家族に事務所を開放して納涼祭を行った。二年後の一九八九年六月、滋賀腎協は大津市身体障害者福祉センターへ移ることになる。

八月二二日、第三回役員会は三つの計画を原案通りに決定した。一、国際障害者年後半期の障害者対策の意見提出で、障害者の生活と権利を守る滋賀県協議会に推進委員を派遣。二、ＪＰＣの打診を受諾して、来年秋の「日本の医療・福祉と患者運動を考える全国交流集会"88」の現地事務局を担当して滋賀県で開催。三、「抱きしめてＢＩＷＡＫＯ」に参加。役員会の決定を受けて、九月五日滋賀県と大津市に補助金の申請を行った。約一年余り後の「全国交流集会"88」成功のため、滋賀難病連はＪＰＣ事務局と連携して準備に入った。

伊藤たておは滋賀での全国交流集会の開催は「抱きしめてＢＩＷＡＫＯ」への共感を示すのも理由の一つと振り返る。重症心身障害児（者）施設である第一びわこ学園の移転費を捻出する一大イベント「抱きしめてＢＩＷＡＫＯ」は一六万人の市民が手をつないで琵琶湖を取り囲んだ。一一月八日、高谷清[9]びわこ学園[10]園長は「抱きしめてＢＩＷＡＫＯ」について『障児協』（一九八七年七月二〇日）で次のように述べている[11]。

「抱きしめてＢＩＷＡＫＯ」というのは琵琶湖一周二三五キロを二五万人の手でつなごうというとりくみです。誰が何故このようなことを言い出したのでしょうか。また、何のためにしようとするのでしょうか。

このとりくみの発端は五年前にさかのぼります。びわこ学園が移転を含む「将来構想」を計画しているのを知って、多くの人たちが集まってきてくれました。青年会議所のいろんな職業の人たち、作家や音楽家など、今まで障害児に関係のないような人たちです。私もうれしく思うと同時に正直なところ驚きました。何故こうした人たちが関心を持ち、手伝ってやろうと来てくれたのでしょうか。少しきざっぽく言うと、重い障害をもつ子どもたちが呼んだのです。つまり彼らの「声」を、彼らの「感情」を私たちが代弁できたのでしょうか。生物の歴史や人類の歴史のなかで、そして現在を生きる同世代の人間として彼らのことを考えてきたことに、共鳴があったのでしょうか。

五年前まだ「将来構想」は何も具体化していませんでした。移転するのは町のなかでなければいけない、大津市の財産なのだから出ていってはいけない、びわこ学園は命の大切さを教えているから大事なのだなど、私たちはとてもうれしかったし、身のひきしまる思いもしました。

集まってくれた人たちは「ありがとういのち市民サロン」という月一回の定期的な集まりをもつことになり、ここでいのちにかかわるいろんなことを話し合いました。参加する人も僧侶・一般市民・高校生などひろがっていきました。

その後しばらく中断していましたが、「将来構想」が具体化できる見通しができてきた昨年秋再び集まりをもちました。サロンとしての話し合いだけでは駄目だ、滋賀県民や全国の人に具体的に訴え、移転資金集めも実際にできるようなとりくみをしようと話し合い、アメリカでの大陸横断手つなぎをヒントとして、琵琶湖一周を人間の手でつなごうという発想が出てきたのです。

重い障害をもつ子どもたちが出発点ですが、それは「いのち」の問題であり、いのちを生み出した「自然」の問題です。重い障害をもって生きる子どもたちに心を寄せて連帯をするとともに、いのちの深さを思い、自然の恵みに感謝したい、そうしたことのために琵琶湖をとりかこんで手を繋ごう。

何回か話し合いをつづけて、五月六日に新聞発表を行いました。「おもしろい」「壮大なイベントだ」「発想がよい」「私も参加します」「本当にできるのかな」という声が返ってきました。私たちは大いに力づけられ、とりくみをすすめています。

（中略）手を結ぶことがイベントそのものであるという、まったく「手づくり」の主体的なイベントです。それぞれの人がどこまで意識しているかどうかはいろいろであるにしろ、手と手を組み合わせていって、それは重症心身障害児までとどいています。それぞれが千円をもってくることで、自分の意思を表現しています。

この広がりと繋がりが、「弱い」立場におかれた障害児を守ることになります。そしてそれは障害児を守るだけでなく、障害児が生きられる社会を作る力になっています。障害児が生きがいをもって生き、家族が希望をもって生きられる社会は、「弱い」人たちを圧迫する社会、「弱肉強食」の社会と反対のものです。

びわこ学園の移転への支援からはじまったものですが、これは障害をもった人たちや「社会的弱者」といわれる人たちが共に社会を構成しているのがあたり前である風潮をつくるものです。

障害をもっている人や家族・関係者にとって住みよい社会であろうとすることは、その一方で現在は障害をもっていない人たちが障害児に心を寄せ、やがて障害のある人もない人も一緒に社会のなかで生活しているのがふつうだと感じ、さらにあたり前すぎて感じることさえないようになっていく、ということと関係しています。

そういうことを目指しつつ、当面の十一月八日（日）の「抱きしめてＢＩＷＡＫＯ」の成功に向けてとりくんでいます。滋児協のみなさんのご支援をよろしくお願いいたします。

連絡先　大津市浜大津一丁目「はり丸」内、抱きしめてＢＩＷＡＫＯ実行委員会（委員長　中沢弘幸）電話〇七七五‐〇〇〇〇　銀行振込 滋賀銀行本店　郵便振替 京都

基金は一億二〇〇〇万円集まって、必要経費を引いた六五〇〇万円がびわこ学園に寄付された。一九九〇年、第一びわこ学園が完成した。高谷の重症心身障害児を社会から隔離するのではなく、普通の生活が送れる施設にという思いは難病患者に共通する。一一月八日正午、滋賀難病連は二四余万人の参加者と膳所城跡公園近くの湖岸で手をつないだ（滋賀県社会福祉協議会編 2004: 23-27）。

一一月二一日、筆者は福島県二本松市で開かれた全国交流集会 "87で「全国の仲間の皆様、岳温泉で採択されたアピールにのっとった活動の成果を "88大津の交流会で学び合おうではありませんか。皆様のお越しを心からお待ちしております」と決意を語った。

第６節　全国交流集会"88を滋賀で開催（一九八八年度総会〜一九八九年度総会）

一九八八年五月八日、第五回総会は大津市勤労福祉センターにて、八団体七二名で開催された。名誉会長に石井、会長に柳田、副会長に前田と柳井、事務局長に筆者、会計に奥村、理事に石井正、大橋征人、笠原、葛城、河方、倉見、中西、大林一美、森、柳井富美枝、会計監査に白須と土川を選出した。午後の第二部は、養護施設湘南学園園長の中澤弘幸が「生きる力」と題した講演を行った。中澤は前年の「抱きしめてＢＩＷＡＫＯ」を成功に導いた実行委員会の責任者である。日本ＡＬＳ協会長の松本茂から「総会に参加するつもりでいたが、突発事態が生じいけなくなった」と手書きのメッセージが届いた。滋賀難病連の結成時から他団体からの総会案内にはメッセージを送っていた。日本ＡＬＳ協会もその一つである。

滋賀県難病連絡協議会

柳田貞男様

初夏の候益々ご活躍のことと存じます。

ＡＬＳ協会の総会におきましては、こころ暖まる祝電をいただきまして誠にありがとうございました。一同心新たに三年目の春を歩みだしております。又このたびは貴総会のご案内をいただきましてありがとうございました。副会長もしくは事務局長が参加させていただきお慶び申し上げますと共に、日頃のご厚誼に感謝申し上げたいと思っておりましたが、突発事態が生じ二人ともそれがかなわなくなってしまい、大変失礼いたしましたことを深くお詫びいたします。

これからもどうか今まで通りご指導ご鞭撻をいただけます様お願い致します。貴会の益々のご発展を心よりお祈り申し上げます。

昭和六三年五月一五日

東京都新宿区新小川町（〇三‐〇〇〇〇‐〇〇〇〇）

日本ＡＬＳ協会　会長　松本　茂

（滋賀県難病連絡協議会事務所で保管）

六月二五日、滋賀難病連役員会に小林孟史ＪＰＣ事務局長が参加し、秋の全国交流集会を「心に残る集会にしたい」と発言した。柳田会長は結成間もない滋賀難病連が現地事務局を引き受けることは大変だが自信につながると発言。理事の一部には、総会でも苦労しているのに全国交流会は時期尚早、財政的にとても無理などの発言があった。小林は県や大津市に働きかけることやＪＰＣも京都や大阪の援助も得ながら一緒になって進めるとの力強い発言もあった。筆者は不安も抱えつつ、小さな難病連に本部が声をかけてくるからには成功させたいと決意した。滋賀県と大津市に補助金の申請や現地実行委員会の結成の提案をした。理事で現地実行委員会を結成して、会員に呼びかけて実行委員を増やした。三役で滋賀県と大津市に補助金要請も確認した。

七月二四日、石井正理事から役員会に石井の腎臓透析の開始を受けて、滋賀難病連として勤務先の配慮の要請があった。柳田会長と田村一雄理事を担当者に、滋賀県と大津市との折衝を決定した。役員会では、医療法人滋賀勤労者保健会から坂本民主診療所設立に伴う支援依頼に応え、筆者の派遣を決定した。

八月五日、『OTKしがなんれん』に全国ヘモフィリア友の会のエイズ予防法に対する「私達の見解」が掲載されている。

私達の見解

一九八八年五月一八日
全国ヘモフィリア友の会

「エイズ予防法案」が五月一二日に衆議院社会労働委員会で審議入りしました。血友病患者の感染者の救済案が発表されたり、また法案の対象から血友病患者を除くとの一部報道もありました。そこで私達は、あらためてこの法案への見解を明らかにしておきます。

一、私達全国の血友病の患者・家族は、仲間の四割もが国の薬事行政の失敗からエイズ感染の悲劇に見舞われた者として、昨年三月に法案が国会に上程された当初から人権とプライバシーの侵害を憂慮し、強い反対の意思を表明してきました。

すなわち、私達はエイズ単独の法案を制定することで社会にこの疾患を恐ろしいものであると刻印すること、「まん延防止」を目的に掲げながら感染者住所・氏名の通報、知事の調査権、健康診断の勧告・命令と違反者への罰則など全体として管理・取締りの色彩が強く、潜在化を迎《ママ》くこと、さらに感染者のプライバシーと人権の制約は、血友病の学童も多い日本の実情にてらし、差別と偏見を誘発し、固定化させる弊害が予想されるなど、全体として日本のエイズ対策にとって有毒であると考えたのです。

二、法案提案後の一年の経過をみればこの指摘は正しかったと思えます。とくに、厚生省研究班の血友病の四割、約二〇〇〇人が感染し、その半数が二〇才以下であるとの報告は厳粛に受けとめられなければならないと思います。

これは、一度誤ったエイズ対策がとられたとき、将来をもつ子供らにとり返しのつかない結果をもたらすからです。法案のない今でも、エイズに対する偏見から少なくない血友病の患者・家族が深刻な差別にさらされています。

そもそも、「エイズ」は新しい性行為感染症のひとつとして法律で防止し得るものではなく、国民への正しい知識の普及と医療を充実させ、自律的に回避されるべき疾患なのです。また、感染者らがいわれなき差別に苦しむことなどあってはならないのです。この点から法案は抜本的に考え直さなければならないと思います。

三、この法案の対象から血友病患者を除くとの報道がありましたが、たとえ除いたとしても社会への誤ったエイズに対する認識を固定させるなど、この法案の問題点は変わりません。また、感染症である以上ある特定の人を除くとしても、感染源の調査の結果除かれた者のプライバシーが脅威にさらされることは高知事件が明確に示しています。やはり、すべての感染者の人権が保護されなければ血友病患者の人権の保障もないのです。私達はこのような便法に反対です。また、血友病のエイズ感染者の救済は、この法案とは関係のないことです。血友病患者は、国の薬事行政の失敗と製薬メーカーの安全管理の懈怠から、このいわれなき薬害に見舞われたのです。

この救済は、エイズ予防財団からの給付などという姑息な方法をとることなく、国と製薬会社がすみやかにその責任を認めて、この被害を償うにふさわしい救済が図られるべきです。

「救済」が法案成立の口実にされてはなりません。

私達は、国会においてこの法案がわが国のエイズ対策として適切かどうか、その問題点を深く解明し、すみやかに廃案とすることを訴えるものです。

(『OTKしがなんれん』: 15-16、一九八八年八月)。

「私達の見解」が『OTKしがなんれん』に掲載された時期から、湖友会メンバーが滋賀難病連の役員会への参加がなくなった。一九八八年は提訴直前であるので、全国へモフィリア友の会の活動が停滞した時代と思われる。北村は『日本の血友病者の歴史』で次のように述べる。

一九八〇年代、歓待してきた血液製剤に致死的なウイルスが侵入し、血友病患者会/コミュニティを感染と非感染に分断した．血友病者の生命を奪い、身体的かつ精神的苦痛を与えただけでなく、血友病者同士の関係や血友病患者会/コミュニティを破壊した．全友はエイズ問題とエイズパニックの混乱を収拾できず、地域患者会も活動の縮小あるいは停止に追い込まれた（北村 2014: 16)。

血友病患者はエイズ問題で身体的にも社会的にも厳しい生活を強いられた。

八月六日、役員会では琵琶湖夏祭りに参加した会員や家族に午後六時から一〇時まで休憩場所として事務所を開放した。

八月一五日、滋賀県知事に提出した要望書について、九月七日に話し合いがもたれた。初めて厚生部長の川村仁弘が話し合いの場に出てきた。滋賀県の難病施策の姿勢の表れと評価した。この日要望した滋賀難病連の活動補助金は、翌年二月一五日二〇万円増の五〇万円との回答がなされた。

一〇月、難病相談活動の充実をめざし、大津市で保健婦をしていた今江寿子の協力を得て月一回第二土曜日、専門職による難病相談を開始した。これまで難病患者が相談に対応してきたが、専門の相談員が加わって相談体制が整った。

一〇月一七日、西武大津店前でＪＰＣ全国統一街頭署名に初めて参加した。

一一月一九日から二〇日、一年余りの準備を経て、日本医療・福祉と患者運動を考える全国交流集会"88は大津市びわ湖ツーリストホテルに全国から二〇〇名の難病患者が参加して開催され、大きな成果を収めた。『ＪＰＣの仲間』は、患者や家族だけでなく看護婦、ケースワーカーなどの医療関係者や学生も参加したのが今回の特徴と評価している。長代表幹事は、世界人権宣言[12]四〇周年に健康権や医療権を求めて運動をすすめる重要性を強調した。全国交流集会二日目全体会は「私たち難病患者・障害者や低所得者にとっては、その影響は重大であり、医療と生活に極めて大きな打撃を与えるものです。私たちは、難病患者・障害者や低所得者の医療とくらしに重大な影響をもたらす消費税の導入に強く反対します」（『ＪＰＣの仲間』16: 8、一九八九年一月）との、消費税導入とエイズ予防法案に反対する特別決議を満場一致で採択した。一二月二四日、消費税導入を柱とする税制改革関連六法案が参議院本会議で社共両党欠席のまま自民の賛成多数で可決成立した。消費税やその他の間接税は、社会的弱者といわれる難病者や障害者、低所得者にとって大きな負担になる税制である。

一九八九年二月一三日、滋賀県は滋賀県看護協会に委託して特定疾患患者実態調査[13]を実施している。調査方法は看護協会所属の保健婦が特定疾患医療受給者票の交付を受けた難病患者の各疾患のおおむね三分の一の割合で抽出した患者を家庭訪問して面接調査によって実施している。調査期間は一九八九年二月二〇日から三月三一日で回収率は八三パーセント、三四五人の協力を得ている。滋賀県は調査結果を参考資料に、滋賀県難病対策検討委員会を設置して総合的な難病施策を検討している（『ＯＴＫしがなんれん』‥16、一九九〇年五月）。

第7節　消費税導入と事務所移転（一九八九年度総会〜一九九〇年度総会）

一九八九年五月一四日、第六回総会は大津市勤労福祉センターにて、八団体六七名で開催された。会長に柳田、副会長に前田と柳井、事務局長に筆者、会計に奥村、理事総数一七名、会計監査二名[14]を選出した。午後は二部として茗荷村会長の田村一二の講演が行われた。総会では総会アピールを採択している。

第六回滋賀県難病連絡協議会定期総会アピール

家族の暖かな介護のもとで闘病生活ができたらどんなにいいだろう。

職を失うこともなく、家族も分断されず、自分の生活基盤は破壊されず、今住んでいる地域の中で、療養生活が送れるのなら、心おきなく介護に専念できたらどんなにいいことだろう。

ところが実態はどうなっているのでしょうか。政府はあげて在宅医療、在宅福祉を叫んでいます。医療費の〝適正化〟福祉の〝適正化〟を称えています。そして、〝国保安定化計画〟をすすめています。

適正化とは、一体何でしょうか。国のねらいは〝医療費の削減〟にあることは明らかです。

また、この四月には国民の大きな反対を押し切って「消費税」を導入し、社会的弱者といわれる私たち、難病者や障害者、低所得者に大きな打撃を与えています。

このような政府の医療切捨て、生活破壊政策の下で、私たちは第六回定期総会を成功させ、難病患者や家族、障害者の生命と生活を守るために参加団体力を合わせて、本日決められた活動方針の実現と「消費税」の撤廃のために奮闘することを誓います。

一九八九年五月一四日

第六回滋賀県難病連絡協議会定期総会

(『ＯＴＫしがなんれん』: 16、一九八九年六月)

同日、滋賀県難病連絡協議会の大津支部結成総会が開かれた。日本オストミー協会滋賀支部の滋賀難病連加盟が承認されて九団体一〇六〇人の組織となった。総会議案書活動報告に家庭介護の一文が掲載されている。

厚生省は一九八八年度から全国一一ケ所において従来の保健・医療福祉の枠を超え、それぞれ連携をして在宅支援サービスを行う在宅ケアのモデル事業を始め、一九八九年度を「在宅元年」とか「介護元年」と位置づけ九〇年度政府予算には「高齢者保健福祉推進一〇カ年戦略」が打ち出されました。その特徴は、「公的施設よりも在宅介護重視の考え方を打ち出しているほか、市町村中心の行政を求めるなど、国の負担を軽くしようという意図がうかがえるのが気になる」（八九年一二月二四日「日本経済新聞」）とマスコミも指摘しています。今日、わが国の難病者や障害者、老人の寝たきり者は六〇万を超え、二〇一〇年には一四〇万と予想されています。痴呆老人も約六〇万人おり、三〇年後には一八〇万人へと多くの増加が見込まれているもとで、寝たきり老人、痴呆老人をかかえた家族の自殺、無理心中など悲惨な事件が後を絶たず、家庭介護の問題はいまや深刻な社会問題ともなっています。（『ＯＴＫしがなんれん』：2、一九九〇年五月）。

一九八九年六月、滋賀腎協が大津市身体障害者福祉センターに独自の事務所を確保したので、滋賀難病連は事務所の維持が財政的に困難となった。石井の尽力で、草津市の中川きよ美氏の好意で一軒家を借用できた。一〇月二二日、草津市野村町二八〇‐一二に移転した。

八月一七日、滋賀県厚生部長と話し合いをもち、一九九〇年度社会福祉施策並びに補助金等予算に関する要望書を手渡して、役員から要望を説明して県担当者に理解を求めた。

一二月一七日、大津市びわ湖ツーリストホテルで滋賀難病連五周年記念誌『明日に向かって』発行記念パーティーを行った。滋賀難病連結成前後から五年間の様子が、当時かかわった役員の石井、中西、奥村、石井正、河方、柳田、筆者によって語られている。表紙の裏ページに次の一文が書かれている。

私たちは医療と福祉の谷間にいる　誰もが当たり前にしている生活なのに　私たちにとっては遠い夢……結婚、出産、就職、そして一〇年、二〇年後　たえず病気への不安がつきまとい　死の恐怖とも背中合わせ　病気の苦痛もつらいけど　家族の犠牲、経済的負担をかけつつ　生きていくことはなおつらい　でも同じ人として、この世に生を受けたのだから　精一杯、この人生を燃焼したい　たとえ残りわずかな命だとしても。（『ＯＴＫ明日に向かって』、一九八九年一二月）。

一ページには発刊に当たって柳田の一文が書かれている。

国際障害者年の決議（一九七六年）の前提となった一九七五年の第三〇回国連総会の決議、「障害者の権利宣言」の中で、「障害者とは、先天的か否かにかかわらず、身体的または精神的能力の不全のために、通常の個人または社会的生活に必要なことを確保することが、自分自身で完全に、または部分的にできない人」と定義しています。これに比べると、日本の障害者認定の現状は、極度に狭い範囲にとどまっています。（柳田 1989: 1）。

一九九〇年二月七日、大津保健所で県医務予防課から要望書への回答があった。保健所や市町村の実務者による難病対策検討委員会で対策が検討されていることが明らかになった。要望していた難病手帳の発行や疾患別の「患者と家族のためのしおり」の配布も予算要求をしている旨の回答があった。一九八八年度の難病患者実態調査に基づく成果を難病対策に具体化されたかを明らかにされたいとの要望には、調査結果を貴重な参考資料として、滋賀県難病対策検討委員会にて難病の総合的施策を検討しているとの回答があった。

二月一三日、第五回滋賀県難病対策検討委員会が大津保健所会議室で開かれ、柳田会長と筆者が参加した。これまで六回にわたって検討された内容が報告された。三月、「滋賀県における難病対策について」（資料1）がまとめられた。

第8節　滋賀難病連一〇団体一三一八人、ＪＰＣ一五万五〇〇〇人

（一九九〇年度総会〜一九九一年度総会）

一九九〇年五月一三日、第七回総会は大津市勤労福祉センターにて、九団体で開かれた。会長に柳田、副会長に柳井と前田、事務局長に筆者、事務局次長に石井、会計に森、理事に石井正、奥村、葛城、河方、倉見、芝末廣、田中滋美、中西、深田国夫、藤本啓嘉、柳井富美枝、会計監査白須と土川を選出した。午後の第二部は、医療人類学者の中川米造[15]の「病を生きる」と題した講演があった。

五月二六日、前年一一月一九日、結成された社団法人日本てんかん協会滋賀支部（以下、てんかん協会滋賀支部）からの滋賀難病連加入申請を了承して一〇団体一三一八人の組織となった。同じく二六日、ＪＰＣからの第五回総会案内文に「日本患者・家族団体協議会（ＪＰＣ）も結成五年目を迎え、現在三〇団体（一九地域難病連、一一疾病別団体）、約一五万五千の患者・家族を結集する団体となりました」とある。

一九八六年のＪＰＣ結成時の約一〇万から四年間で五万五〇〇〇人の増加である。

昨年中川の好意で借用した事務所を出ることになった。一九九〇年一〇月、リウマチ友の会滋賀支部長奥村からの申し出で、奥村所有のマンションの一室を格安で借用できた。一一月一日、栗東市目川一〇七〇シャトルハルタ二〇二号室に引っ越して活動を続けた。

一〇月二七日、午後一時三〇分から、滋賀難病連の主催で神経難病医療相談会を滋賀県立障害者福祉センターで開催した。大津市民病院神経内科医長の相井平八郎医師や保健婦、看護婦、滋賀難病連役員など一五名のスタッフで五四名の相談を受けた（『滋賀難病連綴り』８、一九九〇年一〇月一七日付け報道依頼文）。

第９節　北欧福祉ツアーでカルチャーショック（一九九一年度総会〜一九九二年度総会）

一九九一年五月一二日、第八回総会は大津市勤労福祉センターにて、一〇団体で開かれた。会長に柳田、副会長に柳井と奥村、事務局長に筆者、事務局次長に石井、会計に森、理事に石井正、葛城、河方、芝、栖宮久美江、土川、中西、中村建、深田、藤本、松田公代、前田、柳井富美枝、会計監査に平井淳と池田貞雄を選出した。

午後の第二部は、筆者の「スウェーデンみてあるき」と題した講演であった。北海道難病連が企画した北欧（イギリス、スウェーデン、フィンランド、オーストリア四カ国一二日間）福祉ツアーの参加報告をした。

スウェーデンでは車いすの障害者の自然な買い物姿に驚いた。日本なら何か気遣いをしなければと構えたであろう。午後五時過ぎにはベビーカーを引いて買い物をする若い夫婦の姿が増える。地下鉄を乗り降りしている障害者の姿が特別ではない。一九九〇年代の日本では考えられない光景だった。人工呼吸器を装着した重度障害者が一人で生活している。本人が料理もするという。本人が雇い入れた介護者に食事の味付けも指示しているのだ。障害者が地域に住める環境整備をする法律が施行されている。障害者団体のメンバーによるサービス部門ごとの政策立案に余念がない。障害者団体の運営経費は政府が拠出している。国政選挙には各候補が障害者団体の質問に答え、テレビで放映される。選挙の投票率は八割を超える。見ること聞くことがショックの連続だった。

八月七日、厚生部長室で要望書を提出して話し合いを行った。要望の中心は「滋賀難病連の事務所を公的機関内の設置」と「滋賀難病連に対する運営補助金の増額」である。運営補助金は一〇月三一日付現行五〇万円を七〇万円に増額されたいとの要望書を提出した。一九九二年三月一八日、厚生部長の回答は「事務所の公的機関内設置」の要望に「貴協議会の要望は困難」との回答であった。

一一月一七日から一八日、東京で全国患者・家族集会 in Tokyo が開かれた。例年の全国交流集会の代わりに難病患者の厳しい実情を世に訴えようと取り組まれた集会である。集会では特定疾患対策の対象にも身体障害者福祉法の対象にもならない難病患者の強い願いである、難病対策の総合的施策にまったく手がつけられていない現実に行動で示そうと、霞が関行進と各省陳情を行った。滋賀難病連からは六名が参加して滋賀県選出の国会議員の控え室を訪問し陳情した。

第10節　おわりに

滋賀難病連の根幹となる活動は、毎月の役員会と年一回の定期総会の開催、滋賀県への要望である。毎年秋に患者会の要望をまとめ、滋賀県に提出と交渉をしてきた。一九八八年九月、五年目にして初めて部長が交渉に出てきた。要望は滋賀難病連への助成金の増額と公的機関内に事務所の設置が中心であった。補助金は当初三〇万円が五年目にして五〇万円に増額された。事務所の公的機関内の設置要望は困難との回答であった。

特筆すべき活動は、滋賀難病連結成五年目にしてＪＰＣ全国交流集会"88をとりくみ、成功させたことである。集会の最後に、石井は全国交流集会"88集会アピール、森はエイズ予防法案に反対する決議、筆者は消費税に反対する決議を提案して全会一致で採択された。一九八九年六月四日、ＪＰＣ第四回総会でも消費税の廃止を求める決議を採択している。

滋賀難病連が結成されて、役員一同が不安を抱えながらも協力して療養環境改善の運動を進めようと精一杯活動した時期である。行政の対応の変化は励みとなって、役員会に新たな課題に挑戦する空気が生まれた。

次章では、滋賀難病連の結成後八年間の活動を踏まえ、難病患者運動の展開期を述べる。

■注

1 『地域難病連連絡会ニュース』第三三号では二九番目となっている。活動が継続している地域難病連では二六番目である。

2 疾病別組織割合は、滋賀腎協六三・一%、リウマチ友の会滋賀支部一一・九%、膠原病友の会滋賀支部七・三%、スモンの会滋賀支部六・三%、湖友会四・〇%、筋無力症滋賀会一・〇%、その他六・四%であった。

3 疾病ごとは、腎臓病四〇七名、膠原病四七名、血友病二六名、筋無力症七名、リウマチ七七名、スモン四一名、パーキンソン病一名、レックリングハウゼン氏病一名、再生不良性貧血四名、脊髄性進行性筋萎縮症一名、後縦靭帯骨化症一名、多発性硬化症一名、脊髄小脳変性症二名、網膜色素変性症一名、脊髄変性疾患一名、ITP二名、胆道閉鎖症五名、サルコイドージス病一名、潰瘍性大腸炎一名、クローン病一名、慢性多発性間接リウマチ一名、突発性小判減少性紫斑病二名、ベーチェット病一名、筋萎縮性側索硬化症三名、天疱瘡一名、不明二名であった。

4 一九八五年一月時点地域難病連加盟一六団体、疾病団体一三団体。

5 二〇一六年度から二ヶ月に一回になった。

6 大阪身体障害者団体定期刊行物協会への加盟で、加盟団体の機関誌が低料第三種郵便物の扱いで格安で送ることができた。

7 二〇〇三年六月全国筋無力症友の会滋賀支部と改称。

8 病院からの総会挨拶状が届くのは珍しい。

9 一九三七年生まれ。一九六四年、京都大学医学部卒業。京都大学付属病院、大津赤十字病院、吉祥院病院小児科勤務を経て、一九七七年からびわこ学園勤務。一九八四年から一九九七年、第一びわこ学園園長。現在びわこ学園医療福祉センター医師。

10 一九四六年、糸賀一雄、池田太郎、田村一二によって近江学園が創設された。一九五九年四月、糸賀は重度重複障害児施設を建て、六月二日に開園式を行った。一九六三年四月、重症心身障害児施設びわこ学園

（岡崎英彦園長）は開設した。

11 二〇一五年葛城貞三は高谷清からコピーの送付を受ける。

12 一九四八年国際連合第三回総会で採択された。

13 一九八九年二月、滋賀県は滋賀県看護協会に委託して難病患者を訪問して面接調査をし、調査結果をもとに滋賀県難病対策検討委員会を置き検討を重ね、一九九〇年二月に報告書を出している。

14 役員名簿が遺失しており理事・監査名が判明しない。

15 一九二六年、旧植民地の朝鮮・京城に生まれる。一九四九年、京都大学医学部卒業。一九五〇年、京都大学医学部助手。一九八〇年、大阪大学医学部教授。一九九七年没。

第４章
滋賀難病連の展開期

第１節　はじめに

一九九二年から一九九七年は、政府の難病対策に変化が現れ、滋賀難病連は政府や県の施策に対応した時期である。本章では第九回総会から第一四回総会の主要な出来事を述べる。

一九九四年度に滋賀難病連は難病相談員制度を創設した。各疾病団体から数名の相談員を選出して難病患者・家族の相談活動に力を注いだ。一九九五年一二月、公衆衛生審議会の成人病難病対策部会難病対策専門委員会による報告を踏まえた施策が進められた。滋賀県の施策と滋賀難病連の活動を年度ごとに確認する。一九九六年三月、滋賀難病連の要望から湖南の守山市の滋賀県立心身障害児総合療育センターに事務所を設置したが、賃料は年約一七万円となった。

一九九七年四月三日、滋賀県健康福祉部長の西堀末治は「機関誌『しがなんれん』に寄せて」で次のように述べる。

まず、国レベルとしましては、公衆衛生審議会成人病難病対策部会難病対策専門委員会の最終報告が平成七年一二月にまとめられたところです。

これによりますと、難病対策については、「調査研究の推進」、「医療施設の整備」、「医療費の自己負担の解消」、「地域における保健医療福祉の充実・連携」、「ＱＯＬの向上を目指した福祉施策の推進」の五つの柱を中心とした推進をあげられております。

この「福祉施策の推進」は、これまでの難病対策の中では立ち遅れていたものであり、この概念が入ったことは大きな前進であると思われます。

具体的な施策としては、ホームヘルプサービス、ショートステイ、日常生活用具給付を内容とした難病患者居宅生活支援事業が創設され、本県においても平成九年度から実施する予定です。この事業の実施主体は市町村であるため、県としましては、各市町村で実施いただけるよう、支援を行って参りたいと考えております。

又、平成九年度から本格実施される「地域保健法」におきましては、難病対策における保健所の役割が位置づけられ、これからの保健所の重要な業務のひとつになると思われます。こうした状況をふまえ、本県におきましては、平成六年度から県下全保健所において難病の患者・家族の方を対象とした難病相談会、交流会等を実施しているところですが、今後さらに事業の充実を図って参ります。（西堀 1997: 5）

国の難病政策を滋賀県は如何に扱ったのか順次確認する。

第2節　前川利夫「厳しい財政のなかで検討」（一九九二年度総会～一九九三年度総会）

一九九二年五月一七日、第九回総会はＪＲ大津駅前滋賀県宅地建物取引業協会ホールにて一〇団体で開かれ、会長に柳田、副会長に柳井と奥村、事務局長に筆者、事務局次長に石井、会計に森、理事総数一八名、会計監査二名（名簿遺失、理事・監事不明）を選出した。午後の第二部は第一びわこ学園園長高谷清の「生きるということ」という講演であった。八月一四日、健康福祉部長室で要望書を提出した。県から前川利夫部長、藤川次長、田崎技監ほか五名の職員が出席して交渉した。前川部長は「要望の必要性は分かります。財政の厳しいなかで検討します」（『ＯＴＫしがなんれん』：３、一九九三年六月）と発言した。

一九九三年三月一七日、回答は関係課職員の出席のもとで行われた。県の対応も要望行動を続けるなかで変化してきた。最初は専門員、次は課長であったが、一九八八年度から部長が交渉に応じた。要望に対し機械的に答える態度から回答する態度に変化が伺える。難病患者の実態調査の要望では、一九八六年には実態調査は人権問題が懸念されると表明していたが、一九八九年は実態調査を実施した。総会議案書の活動報告には「県の態度の変化は、加盟団体の努力の結果だと思う。引き続き、会員の切実な要望を実現する取り組みを強めます」（『ＯＴＫしがなんれん』：３、一九九三年六月）と述べた。医療や住宅、教育、生活等総合的な難病対策についての考え方に対する回答は以下である。

本県における難病対策につきましては、平成元年一〇月に滋賀県難病対策検討委員会が設置され、その検討された結果の報告書が平成二年三月に提出されました。その中で、保健、医療、福祉さらには地域の人的資源を活用した有機的な連携により、患者及び家庭の生活向上を図る総合的な施策の推進と、早期に病気を特定し、早期に適切な医療を受診できる体制づくりの重要性と必要性が報告されています。この報告書の方針に沿って、各種の難病対策に取り組んでまいりたいと考えています。（『ＯＴＫしがなんれん』：23、一九九三年六月）

報告書の回答は特定疾患患者実態調査を踏まえて検討された。実態調査は、滋賀県看護協会に委託して、一九八七年度滋賀県特定疾患医療受給者証交付者から各疾患におおむね三分の一の患者を対象に一九八九年二月から一ヶ月間調査をしている。回収率は八三％で三四五人の協力を得ている（『ＯＴＫしがなんれん』：16、一九九〇年五月）。質問は三項目で「1、医療面で困っていること、希望すること」、「2、保健、福祉面で困っていること」「3、今後の保健婦による訪問希望」である。調査を踏まえて、一九八九年一〇月から翌年三月にかけて滋賀県難病対策検討委員会が保健所関係者三名、市町関係者三名、滋賀県関係者二名の計八名で構成され六回の検討会議が開かれている。

報告書は、二次医療圏に一箇所ある保健所に難病対策地域推進会議（仮称）の設置や保健所での難病相談窓口の常時開設、在宅ケアチームの設置、介護激励金や見舞金、用品の支給、交通機関の利用助成、バス料金の無料化、診断書の無料化など、今日の難病対策に比して積極的な提案がされている。末尾には、滋賀県難病対策体系図が付けられ、予算額も試算されている。しかし、滋賀難病連は報告書をアドバルーンとしか受け止められず、実現に向けた運動にはならなかった。積極的な内容を含む報告書はその場限りとなったことが悔やまれてならない。

難病相談では、総会議案書一九九二年度活動報告で「〔難病相談の――筆者〕会場にも来ることのできない在宅で闘病生活を送っておられる患者さんにどう手をさしのべるのか」（『ＯＴＫしがなんれん』：3、一九九二年五月）と、滋賀難病連の事務所での難病相談だけでは、患者・家族の期待に応えきれない困難な課題が残った。

第3節　國松善次「切実な課題として伝わる」（一九九三年度総会〜一九九四年度総会）

一九九三年五月二三日、第一〇回総会は大津市勤労福祉センターにて、一〇団体で開かれ、柳田は滋賀腎協の活動に専念するために退任した。会長に滋賀腎協の大橋、副会長に柳井と奥村、事務局長に筆者、会計に森、理事に石井、石井正、大島晃司、葛城、河方、土川、中西、中村、西村萬、深田、平石綾子、松田、柳井富美枝、山崎順市、相談役に柳田、会計監査に片岡と寺田すえ乃を選出した。午後の第二部は国立療養所宇多野病院長の西谷裕の「難病患者とともに」と題した講演であった。

八月二三日、國松善次部長に健康福祉部長室で要望書を手渡した。前田博明および大澤範恭課長ほか関係課職員と話し合った。國松部長[1]は「一つひとつ切実な課題として伝わってくる。努力したい」（『ＫＴＫしがなんれん』：5、一九九四年五月）と発言した。

一一月一五日、JPCが主催する、健保改悪は許さない患者・家族大行動が東京日本都市センター第二講堂で開かれ、滋賀難病連から八名が参加した。全国から集まった四五〇名の難病患者・家族は厚生省前まで「いのちを守れ健康保険の改悪反対」「入院給食費を健康保険からはずさないで!」のゼッケンを胸にデモ行進をした。全国から集められた七八万の緊急署名を持って厚生大臣に「健康保険の改悪は絶対に止めてほしい」と強く訴えた(『JPCの仲間』42: 1、一九九三年一二月)。石井や中西は以前から他県の地域難病連と交流してきた。滋賀難病連は中西や筆者を除き難病患者自身が役員として活動を続けてきた。総会議案書活動報告の四、役員会の開催では以下のように述べている。

各団体から選出された二二名の役員で構成された九三年度の役員会は、一部を除きそれぞれが患者本人であることから、入院や体調を崩すなど出席状況は必ずしも良いとはいえませんが、毎月役員会を開き、その時々の課題の討議や学習をつづけてきました。
また、滋賀難病連結成当初から献身的な活動をつづけてこられた石井小百合さんと石井正さんが宇治市に転居され、年度途中ではありましたが役員を辞退されました。石井ご夫妻の今日までの活動に感謝申し上げますとともに、今後とも滋賀難病連の発展にご協力をお願いする次第です。(『KTKしがなんれん』: 5、一九九四年五月)。

二〇人の理事で構成される役員会の出席は大体五割前後、委任状を含めて七割から八割である。体のこわばりが続くリウマチ患者の理事や雨が降る前の体のだるさを訴える神経難病の理事、入院中の理事など月一回の役員会も難病患者ゆえの困難がある。家族で関わる理事は中西と筆者である。筆者の車で役員の送迎に努めた。役員会は会議前の短時間だが『ＪＰＣの仲間』や新聞で難病患者に関わる制度や暮らしの学習を続けた。

三月二二日、役員会は総会議案の意見交換をした。一九九四年度から増額されるであろう活動補助金の使途が話し合われた。一九九四年度の役員会に提案された難病相談員制度の創設は合意に至らずに継続審議となり、翌一九九五年度の総会で可決された。会員の大きい団体からは会員数に応じた配分が必要と主張された。

一九九四年三月二五日、健康対策課長から要望書に対する回答書が大橋会長に手渡されて説明を受けた。滋賀難病連の最大の関心事は運営と相談事業に対する補助金の増額であった。一九九四年度九〇万円の助成との回答が得られた[2]。この金額は一九九三年度決算額（収入）の三六％を占める。補助金は各疾病団体と滋賀難病連の相談活動に充てられた。当初は難病相談員の交通費も支給できなかったが、交通費の支給に始まって一時間二五〇円の謝礼が実現し、一時間三五〇円まで引き上げられた。

第４節　難病相談員制度と活動補助金の配分（一九九四年度総会～一九九五年度総会）

一九九四年四月二四日、第一一回総会は大津市勤労福祉センターにて、一〇団体五七名参加のもと開かれ、会長に大橋、副会長に柳井と奥村、事務局長に筆者、会計に森、理事に大島、葛城、河方、小川巌、塚本真弓、土川、中村、中西、西村、深田、平石、松田、柳井富美枝、山崎、渡辺武、相談役に柳田、会計監査に寺田と片岡を選出した。午後の第二部はリウマチ友の会滋賀支部の河方信彦と稀少難病の会おおみの塚本真弓の闘病体験の発表、東山診療所長の津田光夫の「医療・福祉の世界で何が――社会保障の進む道」と題した講演であった。

難病相談員制度の創設は、字義通り相談活動の制度化というよりも、滋賀難病連への会費納入と各団体への活動助成金の配分にかかわる仕組みである。滋賀県の活動補助金は滋賀難病連の相談活動に交付されてきた。主な支出は難病相談室の運営経費と各団体の難病講演会や相談会の講師謝礼に充てられた。各団体は助成金の配分に期待していた。助成金の配分にかかわって難病相談員制度が提案された。滋賀難病連の会費は一会員年間三〇〇円であるから大きな組織の滋賀腎協は会費の負担額も多く、会費負担に疑問を寄せていた。難病医療講演会は団体の必要経費で会員数の比例配分はおかしいという意見や大きな組織は人数も多いので講演会や相談会の開催回数も多いなどの意見が出された。時間をかけて話し合った結果、難病相談員の人数での調整で合意した。

難病相談員制度は、団体ごとに二名から三名の難病相談員を選出して、難病患者や家族からの相談に応える制度に位置づけられた。各団体への助成金は相談員に年五〇〇〇円を払い、謝礼、患者訪問の交通費、電話やファックス等の通信費、消耗品費等になる。しかし、各団体は主財源の会費だけでは足らず、常に財源不足の中での活動だけに、実際は相談員の手には渡らず、医療講演会や相談会に充てられたと思われる。

一九九五年一月一四日から一五日、神戸市立農業ワイン城にてＪＰＣ関西地区ブロック交流会が、滋賀難病連から大橋会長以下一〇名を含め、九地域難病連五一人で開催された。交流会では地域難病連が抱える課題や難病センターの取り組みを発表して交流した。滋賀難病連は医療機関と連携した「内部障害・難病交流センター構想」を提起して、他の地域難病連から関心が寄せられた。

一月一七日、阪神淡路大震災が発生して、兵庫難病連の会員にも大きな被害をもたらした。『JPCの仲間』は「日本国中どこでも地震は起こりえます。市民の参加で、市民の納得する防災都市計画と災害時の市民、とりわけ患者の救護・支援計画の策定が緊急の課題です」（『JPCの仲間』47:2、一九九五年二月）と述べる。

第5節　西堀末治「総合的な対策の推進」（一九九五年度総会〜一九九六年度総会）

一九九五年五月七日、第一二回総会は草津サンサンホールにて、一〇団体七五名で開催され、会長に大橋、副会長に柳井と奥村、事務局長に筆者、会計に森、理事に岩佐佐吉、葛城、河方、小川、塚本、土川、中村、中西、西村、深田、平石、松田、柳井富美枝、渡辺、相談役に柳田、会計監査に寺田と片岡を選出した。午後の第二部は大津市人権・生涯学習推進協議会専任講師、社会教育主事の宮田新太郎の講演であった。総会議案書活動報告は当時の情勢を述べる。

阪神・淡路大震災は、戦後最悪の被害をもたらし、なかでも障害者や難病者、高齢者に大きな被害を与えました。年金の改悪や消費税五％への引き上げ（九七年四月から）、（入院）給食の保険はずしなど長引く不況の中で、失業率は史上最高を続け、社会保障の相次ぐ改悪によって、国民生活の根底が脅かされており、私たち社会的弱者といわれる障害者や難病者、高齢者を直撃しています。(『ＫＴＫしがなんれん』：1、一九九六年四月)。

健康福祉部長の西堀末治は「機関誌「しがなんれん」に寄せて」で述べる。

ホームヘルプサービス、ショートステイ、日常生活用具給付を内容とした難病患者居宅生活支援事業が創設され、本県においても平成九年度から実施する予定です。この事業の実施主体は市町村であるため、県としましては、各市町村で実施いただけるよう、支援を行って参りたいと考えております。(西堀 1997: 5)

難病患者等居宅生活支援事業は市町村が実施主体で、積極的に取り組む自治体とそうでない自治体との格差が大きく、滋賀県では難病患者等短期入所事業は二〇一三年度まで利用実績がない。一九九六年二月七日、滋賀県総合保健対策協議会は稲葉稔知事に長浜、八日市県事務所管内の保健所の統合を提言した。一九九六年八月三〇日、滋賀難病連は県知事に要望した。

(要望事項) 私たちにとって保健所の存在は大変重要です。最近の保健所の数々の取り組みを見ても大変頼もしい限りです。この時に保健所の統廃合などはもってのほかです。そのような計画があるのでしょうか。もしも、考えられているとすれば大変残念なことです。白紙にしていただきたく強くお願いします。(『ＫＴＫしがなんれん』：22、一九九七年四月)

一九九七年二月二四日、健康福祉部長の西堀から要望への回答があった。

〈回答〉昨年二月に滋賀県総合保健対策協議会から保健所の機能強化や所管区域など、今後の保健所のあり方について提言をいただいたところであります。

県としましては、この提言を踏まえて、市町村との新たな役割分担のもとで、難病、精神保健福祉、痴呆などの専門的業務を推進するとともに地域保健の広域的、専門的かつ技術的拠点として市町村を支援するなど保健所の新たな体制整備について、市町村や関係団体等のご意見を伺っているところであり、今後、関係の方々のご意見をたまわりながら、県としての方針を固めてまいりたいと考えております。(『平成九年度社会福祉施策に対する要望について〈回答〉』、一九九七年二月)。

要望に対する具体的回答は得られなかった。二月二八日、西堀部長は滋賀県議会二月定例会で議員の質問に次のように答弁している。

保健所の再編と機能強化についてのご質問にお答えをいたします。まず、保健所の機能強化につきましては、地域保健法に基づく基本的な指針におきまして、新たな市町村と保健所の役割分担の中で、保健所の規模を拡大することにより、地域保健の広域的、専門的かつ技術的拠点としての機能強化を図ることとされております。このことにつきましては、滋賀県総合保健対策協議会からも、専門的かつ技術的業務の推進、市町村に対する援助、連絡調整の推進、企画、調整機能の強化など、機能強化の方策についての具体的なご提言をいただいたところでもございます。こうしたことを踏まえまして、保健所が地域保健の拠点としてその役割が果たせるよう、運営体制などの充実強化を図ってまいりたいと考えているところでございます。具体的には、保健所の専門的かつ技術的業務となります精神保健福祉、難病対策等の充実を図るとともに、市町村の母子や老人、栄養改善等の保健事業に対する評価や技術的助言、指導の強化を図り、支援することとし、このため理学療法士、歯科衛生士などの新たな専門職員の配置をしてまいりたいと考えております。さらに、市町村を超えた郡域や圏域の保健サービスの推進や広域調整、福祉との連携推進、情報の収集、活用、地域の保健課題に対する調査研究などを推進するための部門の設置を図りますとともに、食品衛生対策につきましても、県下二ブロックに広域監視班を設け、監視指導の充実、強化を図り、昨年O157のような事態にも対応できるようにしてまいりたいと考えています。次に、所管区域の見直しに伴って再編されることとなる保健所管内の住民の方への対応についてでありますが、八幡保健所および木之本保健所につきましては、住民の方の利便性や地域事情などの観点から、当面それぞれ支所の形で残し、住民サービスの確保を図ることとしておりまして、特に精神障害者や難病患者の方などに対する相談、訪問業務や精神障害者の社会復帰のための教室開催などを引き続き実施いたしますとともに、精神障害者や難病患者の医療費の公費負担の申請や食品衛生などに関する営業許可、医師、看護婦などの免許申請の受付事務などを行い、できる限り管内住民の方の利便を図ってまいりたいと考えております。（滋賀県議会 1997　http://www.shigaken-gikai.jp/voices/g08v_search.asp 2016.5.13）

保健所の統廃合は深刻な問題である。保健所は特定疾患医療受給者証の申請窓口である。難病患者には保健所の統廃合は身体的にも経済的にも不便になる。重症難病患者には保健婦の訪問指導等でも制約を受けることとなる。西堀は滋賀難病連に「県としての方針を固めてまいりたい」（滋賀県 1997）と回答し、滋賀県議会では「当面それぞれの支所の形で残し、住民サービスの確保を図る」（滋賀県議会 1997）と答弁した。

難病患者や家族に重大な問題であるにもかかわらず、滋賀難病連は要望書の提出に終わった。難病患者の体力的な困難が運動の気力を弱め、積極的な運動にはならなかった。役員は病気と闘いながら仕事を続ける理事もいた。中西は養護学校に勤めながらスモン患者の妻を介護し、筆者は診療所職員として働いた。難病患者運動の時間には限度があった。

一九九五年度は、翌年三月一五日の回答で滋賀県立心身障害児総合療育センター（守山市守山五丁目六－一五）の一室（八・七平米、二・六坪）を借りたことである。滋賀難病連の事務所の公的機関内の設置は滋賀県による滋賀難病連の活動の評価であろう。狭い部屋ではあるが、活動の拠点が定まった。

第6節　前田博明「実態をもとに対策を」（一九九六年度総会～一九九七年度総会）

一九九六年四月二〇日、第一三回総会は草津サンサンホールにて、一〇団体七五名で開かれ、会長に大橋、副会長に芝末廣と柳井、奥村、事務局長に筆者、会計に森、理事に安達、大島、葛城、河方、塚本、土川、中西、中村、西村、平石、深田、松田、柳井富美枝、山岡正弘、渡辺、相談役に柳田、会計監査に小川と寺田を選出した。難病相談員二九名を選任して、滋賀県身体障害者相談員一〇名と相談活動の充実に努めた。午後の第二部は滋賀県立成人病センター次長、滋賀県立成人病センター健康管理局長、滋賀県健康福祉部技監の塩榮夫の「今日の難病問題」と題した講演があった。

滋賀県健康対策課の前田課長は、総会挨拶で「私としてはあまり難病という言葉は使いたくない。難病の福祉、保健施策は遅れている。地域保健法[3]のなかに難病が位置づけられ、QOLの向上など国の方向性が打ち出された。県としても、難病連の事務所の設置や専門医の調査、リーフレットの作成など取り組んできた。今後もみなさんの置かれている実態をもとに対策を講じて行きたい」(『KTKしがなんれん』:8、一九九七年四月)と述べた。前田課長[4]や國松部長は難病施策に積極的になったこの時期に、難病患者や家族に対する独自の考えを形成したのであろう。

相談活動は、総会で各団体に協力を呼びかけて、事務所の相談日を週三日から週五日に拡大した。午前一〇時から午後四時まで理事が交代で事務処理と難病相談に応じた。滋賀県に事務所の賃料年約一七万円を支払った。

さて、膠原病の一つに強皮症[5]がある。鈴木晧代は知的障害児と生活をともにしながら、多くの人に難病に関心を持ってもらおうと活動を続けた。二〇〇〇年七月に亡くなるまで、鈴木は「水たまりに落とした小石の小さな波紋が広がることを信じて、これから先、あと何回外出できるかも分からないけど、少しでも動ける間の自分の課題にしたい」と難病対策の早期確立を要望する署名活動を続けた。鈴木は『KTKしがなんれん』に「保健所難病相談会に参加して」と題して投稿した中で自らの生きる姿を書いた。

それが仕事を辞めて「私は病気なのだ」と視点を変えてみたら、私は入院してベッドに寝たきりではなくて、まだまだ出来ることがいっぱい有ったのです。ゆっくりなら家の中で歩くことも出来る、水分の多い物の方が食べやすいからと簡単な炊事もできる、車のところまで行くのは苦しいけど車に乗ってしまえば病院にも酸素を使って一人で行ける、帰りに小さいものなら買い物もできると、数えきればきりがないほどできることがあってすっかり気持ちが楽になり、ストレスから解放されました。（鈴木 1997: 15）。

一九九五年四月、鈴木は呼吸機能障害で障害者手帳1級を受給し、一九九六年三月に一三年間勤めた障害者施設を退職した。鈴木は「頑張ろうと自分を叱咤激励するよりも、これからは今まで頑張ってきたぶんこの身体をいたわって、ゆっくり暮らしてみたい」（『ＫＴＫしがなんれん』: 18-19、一九九七年四月）と言う。秋から春にかけて国会請願署名を取り組む時期になると、鈴木が携帯用酸素ボンベを引きながら、信楽健康まつり会場で署名を訴えた姿が話題になった。

第7節　難病医療患者負担導入問題（一九九七年度総会〜一九九八年度総会）

一九九七年四月二七日、第一四回総会は滋賀県立長寿センターにて、一〇団体八四名で開かれ、会長に芝、副会長に山岡と柳井、奥村、事務局長に森、会計に葛城、理事に安達、浅野和三、小川、木村五郎、土田、寺田、中西、中村、西村、西脇淳司、林清子、平石、深田、福里陽子、松田、柳井富美枝、渡辺、筆者、会計監査に岩佐、大島を選出した。午後の第二部は日本栄養士会監事管理栄養士の吉野節子の「健康は食事から」と題した講演があった。

一九九八年四月四日、『ＫＴＫしがなんれん』は、「医療保険制度が改悪[6]され、薬剤費患者負担上乗せも導入され、二倍、三倍に増えました。『もう病院へは行けない』『薬を減らして』という患者が増え、お金がなければ医療が受けられない事態」（『ＫＴＫしがなんれん』：14、一九九八年四月）と述べた。五月一日、患者負担と重症度基準[7]の導入が決められた。難病対策の見直しについて、『ＫＴＫしがなんれん』は次のように述べている。

九月八日、公衆衛生審議会成人病難病対策部会難病対策専門委員会は『今後の難病対策の具体的方向について』の報告書をまとめました。昭和四七年度より始まった国の難病対策の存在は、今日まで二五年間、多くの難病患者と家族の療養生活を大きく支えてきました。特に、特定疾患患者治療研究事業は、一生治らないと絶望していた患者に生きる希望を与え、その公費負担制度によって、病気により職を失うなど経済的困難を強いられる患者・家族を、治療を受け続けることができるように助けてきました。

しかし、この報告書では、難病医療費の一部患者負担導入を提案しています。他にも対象患者の見直しや重症度基準の導入も検討されています。一方、難病対策を拡大するという事業の内容は、拡大するためのはっきりした具体策のないまま、都道府県や市町村が実施主体となっているものでは、取り組みすら難しい、名前だけの事業になっています。私たちに必要なのは利用できる福祉施策です。何の受け皿もないまま、唯一の救いである公費負担制度の後退は許せません。（『ＫＴＫしがなんれん』：14、一九九八年四月）

政府の動きについて、大津市のＴ・Ｏさんは『ＫＴＫしがなんれん』に投書した。

このように難病患者の実態とかけ離れたところでの、要するに財政上の切捨てにしかすぎない難病治療費の自己負担導入には断固反対します。患者の長年にわたる苦しみの一かけらも知らないような厚生省の役人たちに、難病対策の抜本見直しなど語る権利はありません。是非とも公費負担の継続、一層の病態把握、研究推進をして生活支援を訴えるべくお願いいたします。署名、抗議行動など私でできることがありましたら、幾らでもお手伝いしたいと思っています。何でもお申し付けください。（『ＫＴＫしがなんれん』：16、一九九八年四月）。

八月、滋賀難病連は小泉純一郎厚生大臣、衆参両院厚生委員長、難病対策専門委員会委員長宛の抗議大ハガキ運動を全国の仲間と取り組んだ。医療保険制度後退反対ポスターは滋賀県医師会七〇〇枚、滋賀県病院協会一二〇枚、県下各保健所一八枚、県市町村社会福祉協議会一一〇枚が掲示された。一一月一五日から一六日、滋賀から一六名が「ＪＰＣ全国患者・家族inおおさか」に参加し、各地の運動を強める決意をした。一二月、滋賀県議会に、特定疾患医療費公費負担制度など総合的難病対策の推進に関する意見書を政府に提出するように働きかけた。一二月一八日に採択され、同日に、橋本龍太郎内閣総理大臣、三塚博大蔵大臣、小泉厚生大臣宛に提出された。その後、ＪＰＣや全難連、その他五七団体で構成する難病対策の拡充を求める懇談会は、難病対策の後退に反対して拡充強化を求めて国会議員への要請行動や各地の地方議会で意見書が採択された。

大津保健所の難病担当一年目の保健婦である坪田祐子は、保健所での患者・家族交流会に取り組んだ。保健婦として、患者や家族が交流会を通じて変化する姿を捉えている。

みなさん、はじめまして。

私は、平成九年四月から大津保健所で難病の担当をしている保健婦です。

難病担当として最初に手がけた事業でもある難病交流会での出会いを通しての感想を聞いてください。

Nさんは、パーキンソン病になって約八年。若い頃より畑仕事を一生懸命にされていましたが、この病気になって今では車椅子が中心の生活をされています。病気が進行して畑まで歩いていくことができなくなり、はじめは畑を止めることになっていたそうです。けれども、Nさんは「畑が心配」と畑が気になって、家族に内緒で何度も一人で畑を見に行こうとしたそうです。そんなNさんの気持ちを知って、畑仕事ができるようにお嫁さんの協力が得られるようになりました。いまはお嫁さんに見守られて畑まで一人で歩いていき、お嫁さんの手作りレインコートを着て座ったりいざったりして体中泥だらけになりながら草むしりに励んでいるそうです。

Nさんがこの交流会へ参加することになったきっかけは、最近Nさんと同年代の知人が亡くなり、好きな畑仕事にも行けなくなるほど落ち込まれて、お嫁さんが心配して「交流会へ行こう」とすすめてくれたそうです。

そして、交流会では、「楽しく生きるために今したいことは何か」というテーマで話し合いました。話し合いの中で、Nさんは、「私は、畑が夢」、「目標は畑（畑をすること、外に出るときは車椅子が必要だけれど裏の畑なら一人で歩いて行ける）」と大きな声で皆さんに話されました。

お嫁さんに聞くと、当日まで人前に行きたくないと話しておられたそうですが、交流会で同じ病気の同じ年代の方に会い、「気分が落ち込んでいたのが大分と気持ちが軽くなった、来てよかった」とNさんが泣いて喜んでくれたそうです。

交流会より数日後に、お嫁さんから、「Nさんは元気に畑にリハビリに行っています」、「私も交流会で他の介護している家族と情報交換することができて、楽しかったし、Nさん元気になったので参加してよかった」と電話を貰いました。

私にとって、このNさん家族との出会いは、人間にとって自分らしく生きることのすばらしさ、病気のハンディがあってもやりたいことの具体的な目標や希望を持つことは、本当に大事なことなんだなあと改めて教えてもらいました。

人が「生きる」と言うことは、一人で生きることでなく、人と人が支えあい、寄り添う中でともに生きることであり、お互いの存在を認め合う中で思いやりも生まれてくるのだと改めて知ることができました。

学ぶことの多い難病担当一年目の私ですが、人との出会いを大切に一生懸命頑張っていきたいと思います。皆さんにお会いするのを楽しみにしています。特定疾患の申請のときなど、お気軽に声をかけてください。

（坪田 1998: 33-34）


一九九七年度の役員会は八疾病の患者と家族二四名で構成している。不安定な潰瘍性大腸炎のN理事、直射日光を避ける膠原病のM理事やY理事、緊張で会話が困難になる筋無力症のK理事、大衆浴場に入室を断られた神経線維腫症のO理事、街頭署名のボールペンが握れないF理事など、病気と付き合いながら活動を続けてきた。滋賀難病連の活動は年中行事を消化するように淡々と進められる。五月の総会、八月から九月の要望書提出、一〇月の街頭署名行動、三月の回答書の受け取りの繰り返しである。難病患者運動は静かな運動である。しかし、それこそが難病患者運動の実態である。

第8節　おわりに

滋賀県の難病対策は、健康福祉部長の方針が影響している。一九九三年三月、前川部長は滋賀県難病対策検討委員会の報告の方針に沿って取り組むと回答した。一九九五年三月、國松部長は滋賀難病連の活動補助金を大幅に増額した。一九九六年三月、西堀部長は滋賀県立心身障害児総合療育センターに事務所設置を認めた[8]。

一九九三年七月、公衆衛生審議会成人病難病対策部会の専門委員会が一四回にわたる審議を行い、一九九四年七月一八日に中間報告が取りまとめられた。JPCは中間報告への見解を発表した。JPCは対象疾患の選定方法を見直すという中間報告に「疾患の範囲を明確にすることに関しては慎重であるべき」としている。JPCは基本的方向の「稀少性」に対して「単純に稀少性を強調するのは現状では受け入れがたい」（『JPCの仲間』45: 4、一九九四年一〇月）としている。また「難病対策の法制化の検討」に「法制化によって新たな線引きが行われ、枠組みが固定化し、新たな谷間の谷間を作り出すおそれの大きなものであることを指摘しておかなければならない」[9]と述べて「北欧における生活支援法、アメリカのリハビリテーション法、ＡＤＡ法などのような総合的な法制化の検討が必要である」と見解を述べる（『ＪＰＣの仲間』45: 4、一九九四年一〇月）。一九九五年一二月二七日、最終報告が出され、調査研究事業対象疾患の選定基準の希少性はおおむね五万人未満として、治療研究事業の対象疾患選定基準は結論に至らなかった。

次章では、滋賀県との関係が困難な状況にあった時期の滋賀難病連の静かな運動を述べる。

■注

1　國松は一九九三年四月から一九九六年七月まで健康福祉部長、一九九六年八月から総務部長、一九九八年七月から二〇〇六年七月まで滋賀県知事を務めている。

2　滋賀県からの活動補助金は、滋賀難病連の結成の翌一九八五年度から三〇万円、一九八九年度から五〇万円、一九九四年度から九〇万円が交付された。

3　難病は地域保健法に保健所の業務と明記されている。

4　一九九〇年三月、前田課長は滋賀県難病対策検討委員会の委員。

5　強皮症には全身性強皮症と限局性強皮症がある。全身性強皮症は皮膚や内臓の硬化あるいは繊維化が特徴である。（難病情報センター 1996）

6　一九九七年九月一日からサラリーマン等の被用者保険の本人負担が一割から二割に、高齢者の入院時、通院時の自己負担の引き上げ、薬剤負担の引き上げなど一連の医療保険制度が改正された。

7　全難連とＪＰＣは、難病対策専門委員会報告に対し、共同アピールで、特定疾患治療研究事業の一部患者負担や重症度基準導入に反対したが、一九九八年五月一日から実施された。

8　滋賀難病連会長の柳田が滋賀銀行幹部であったことも、滋賀県の対応に若干の影響があったのではと推測される。

9　一九八〇年、伊藤は身障福祉法改正に対して「今の日本の法律に対する考え方は、制限法であるために、必ず制限条項がついて周り、新たなおちこぼし線引きが行われる」（地域難病連連絡会 1981a: 2）と主張しており、中間報告に対する見解と同一の考えと思われる。

第5章

滋賀難病連の課題と対応

第1節　はじめに

一九八九年、厚生省通知「難病患者地域保健医療推進事業の実施について」が出され、一九九四年に保健所法が地域保健法に改められ、第六条一一号「治療方法が確立していない疾病その他の特殊の疾病により長期に療養を必要とする者の保健に関する事項」と難病対策が保健所の事業として位置付けられた。

一九九五年六月、衆参両議院でJPC加盟団体による総合的な難病対策の早期確立の国会請願が採択された。七月に老人保健福祉審議会中間報告で介護保険構想を答申した。一一月、JPC全国患者・家族集会では、公的介護保障の拡充を目指して介護保険構想への反対を決定した。一二月二七日、公衆衛生審議会成人病難病対策部会の専門委員会は二年半の討議を経て難病対策専門委員会の最終報告を厚生大臣に答申した。厚生省保健医療局長通知は以下のとおりである。

健医発第六三五号
平成一〇年四月九日

各　都道府県知事
　　政令市市長　殿
　　特別区区長

厚生省保健医療局長

難病特別対策推進事業について

難病対策については、現在、平成七年一二月の公衆衛生審議会成人病難病対策部会難病対策専門委員会の報告を踏まえ、保健、医療及び福祉の分野にわたる各種施策を推進しているところであるが、平成九年九月に同専門委員会から難病対策に関する新たな報告（「今後の難病対策の具体的方向について」）がなされ、その中で重症難病患者対策に関する具体的な施策が提言されたことを受け、今般、別紙「難病特別対策推進事業実施要綱」により、重症難病患者入院施設確保事業及び難病患者地域支援対策推進事業を創設し、平成一〇年度から実施することとしたので通知する。

ついては、本事業の趣旨を十分御理解のうえ、関係方面の協力を得ながら、本事業の推進に積極的に取り組まれるよう特段の御配慮をお願いする。なお、平成元年八月四日健医発第九五〇号保健医療局長通知「難病患者地域保健医療推進事業の実施について」は、廃止する。

一九九八年四月九日、厚生省保健医療局長通知「難病特別対策推進事業について」を各都道府県知事宛に出した。難病相談に在宅の療養相談や病院や施設への入院入所の相談も含まれた。それらの相談には限られた難病施策のなかでの対応でしかなかった。一九九八年、厚生省保健医療局長通知健医発第六三五号で各都道府県知事、政令市長、特別区長宛「難病特別対策推進事業実施要綱」が出された。

一九九八年五月一日から重症患者を除く特定疾患患者は、入院月一万四〇〇〇円、外来患者からは一医療機関につき二〇〇〇円（一回につき一〇〇〇円を限度に、月二回まで）を限度に患者負担を徴収されることとなった。

一九九八年、滋賀県は「県民の社会貢献活動促進のための基本的な考え方」（以下、「基本的な考え方」）で「協働」を位置付けた（阿部 2011）。そこでの協働とは「共通の目的の実現のためにそれぞれが自らの役割を自覚し、ともに考え、ともに汗を流して取り組んでいくことであり、参加者の理解を促し、お互いが主体的に関わりを持って事業を進めること」（http://www.pref.shiga.lg.jp/c/katsudo/kyodonet/about/kangaekata/index.html' 2017.3.12）であるとした。

二〇〇〇年四月、滋賀県は滋賀県難病対策推進協議会設置要綱を定めた。滋賀県難病対策推進協議会は同年六月、二〇〇一年三月、二〇〇二年二月に開催された以後、二〇〇九年三月まで開かれていない。

滋賀難病連は毎年秋に知事宛に要望書を提出してきた。滋賀県は年度末に関係課の職員を集め要望書に対する回答を文書でしていた。しかし、二〇〇一年三月、健康対策課は「今年度から健康対策課で対応」

と回答した。

二〇〇四年九月の要望書「滋賀県における難病対策基本計画の策定」には、二〇〇五年三月二四日「基本計画の策定に努めたい」との文書回答があった。翌年度、同じ要望に対して、二〇〇六年三月二四日の回答は「難病のみの基本計画をただちに策定することは困難」となった。二〇〇七年三月の回答は「難病対策の基本計画を直ちに策定することは難しい」と変化する。

本章では、一九九八年を境にした滋賀難病連に対する滋賀県行政の対応や回答の変化を明確にする。第一五回総会から二〇〇八年三月三一日までの特筆すべき内容を述べる。

第2節　滋賀腎協の撤退（一九九八年度総会～一九九九年度総会）

一九九八年四月二六日、第一五回総会は滋賀県立長寿福祉センターにて、一〇団体七九名で開催された。会長に芝、副会長に木村と大島、事務局長に森、会計に葛城、理事に安達、浅野、小川、岡高徳、嶽山ひさゑ、土川、寺田、中西、中村、西村、西脇、林、平石、深田、柳井、渡辺、筆者、会計監査に岩佐と奥村を選出した。滋賀県健康対策課長の前田は自らの病と闘いながら難病患者の療養環境の改善に努めてきた。前田は総会の来賓として次の挨拶をした。自らの病と闘う前田の気持ちがにじみ出る挨拶だ。

今月、入院していて、非常に悪い状態にまでなった。皆さんの難病で苦しんでおられる気持ちをこれまでも自分なりに分かっていたつもりだったが、このような経験をして、日々生死と闘っておられる皆さんの気持ちが改めて自分の実感として分る思いです。保健・医療・福祉の行政を預かる人間として皆さん方と一緒に頑張っていきたい。微力ながらお手伝いさせていただきたい気持ちで一杯です。（前田 1999: 6）

午後の第二部は筆者が「あなたの老後は安心か？——介護保険制度」と題して講演した。

六月一九日、難病医療費の患者負担導入について、知事選挙立候補予定者の國松善次と谷本善弘に公開質問状を提出した。滋賀県の七保健所で実施された難病相談・交流会事業は積極的に取り組まれた。健康福祉部健康対策課長の勝山和明は次のように語る。

難病対策につきましては、厚生省において昭和四七年一〇月に制定された「難病対策要綱」に基づき、調査研究の推進、医療施設の整備、医療費の自己負担の解消の三つの柱として総合的に推進されてきたところですが、新たに「地域保健医療の推進」、「ＱＯＬ（生活の質）の向上を目指した福祉施策の推進」が加えられ、現在では五本の柱で対策が進められています。このような中、福祉施策の推進として「難病患者等居宅生活支援事業」が実施されることとなり、滋賀県においても難病患者の方々等の居宅における療養生活を支援するため、平成九年度より同事業を開始したところです。（勝山 1999: 3）

在宅療養の難病患者にとって難病患者等居宅生活支援事業は待ちに待った事業だけに、全市町村で速やかに取り組まれることを期待していた。八月に実施した患者負担導入に関するアンケートに次のような声があった。

状態の不安定な難病患者に重症と軽症を分けるのが理解できない。

再発したら入院といわれ、家族に迷惑をかけると思うととても心配。

負担が少なくなるように薬を減らしてもらおうと思っている。

仕事の無い私は、病院代が払えない。悪くなっても病院へ行けない。

心療内科などの受診を我慢するしかないかもしれない。

一回一〇〇〇円という金額が、堪える人には堪えることを分かって欲しい。

重症認定が遅れ、受診した分は一時払いとなる。病人には大きな負担。

収入の無い患者は生活費も医療費も家族に負担してもらわなければならないのが辛い。（『ＫＴＫしがなんれん』：13、一九九九年二月）

一一月一四日から一五日、高知県で開催したＪＰＣ全国交流集会で、一九九九年度での「二一世紀をめざしてがんばれ難病患者日本一周激励マラソン」の実施を確認した。難病患者や家族を励ましながら、問題を多くの人々に知らせ、四七都道府県知事に面会して要望書を手渡して走破する。通しランナーの澤本和雄、サポートランナーの佐藤真吾、カメラマンの安部重宣が協力した。

一九九九年二月一一日、強皮症の鈴木晧代は「消えた夢と新たな課題」と題した一文を寄せている。鈴木は死の直前まで難病の署名活動に力を尽くした[1]。二〇〇七年七月八日、鈴木は亡くなった。滋賀難病連は署名活動が始まる秋になると、鈴木を思い出し励まされる。

消えた夢と新たな課題

私は昭和四七年信楽学園から始まって近江学園、しゃくなげ園と二三年間施設で保母・生活指導員として仕事をさせて戴きました。その中で二つのことを知りました。一つは障害を持った子どもを養育するお母さんたちの苦労です。多くの病院を訪ね、相談所に行き、おがみやさんまでいった辛い日々の中で、協力して当然の家族、親戚、地域の人々からの無理解による偏見で大変な生活をしておられました。子どもの頃、苛められて育った私でも大人がそんなことをするなんて思いにもよらないことでした。もう一つは重度の人は進路決めるとき、何らかの形で誰かに援助される。でも中軽度の人が自宅や住み込みで就職した場合、児童施設のアフターケアは限度があり、親や頼れる人が亡くなったとき、何年も前に卒業した施設、知っている先生の少なくなった施設には行きにくい。二〇歳を過ぎたら更生相談所へ行くと教えられていても、初めてのところへはいけないで困ってしまうことを知りました。二〇年も前のことです。私もこの人達の生活の場を作りたいと思いました。信楽には民間施設から始められた生活ホームが四つあった頃です。でも、その頃私は病室に就職した子から「お店のシャンプーを買って欲しい」と頼まれても一本一〇〇〇円のシャンプーを買うお金もない生活をしていました。それから一五年経ってやっと土地と頭金だけ出来て、四戸一の小さなアパートを作ったのですが、転勤でこの時はしゃくなげ園に勤めていました。自分の生活のため仕事はやめられず、通勤寮の卒業生に寮のアフターケアで使っていただくようお願いしました。それでも休みの時くらいはケア出来ると思っていたのですが、そのときの秋に発病してしまいました。

この自立アパートは平成八年三月体力の低下で私が退職するまで続け、平成八年四月から生活ホームとして利用してもらっています。

もう一つ夢がありました。それは何時か自分の家が持てたら、一部屋を開放して何時でも誰でもそこに行ってほっとできる所が作りたかった。訓練を受けて社会に出て緊張して仕事をする毎日の生活の中に、あそこに行けば誰かが居る。何も話さなくてもみなの中にいるだけで心の休まる、そんなところが作りたかった。でもこれは進行性の難病にかかり、完全に夢と消えてしまいました。

病気の方ですが、平成二年の秋、一ヶ月の検査入院でも原因は分からず、病名は突発性浮腫、症状は肺水腫として対症療法を続け、平成六年三月に難病の膠原病の中の強皮症（進行性全身性硬化症）と診断されました。膠原病は固体差が大きく強皮症でも進行しないものもありますが、私は進行性でした。「わたしはどうなるのだろう」。本屋の家庭の医学では「極めてゆっくり進行し予後は悪い」と書かれていましたが他の一般的な病気のような詳しいものはありませんでした。県立図書館へ行き、膠原病に関する本を探してもらいました。四冊あってメモして帰り近くの書店に注文しました。一冊は絶版、残りの三冊は一〇年前のもの三年前のものもほとんど内容は同じでした。全身に出る症状は詳しく書かれていても進行の速度は何処にも書かれていません。一人暮しの私は「あと何年働けるのだろう?」病気の苦しさ以上に将来の経済的な不安で眠れない日々を過ごしていました。この間にも体力の低下は確実に進んでいました。膠原病の患者会があることを主治医に教えて戴き同年六月、年に一度の医療講演会・相談会に行きました。一〇〇人以上集まった会で他の人は皆私より元気そうに見えました。当然重症の患者さんは出かけられず、ある程度外出可能な人たちだったのですが、その時はそんなことを考える余裕はなく、とにかく入会手続きをしました。後に月に一回のミニ集会（出られる人がそのときの運営委員という会）で、あの日のスタッフ全員が患者で、会場を探し、準備し、先生方にお願いし、こられない会員のためにテープおこしをして手作りの機関誌を作って郵送するといった活動で、情報の少ない病気で悩んでいる患者のために、頑張ってくれていることを知りました。そのなかでも何人かは私の経験したこともないような症状で生死の間をさまよった経験のある人でした。

それまで私は、福祉施設に勤め、仕事上知的障害について知りたければ本を読む、先輩に教えてもらう等方法は幾らもあり、また研修として勤務で給料を貰って、その上交通費まで支給されて勉強をさせてもらいました。またそれぞれの福祉の現場でそこに携わる人々が、私の職場のように当事者でない職員が精一杯取り組んでいると思っていました。ですから、この患者会の難病患者自身が福祉の谷間に苦しんでいる患者のために活動されていることは大きなショックでした。

年に一度のお食事会に初めて行ったとき、一人の女性が「高熱が続いて入院し薬の副作用で精神症状まで出て大変だった。でも入院中や退院直後は大変な病気になったと理解を示してくれていた家族や近所の人達が「いつまでもだらだらしている」と非難するようになった。働きたくても働けない内部疾患は外からは分からなくてつらい」と涙しておられました。難病は原因が分からず、根本的な治療は出来ません。対症療法で症状を軽減しても病気は持ったままなので体力を超えて無理したり、ストレス等ですぐに悪化してしまいます。でも内部疾患は外見上、元気そうに見えることも少なくないのです。その上家族や親戚から難病患者であることを口止めされている人も多いと知りました。二〇年以上前、施設に子供を預けたお母さんたちが経験された偏見と同じです。

私は病気になるまで、テレビ等で難病のことを知ってもその病気の極一部の辛さしか思いやることができず、「大変だけど頑張って」と心のなかでエールを送ることしか出来ませんでした。そしてこれは遠く離れた所のことに感じていたのです。病気になって初めて知りました。難病は原因がわからない。だから予防ができない。いつ誰がかかるか分からない。そして日本の人口に占める割合は確かに低いけれど、上記の偏見によって、理解を求める訴えもできず、福祉の谷間で病気の苦痛に加えて、経済的、精神的に辛い日々を耐えている人が身近なところにおられることを知ったのです。

元気なうちに知ればよかった。そうすればもっと手伝うことが出来たのに…でも、病気の辛さを知ったからこそ出来ること、動きたくても苦しくて動けないこの身体だからこそ出来ることもあると思うのです。

二〇年以上も前に私は池田太郎先生に教えて戴いたことがあります。県職員の新人研修会で先生の講演中に福祉には関係のない職場の人が居眠りをしていました。帰り道でそのことを不服そうに言った私に先生は、「私は何処へ話に行ってもこの中の一人でも心に留めてくれたらいいと思って話すのですよ。その人が帰って誰かに話してくれたら広がっていくでしょう」と言われたのです。私は、全国に講演に廻られるこの偉大な先生が、こんな思いで障害者への理解を広めておられたことを知って心をうたれました。

最近よく似たことをマザー・テレサの言葉でも聞きました。すべての数は一から始まるという意味で、「困っている人は何万人も何十万人もいるのです。私たちに何ができるでしょう」と言った役人に対してマザー・テレサは「その数も最初は一でしょう。最初の一人を助けたことから、今の私があるのですよ」と言われたそうです。どんな大きな数でもまず一から始めましょうということでした。

私たち患者会は毎年、難病対策の早期確立を要望して署名運動を行っています。この偏見の中にいる人たちはとても口にすることは出来ませんが、幸い、私は福祉の職場で仕事をしてきました。私の周りの人達は思いやりのある暖かい心の人ばかりです。この人達が動けなくなりつつある私に力を貸してくれています。この身体で出来ること…

それは一人でも多くの人に難病に関心を持ってもらうこと…病気で体力のなくなった私にはこれしか出来ませんが、水たまりに落とした小石の小さな波紋が広がることを信じて、これから先、あと何回外出できるかも分からないけれど、少しでも動ける間の自分の課題にしたいと思います。（鈴木 1999: 52-54）

鈴木は死の直前まで難病啓発活動を続けて一年半後に逝去した。鈴木の活動は滋賀難病連の役員を励まし、逆に鈴木は難病患者運動が心の支えだったと思われる。滋賀難病連の日々の運営は患者本人であるだけに互いに身体を労わってきた。

一九九九年度から滋賀腎協の滋賀難病連の会費が納入されなくなった。滋賀難病連への役員の派遣もなくなった。一九九八年度から二〇〇二年度まで、滋賀腎協会長を務めた小川巌に、一九九九年度以降、滋賀腎協が滋賀難病連の活動に参加していない理由を尋ねた。小川は「多くの腎臓病患者は障害者手帳を交付されるが、ほかの難病患者は障害者手帳を交付されない患者も多い。法律も異なるので別々の活動が良いと考えた」と語った（二〇一〇年八月一〇日インタビュー）。一九八四年の滋賀難病連の結成時から数年間の滋賀腎協は、財政面でも運営面でも大きな役割を果たした。

次の表は年度ごとの会員数、滋賀難病連会費、国会請願署名筆数、国会請願募金の実績の一部である。（　）内は腎協分である。

年度	会員数（内腎協）	会費（内腎協）	国会請願署名筆数（内腎協）	国会請願募金（内腎協）
1984	565（407）	70,100（50,000）	6,727（4,030）	498,757（301,200）
1987		182,300（120,000）	9,901（4,417）	384,591（228,500）
1989	1,060（810）	269,700（195,000）	10,763（5,379）	484,352（200,000）
1990	1,318（810）		9,031（4,193）	338,557（108,000）
1994	（1,030）	265,500（150,000）	11,197（6,765）	276,204（50,000）
1999		130,000（　　0）	（8,462）	（　　0）

＊空白は資料がなく未記入

滋賀難病連が結成された一九八四年度の腎協が占める割合は「会員」は七割強、他の項目は六割を占めている。現在、滋賀腎協の会費や国会請願募金の納入はないが、請願署名簿は滋賀難病連を通じてＪＰＡに送付されている。滋賀難病連の組織人数に滋賀腎協は含まれるが、総会構成人数には入っていない。滋賀腎協にすれば専従職員を置き自主的な活動を続けており、今更滋賀難病連に会費まで出して一緒に活動を続ける必要があるとは思えないと判断したものと思われる。

二〇〇五年八月一八日午後六時四〇分、筆者宅の留守番電話に、元滋賀難病連会長の柳田の声で、「自宅に電話が欲しい」と吹き込まれていた。森理事長に連絡の上柳田に電話をした。内容はおおよそ次のようなものだった。

今日上田会長と私で厚生部井上次長と障害自立支援課長、健康推進課岡本補佐、岩本保健師に出会い難病相談支援センターについて話し、そこに入れてほしいと依頼した。県は国の予算がつくかどうか分からないが、事務的にはすすめるつもりだ。難病連さんと話したらと言われた。県腎協は今入っている大津市障害者センターから出なければならない事情、県の組織が市の建物に入っている矛盾、また指定管理者制度の導入などがある。以前話していたように難病相談支援センターは厚生会館の四階国保連合会の跡になると県はいっていた。この機会にもとのように一緒になってやりたい。ついては、上田会長と森理事長、私、葛城さんとで一度会って話をしたい。

筆者からは森理事長とも相談してみますと返事をした。

筆者は森、駒阪に電話。中西には留守番電話に難病相談支援センターの件で連絡したいと吹き込んだ。

柳田からの申し出により、九月八日（木）一三時半〜一四時半、大津市障害者福祉センターで、滋賀腎協会長上田、滋賀腎協相談役柳田、滋賀難病連理事長森、滋賀難病連常務理事筆者の四人で話し合い、次の四点を確認した。①大きな団体も小さな団体も対等平等に扱う。②腎協は内部障害者だから内部障害者の組織を造るという考えがあるのかないのかという質問に対し、「国会の付帯決議がなされた時点から、その考えはない。弱い立場に置かれたものを中心に考えていくのが大切」との趣旨の発言が柳田からあった。③県腎協が井上県健康福祉部次長と会ったとき、次長が言っていた〝検討会設置〟について、九月一四日の部長との話し合いで設置方申し入れる。④以後の県腎協と難病連の具体的な話し合いは、柳田を除いて現在の役員でやる（柳田の発言を確認）。

その後引き続いて開かれた滋賀難病連理事会では、次の内容が確認された。

・話し合いは、柳田を除いて腎協の人数に合わせて、難連から同数役員を出す。
・9／8の確認を踏まえ、会費の問題、場所の問題等、大きな団体も小さな団体も同等の立場であることを基礎にして話し合いに出席する。
・この件は難病相談支援センターと、難病連の場所を県から提供してもらうこととは別である。

・難病連が借用した中から腎協に貸すという方式になるのではないか。
・思いはいろいろあるが、統一できたら望ましい、それを基本に話し合いに臨む。
・会費については、出ていく数年間逓減方式で支払われていたが、人数分×三〇〇円を負担するのが基本である。
・県の難病相談支援センター検討委員会に、難連の一員として腎協も含めて入りたい意向である。
・腎協との具体的な話し合いに参加する理事は、腎協が二人なら森、葛城勝代、三人なら筆者が入る。

二〇〇六年二月八日（水）一〇時～一一時半、大津市障害者福祉センターで、滋賀腎協会長上田、滋賀難病連理事長森、滋賀難病連理事葛城勝代で話し合われた。主な内容は次の通り。

・難連、腎協の思いを話し合い、以前一緒に活動していたように、難病連と腎協は共に協力し合っていくという方向性を確認し合った。腎協の活動も大変忙しく、現状だけでも精一杯なので、すぐに何もかも共に協力、行動していけるかどうか分からないが、できることから協力していきたいとのこと。
・できれば一八年度より上田会長に理事として入っていただき、繋がりを持つ。
・会費について、腎協の会員は一六〇〇人。通常のひとり三〇〇円という会費は捻出できない。腎協も新事務所に多額の賃借料が必要となることから、一〇万円程度でという話が出たが、他団体との釣り合いもあり、せめて以前提案のあった金額でそれぞれの役員会にかけてみてはどうか。一人当たり一〇〇円くらいでとの話になり、「腎協からの会費は現会員数で年間一五～一六万円程度。腎協は事務所が別ということもあり、事務所運営費は発生しない」という線で理事会に諮ってみることにする。

・「しがなんれん」機関誌については、腎協分として役員の六〇冊だけでよい。（今年度は急なお願いでしたが、腎協より寄付金として一〇万円をいただきました）

・腎協が正式に構成人員となれば、総会の成立に五分の一の出席・委任状が必要となり、委任状の回収が困難。例えば、腎協には三四の病院があるが、病院会の会長の代表委任でどうか？　それぞれの病院会で名簿を作り、病院会を代表してそこに病院会の会長がそれぞれ委任状に記入し印鑑を押す、という方法はどうか。ＮＰＯ法人総会として認められる方法を検討していく。

以上、それぞれの会に諮り検討していく。

このような経過があったものの結論が出ないままに柳田も上田も故人となった。現状の滋賀腎協と滋賀難病連の関係は、年間二万円が滋賀腎協から滋賀難病連に会費として納入され、国会請願署名簿は滋賀難病連を通じてＪＰＡに提出されている以外に共通する行動はない。

第3節　難病患者激励マラソンと事務所の土日使用（一九九九年度総会～二〇〇〇年度総会）

一九九九年四月二九日、第一六回総会は滋賀県立障害者福祉センターにて、一〇団体四四名で開催された。会長に大島、副会長に中西と森、事務局長に筆者、事務局次長に安達、会計に葛城、理事に浅野、嶽山、土川、寺田、中村、西村、林、平石、深田、柳井、渡辺、会計監査に奥村と松田を選出した。午後の第二部は滋賀県健康福祉部レイカディア推進課介護保険準備室長補佐の橋本澄男の講演「介護保険制度について」であった。総会参加人数の大幅な減少は滋賀腎協の不参加による。

滋賀難病連は難病啓発を目標に実行委員会を組織して、「頑張れ難病患者日本一周激励マラソン」に取り組んだ。資金収集、関係機関との協議、コース選定、広報に分かれて、何回も話し合って準備を進めた。七月二五日、北海道を出発した一行は、九月一七日に滋賀県に入った。九月二〇日、滋賀県庁玄関前広場に難病患者や家族、市民八〇名、國松知事が出迎えるなか、元気に姿を見せ、参加者や知事から激励を受け、京都府に引き継いだ。一一月二九日、澤本らは一二八日間全国六二〇〇キロを走破して東京都に到着した。JPC全国交流集会に集まった二五〇名の難病患者や家族、支援者が厚生省前で出迎えた[2]。

一九九六年四月から滋賀県立心身障害児総合療育センターに部屋を借用できたが、土日は使用できないために困っていた。一九九九年五月三〇日、国会請願行動に参加した葛城と平石は滋賀県選出の国会議員を回って請願書の紹介議員の依頼をした。岩永峰一衆議院議員に直接会うことができたので事務所の使用状況を話した。岩永はその場から滋賀県に連絡してくれた。その後、滋賀県と話し合い、七月から使用が可能となった。

私たちが強く要望していた事務所、会議室の土日使用が許可されました。各加盟団体の活動も集会のできる拠点がなければ、しっかりしたものは生まれません。一人では出かけることができない人や、平日は仕事があるが、ボランティアで難病活動に参加している人々で運営が行われています。土日に集うことができる

ようになり、ようやく活動も落ち着いてきました。（『KTKしがなんれん』：9、二〇〇〇年二月）

公的機関に事務所を設けて、理事が交代で難病相談や事務処理を行い、土日に滋賀難病連の理事会や各患者会の役員会が開催できるようになった。

第4節　NPO法人取得に向けた学習（二〇〇〇年度総会～二〇〇一年度総会）

二〇〇〇年度は滋賀難病連のNPO法人取得が重要な議題となった年度である。三月一一日、筆者は役員会で滋賀難病連の特定非営利活動法人（以下、NPO法人）化を提案した。滋賀難病連の結成から一六年が経ち、県民にも難病が徐々に知られるようになってきたが、金融機関の名義や電話やインターネットの加入が個人名では不自然と考えていた。法人格取得による市民や行政との信頼関係の構築も考えた。一部の役員からは賛意が表明され、事務局に入ってもよいとの申し出もあった。四月八日、役員会でNPO法人と介護保険について話し合った。

四月二六日、滋賀県は国からの通知を受けて滋賀県難病対策推進協議会設置要綱を制定した。協議会設置要綱第二条は、難病特別対策推進事業、その他必要な事項を協議すると定めた。八月に難病対策推進事業に関する検討会を設置した。難病対策推進事業に関する検討会は、保健所の保健婦と健康対策課の職員で構成され、二〇〇一年三月、報告書が出された。

四月三〇日、第一七回総会は滋賀県立障害者福祉センターにて、一〇団体六一名で開催された。会長に大島、副会長中西と森、事務局長に筆者、事務局次長に安達、会計に葛城、理事に浅野、川崎妙子、岸見、嶽山、土川、寺田、中村、西村、林、平井、平石、深田、柳井、会計監査に奥村と松田を選出した。午後の第二部は３Ｂ体操公認指導者、日本レクリエーション協会レクコーディネーターの岸見明子の「治癒力を高める運動講座」であった。大島会長は総会議案書で以下のように述べた。

私たち難病患者にとっては、病気を理由に仕事を追われたり、結婚における障害等々偏見や差別は後を絶ちません。私たちにとって今必要なことは、医療の充実もさることながら、病気をもちながらも充実した社会生活が送れるよう、真の意味でのＱＯＬの実現、身体的、精神的バリアフリーをめざした運動を推進していくことです。私自身レクリングハウゼン氏病発病以来、疎外感を味わってきました。しかし反面そんなことはないのだと思いたい気持ちも併せて持っていたのではないかと思います。難病を抱えている皆さんも多かれ少なかれ似たような気持ちになるのでないでしょうか。そのため、一人でその思いを抱え込み、耐え忍び、ひたすら「せめてこの病気さえ治れば」と治療法の開発をひたすら待ち望む。患者会を唯一のよりどころとして……そのままでいいものでしょうか。病気を抱えながら日々の生活を楽しむ方法は無いものでしょうか。そのことを考え、問い続けていくことが大切だと思います。(『ＫＴＫしがなんれん』:８、二〇〇一年三月)

続いてＮＰＯ法人取得については、

難病患者の実態をよく理解したヘルパーさんの訪問介護や、看護婦さんの訪問看護、グループホーム、共同作業所等々、夢のような話かもしれませんがしかし、展望を持って進めていきたいと思います。ＮＰＯ法人になることによって、それだけ責任がついて回ることには違いありませんが、社会的信用をえることにもなります。それだけ運動の輪を広げることが可能になってくると思います。（『ＫＴＫしがなんれん』：9-10、二〇〇一年三月）

と提案し、議案は満場一致で承認された。

五月二一日、役員会で筆者が講師となりＮＰＯ法人化と介護保険の事前学習をした。滋賀難病連がＮＰＯ法人を取る意味、今後の方向性などが話し合われた。六月一七日、淡海ネットワークセンター[3]から阿部圭宏を講師に迎え学習会を持った。一一月二六日、役員会でＮＰＯ法人申請と定款を審議したが、しばらく時間が必要との意見もあった。

二〇〇一年一月、役員会でＮＰＯ法人設立、ヘルパー派遣事業やお助けマン事業、共同作業所の開設の検討を決定した。三月の役員会では、次回総会でのＮＰＯ法人取得の提案を決めた。ヘルパー派遣事業や共同作業所はＮＰＯ法人取得後の事業として検討することにした。

三月一九日、滋賀県知事宛の要望書の回答をした勝山健康対策課長は、難病対策に前向きに取り組む姿勢で、以下のとおり要望に回答した。難病者の雇用は雇用者支援室へ相談、保健婦等の研修に難病連相談員の参加できる配慮、短期入所の促進は事業の状況に注意を払い、市町村や医療施設の事情を伺って調整に努めたいと回答した。滋賀難病連は難病患者等居宅生活支援事業の実施状況調査結果を手渡した。午後からの役員会では「県の対応がよくなった。前を歩くようになった」「県から市町村への分権化で情勢が悪くなるのでは」「広い場所に事務所を」など、県との話し合いの感想が出された。

第5節　NPO法人取得後の作業所と介護事業所の検討
（二〇〇一年度総会～二〇〇二年度総会）

二〇〇一年四月二八日、第一八回総会は大津市民病院九階大会議室にて、一〇団体五六名で開催された。総会で滋賀県にNPO法人認証を申請する議案が承認された。理事長に大島、副理事長に中西と森、常務理事に筆者、理事に安達、葛城、川崎、浅野、奥村、岸見、嶋本洋、鈴木恵美子、寺田、中村、西村、西脇、平石、前田、松田、柳井、監事に土川と林を選出した。午後の第二部は大津市民病院神経内科部長の林理之の講演「神経難病の現状と患者・家族の望む医療とは」であった。

六月、筆者が役員会でNPO法人取得後の新事業について説明した。栗東町[4]との三回の話し合いから作業所認可は早いとの感触を得た。難病患者等居宅生活支援事業のホームヘルプサービス事業の町委託を打診すると「栗東町だけでは取り組みにくい。県や湖南地域を統括する草津保健所に働きかけては」との返答であった。理事会は作業所設立を進めながら、ヘルパー派遣事業は保健所や滋賀県健康対策課に働きかけることにした。

七月の理事会ではNPO法人の新事業として、難病患者の共同作業所の開設、難病患者や家族のサロンの開設などが提案され、NPO法人設立準備委員会で進めた。八月二七日、NPO法人が認証され、法人設立登記を行った。九月の役員会で特定非営利活動法人滋賀県難病連絡協議会の設立が報告されると拍手が起こった。共同作業所は栗東町や草津保健所との協議を終えて設立申請や指導員選任、労働条件、必要物品の調達の準備に入った。作業所の開所は二〇〇二年六月ごろが県の意向であった。物品は持ち寄りで賄なった。部屋のバリアフリー改造や設備の資金は県・栗東町・自己資金それぞれ三分の一の負担となった。総額九三万一〇〇〇円で自己資金は三一万一〇〇〇円が必要であった。自己資金には鈴木晧代の寄付金を充て改造できた。

一〇月一五日、来年度に向けた要望書を提出した。狭い事務所の改善に対して、部長から七倍以上広い物件を紹介され、参加者から喜びの声が上がった。

一二月の役員会の議題は作業所の開所に向けた準備である。一月の理事会から指導員に採用予定の藤井美智代（多発性硬化症）と土井智恵（全身性エリテマトーデス）に参加してもらうことになった。開所式の持ち方も意見交換をした。難病患者等のホームヘルプ事業は、共同作業所と同時開設は人的にも財政的にも難しいとの判断から作業所が軌道に乗ってから取り組むことになった。

滋賀県共同作業所設置運営要綱では、作業所は知的障害者、身体障害者、精神障害者と定めており難病患者は対象外である。滋賀難病連は難病患者も受け入れるべきと考えた。共同作業所所長候補として大島理事長、筆者は所長補佐として送迎を担当することを申し合わせた。

役員会後、部長から紹介された栗東町の湖南寮を外から見学した。周りは草ぼうぼうの環境に、県職員と一緒に見てから検討して返事をすることになった。後日、湖南寮は取り壊すので滋賀難病連には貸せないと連絡が入った。

二〇〇二年一月一一日、健康対策課に井上参事と難病担当保健師の奥田万喜を訪ねた。難病連事務所の拡張移転、作業所のサロン兼相談所機能、難病患者等居宅生活支援事業のホームヘルプサービス事業を相談した。作業所については担当課との話し合いを申し入れた。

二月八日、筆者は三月からの難病連事務所での作業所開設の準備を始め、大島は退職後に雇用保険を受給しながら開設準備に従事することを話し合った。同日、筆者は栗東市家庭・障害福祉課課長補佐の水野真知子と面談した。水野から「補助対象は六五歳まで。作業所の基本理念は訓練で一般就労につなぐこと、サロンではない」と指摘された。

二月二六日、指導員予定者である藤井、土井、ボランティアの小林桂子、理事の大島、筆者、安達、多賀弘樹でスタッフ会議を開いた。大島、藤井、土井、安達、多賀は難病患者、小林は身体障害者、筆者は難病患者の家族である。藤井は退職後四月一五日から勤務、ただし勤務時間は一一時から一六時と申し出た。土井は週二回午後の勤務で始めたいと希望を出した。小林は週一回木曜か金曜が良い。当日の総括に「はじめてのスタッフ会議、それぞれ思いを語ってもらえた。利用者が作業所にいる間、藤井か土井のどちらかが作業所にいる体制がとれない。これをどうするかが課題だ」（筆者のノート 2002）とある。

三月一日、大島、筆者、安達で話し合って、申請対象は障害者手帳を持つ六〇歳程度、野洲町と守山市は七〇歳以上が補助対象外であることを確認した。

六月一日の開所目途で四月一日から配置、栗東市のなかよし作業所とパレットの見学を確認した。栗東市からの指摘は、所長は常勤、利用時間は指導員常駐、会計処理の正確化であった。三月二三日、理事スタッフ合同会議を開催した。栗東市から所長が無給はいけないと指摘され、雇用保険を受給している大島を取りやめて所長に筆者を選任した。また、四月二日から九日にかけて、栗東市の難病患者の訪問を確認した。共同作業所設置運営要綱では、作業日、時間は一週四日以上、一日八時間、一週四〇時間未満である。しかし、障害が進行する難病疾病では通院や日内変動で規定が当てはまらないと分かった。

例年、要望書に対する県の回答は三月上旬に関係課の説明を受けて行われていた。三月が過ぎても健康対策課から何の音沙汰もなかった。問い合わせると、今年度から健康対策課だけで対応したいと返答があった。知事宛の要望書は予算編成作業に取りかかる九月頃に提出して、年度末に関係課からの説明とともに部長名の文書回答を受けてきた。難病窓口である健康対策課だけの対応との話は、年度末の繁忙期に関係課から改善要望があったと考えられる。三月二六日、大島理事長ほか五名が健康対策課に抗議に出向き、次の三点が確認された。①今回は申し訳ない。今後このようなことはないようにする。②二〇〇二年度は互いに相談して良くする。③今年度は三月二九日午後四時から実施する。

三月二九日、健康対策課、交通対策課、レイカディア推進課[5]の出席のもとに回答書が出され、二時間余り意見交換を行った。健康対策課難病担当係長を兼務する井上守参事から、広い事務所は前向きに探すとの話があった。

第6節　難病患者の作業所「しがなんれん作業所」の開設

（二〇〇二年度総会～二〇〇三年度総会）

二〇〇二年四月二三日、筆者は栗東市の水野、大田と面談した。福祉職場の最低賃金一時間七〇〇円の保障、就業規則・給与規定・経理規定・通所者一覧表・職員一覧表（有償ボランティア含む）の作成、整備計画（段差解消、手すりの設置）、備品整備計画（動力ミシン・パソコン・アイロン）の立案などを話し合った。

四月二七日、第一九回総会は栗東市ウィングプラザにて、一〇団体四四名で開催された。理事長に大島、副理事長に中西と森、常務理事に筆者、理事に安達、葛城、川崎、浅野、奥村、岸見、嶋本、鈴木、多賀、嶽山、寺田、中村、西村、松田、監事に土川と林を選出した。午後の第二部は共同作業所全国連絡会理事長の立岡晄の講演「障害者が輝く作業所づくり」であった。

総会では、六月開所予定の難病患者による難病患者のための作業所や難病対策を淡海障害者プランにきちんと位置づけること、難病患者も共同作業所に通所できるように要綱改正することを強く滋賀県に働きかけることが話し合われた。

六月一日、NPO法人滋賀難病連が運営する重症難病患者にも働く場を保障する共同作業所、しがなんれん作業所が開所した。通所者は、脊髄小脳変性症、悪性関節リウマチ、脊髄空洞症、パーキンソン病、重症筋無力症、スモン、広範脊柱管狭窄症、心不全、脳梗塞など一四名で、内一二名の送迎が必要であった。県市の補助対象者は一〇名、四名は滋賀県障害者共同作業所設置運営要綱の利用者に該当しない。障害者手帳がない難病患者は障害者に位置づけられないし、七〇歳以上は対象でない。難病患者でも高齢者でも働く意欲のある難病患者を対象にと県や自治体に働きかけた。栗東市治田公民館を借りて開所式が行われた。一作業所の開所式にもかかわらず、國松知事や栗東市の助役など関係職員の大勢の参加に驚かされた。一張羅を着た通所者や家族、この日を待っていた難病患者が会場を埋めた。報道関係者のカメラが光るなか、通所者を代表して挨拶した野田妙子は喜びと期待をこめて「ありがとう」と語った。

滋賀県では月の初めに知事が職員に知事談話を庁内放送ならびに庁外職場に印刷して配布している。六月三日、國松知事はしがなんれん作業所を採り上げて次のように語った。

みなさんおはようございます。六月が始まる一昨日、一日二つの素晴らしいスタートがありました。一つは、「しがなんれん作業所」の開所式です。この「しがなんれん作業所」というのは、県内の難病患者や家族でつくられている「滋賀県難病連絡協議会」がNPO法人をつくって設置主体となり、運営されるという共同作業所です。難病患者による共同作業所というのは全国でも初めてですから、まさに画期的なスタートです。

難病というのは、病気の原因が分からない、治療方法がない、病状が固定しないという病気です。従って、難病患者の多くは、定職に就くことができないなど、日常生活には家族ともども大変な苦労があります。にもかかわらず、一部の方を除いて障害者には認定されていないのが現状です。いわば施策のすき間にあるという状態で、私も健康福祉部長時代から、どうしたらよいのか、頭を悩ませていたテーマでした。

その難病患者と家族が普通の生活ができる社会をめざそうと、自ら立ち上がり、「一人ぼっちの患者をなくそう」ということを合言葉に活動をすすめてこられたのが難病連絡協議会でした。それも、単に要望活動をするのではなく、「自分たちにも出来ることで社会参加を果たしたい」ということで、三年前から共同作業所の開設に取り組んでこられました。それが、ESCAP・アジア太平洋障害者十年最終年政府間会議が開かれる今年、滋賀県で実現したのです。

この作業所は、栗東のマンションの一室で開設され、一〇人の難病患者が働かれるそうです。開所式に参加している皆さんのそれぞれの笑顔、そしてまた代表のみなさんから「ありがとう」と言われて、思わず胸が熱くなりました。ずっと解けなかった問題に一つの答えを出していただいたのですから、お礼を言わなければならないのはこちらのほうと思いました。(國松 2003: 1)。

國松知事は健康福祉部長在任中、補助金の大幅増額や滋賀難病連事務所の公的機関内の設置などに取り組み、難病患者対策で悩んだ様子が伺える。

九月五日、國松知事に滋賀県の障害者プランに難病対策を位置づけること、難病患者も作業所に通所できることを直訴した。九月一〇日、宮村統雄健康福祉部長ほか九名、滋賀難病連一五名が出席して要望書を手渡して交渉した。九月二〇日、滋賀県障害福祉課から障害者プラン策定委員会のヒアリングの参加要請を受けて、大島理事長、中西副理事長、森副理事長が参加した。難病対策全般にわたって強く要望した。一二月二〇日、大島理事長ほか四名が滋賀県議会議長に会い、難病患者の療養実態を話し、障害者プランに難病対策を位置づけること、難病患者も作業所に通所できることを陳情した。

特定疾患治療研究費の都道府県負担は、特定疾患治療研究事業実施要綱で二分の一と定められている。二〇〇二年度の滋賀県の超過負担額は一億一五三六万七〇〇〇円、国の交付率は六一・七三%である。前年度七一・〇%からも交付率は大幅に低下している。

二〇〇三年度から三年間のモデル事業として、滋賀県難病患者共同作業所通所試行事業実施要綱が定められた。五名の難病患者は身体障害や知的障害、精神障害以外でも通所できた。七〇歳以上は対象外だが、守山市、野洲町は単独事業として二分の一の補助金が付くよう改善された。しかし、パーキンソン病や重症筋無力症、リウマチなどの患者は日内変動[6]を起こしやすく、月一〇日程度の通所日数が難しく、補助金カットなどの課題が残る。一定の改善で、守山市や野洲町の七〇歳以上の高齢者は「肩身の狭い思いをしなくてよくなった」と話している。

第7節　難病患者も作業所に――モデル事業実施（二〇〇三年度総会～二〇〇四年度総会）

二〇〇三年四月二七日、第二〇回総会は滋賀県立成人病センター研究所講堂にて、一〇団体五六名で開催された。理事長に大島、副理事長に中西と森、常務理事に筆者、理事に浅野、足助昊子、奥村、葛城、川崎、岸見、嶋本、鈴木、寺田、多賀、中村、西村、前田、松田、監事に土川と藤井美智代を選出した。総会はしがなんれん作業所が開所してまもなく一年になる作業所の様子が報告され、新鮮な雰囲気のもとで話し合いができた。翌年九月に滋賀難病連二〇周年を迎える事業などが議論された。午後の第二部は滋賀県立成人病センター医師中村琢治の「特発性拡張型心筋症について」と題した講演が行われた。

六月三日、山崎甚右衛門野洲町長と面談、六月三〇日、山田亘宏守山市長と面談、七月一〇日、國松正一栗東市長と面談、八月一九日、守山市新障害者プラン作成に伴うヒアリング、九月二日、作業所で開催された県政どこでもトークに出席した。九月一七日、大島理事長ら一三名が國松知事宛の要望書を宮村部長ら八名に提出した。難病相談・支援センターの早期実現、滋賀県難病対策推進協議会に滋賀難病連メンバーの参加、難病患者の作業所通所など二六項目を要望した。一〇月一四日、守山市民病院との話し合い、一一月一八日、県健康対策課との話し合いをした。

二〇〇四年二月二一日、開所して一年八月を経過したしがなんれん作業所の通所者、高木カツ子が「生き生きと生きたい」と題する一文を寄せている。

私は結婚して一人息子を出産し、間もなく慢性間接リウマチにかかりました。今は、両膝、両肢関節が人工関節となり、手指足指ともに変形を極めました。それでも今何とかペンを持てるのが救いだと思っています。病歴三七年のベテランです。

子育ての大切な時期に心身共に、リウマチ一色に冒され、何も見えず戸惑うばかりで母性本能に目覚める余裕もないまま母親業をしていたように思えます。

今、ヨチヨチ歩きを始めた元気な孫の姿を見る時、三〇何年か前の過去の風景が見えてきて、よくぞ息子よ、素直に成長してくれたという思いで一杯になります。

今回、しがなんれん作業所にお世話になるようになって早や一年六ヶ月、週二〜三回の通所が日課となり、生活にリズムと張りが出てきて、あまり体調を気にしなくなりました。朝起きが辛いとき、少々の頭痛やだるさ関節の痛み等ある時でも、今日は作業所へ行く日だと思う気持ちに自然と体がついてきていつの間にか忘れています。

作業所は通所者も職員の方も含め、難病に幾つかのおまけの病を抱えている人も多い。それだけにお互いを思いやり無理をしないようにそれぞれが自分の体調に合わせて作業をしています。そんな中でも、みんな明るく楽しく冗談を言い合って、笑いが絶えない暖かい雰囲気に励まされて勇気づけられています。

とかく難病や障害を持ってしまうと、自分を見失って、生きる意欲や願望さえも失せ、自分から地域社会と孤立してしまいがちになります。作業所はそんな私達の心の大きな支えであり、作業所の目的でもある難病でありながら生き生きと自分らしく生きられることを目指したいです。

今年は楽しい行事が沢山ありました。

二月二一日の長浜友愛作業所（知的障害者施設）の見学（研修）と長浜盆梅展の一日バス旅行は暖かな晴天に恵まれバスの中ではボランティアさんのギター演奏と歌に日頃の顔とは又別の顔、和やかな雰囲気にあっという間に友愛作業所に到着しました。作業所のサロンでは美味しい松花堂弁当とコーヒーを頂き、午後から作業所内の説明と作業所の案内をして頂き多角経営でいろいろな作業をされていることに驚きました。皆さん明るく元気に頑張っている姿が印象的でした。

それから盆梅展の会場慶雲閣へと移動。今まさに見頃よと、語りかけているかのような素晴らしい盆梅に心が奪われた一時。古いものでは樹齢四百年とか、気の遠くなる程はるか昔から生かされている命にも思いが馳せます。抹茶を頂きながら拙い句が浮かびました。怖いもの知らずの素人です。笑ってください。

老梅の匂いかぐわし凛として
盆梅の幹苔むして香りたつ

慶雲閣から車椅子で黒壁ガラスへ、本当に楽しい一日でした。

県内にただ一箇所しかない難病患者のための施設にまだまだ病に苦しんでいる多くの仲間達も入所できるようになる日が近いことを願っています。

たまたまご縁をいただき、仲間と語らいながら仕事をしながら、障害を持ってしまった自分も自分であると受け入れ、自分らしくリウマチと共生しながら仲間もそうであろうと認め合い、これからも前向きに生き

て生きたいです。（高木 2004: 14-15）

年度末の三月一六日には草津保健所との話し合い、三月二二日三浦滋賀県議会議長に面談し、難病患者も共同作業所に通所できるように、難病相談・支援センターの設置、県健康対策課に難病係の設置、滋賀難病連事務所の拡張などを陳情した。三月二九日、宮村部長から大島理事長に回答書が手渡された。

第8節 「難病元年」二〇周年事業（二〇〇四年度総会〜二〇〇五年度総会）

二〇〇四年五月八日、第二一回総会は滋賀県立成人病センター研究所講堂にて、一〇団体四五名で開催された。理事長に大島、副理事長に中西と森、常務理事に筆者、理事に浅野、足助、岩井初美、奥村、葛城、川崎、岸見、鈴木、寺田、多賀、中村、西村、前島温子、前田、松田、監事に土川と藤井を選出した。総会は、滋賀難病連二〇周年記念事業を難病患者会運動の今後の方向を指し示す、「難病元年」と呼ぶにふさわしい事業にしようと話し合った。午後の第二部は守山市民病院長の塩榮夫の「難病患者のすること、できること」と題した講演が行われた。

二〇周年事業は二〇〇三年一二月から実行委員会がスタートし通算一三回開催し、九月一二日から一四日まで、びわ湖畔の大津市御殿浜アル・マーレで開催された。

第一部では、「しがなんれん作業所二年間の歩み」のビデオを上映した。難病患者が支え合って運営する作業所、しがなんれん作業所の日常生活である。滋賀医科大学看護学科の西島治子は、作業所の役割や意義を報告した（『ＫＴＫしがなんれん』：7-14、二〇〇五年三月）。

第二部では、滋賀医科大学医療社会学部教授の平英美が「医療における患者の自立とは」と題した記念講演をした。難病患者の自立の要点として、医療の世界に限定されない世界との相互関係、難病患者の家族に対する支援も重要、難病患者の主体性の具体化を挙げた。滋賀難病連の活動を先進的と評価した（『ＫＴＫしがなんれん』：15-28、二〇〇五年三月）。

第三部では、記念シンポジウム「難病患者が自立した生活ができる地域づくりをめざし」が行われた。コーディネーターは長浜保健所長の角野文彦、アドバイザーは守山市民病院名誉院長の塩榮夫、シンポジストに患者家族の瀧まゆみ、滋賀県健康対策課主幹の岡本茂胤、水口保健所保健師[7]の平岡千夏、滋賀難病連副理事長の中西によって行われた。

患者家族は、保健所や役所の窓口がバラバラで申請にも時間がかかる。難病の情報を得ることが難しい。二四時間の介護が必要だが、喀痰吸引などの医療行為の改善が必須だ。必要な援助がスピーディーに受けられるシステムにしてほしいと話した。滋賀県担当者は、二〇〇三年度の難病対策の状況を報告した。行政として患者家族を中心に各支援事業の発展が課題だと発言した。保健所保健師は、難病担当保健師が取り組んでいる三つの事業、地域で難病患者を支える地域ケアシステム作り、病気を持つ方々の不安や悩みを聞く相談窓口の充実、みんなで支え合って共に暮らすうえでのボランティア養成を報告した。滋賀難病連は、難病対策の歴史を踏まえながら、難病患者の生活に沿った取り組みとして、しがなんれん作業所の開始とホームヘルパー事業をめざすとともに、難病患者の多様な社会との結びつきを通じた問題提起が重要との報告があった。様々な人々の率直な意見交換には意義がある。ＡＬＳ患者Ｉは「私は今どんな発言をしようという整理が何もついていません。感動、感動で、有難うございました」と絶句した（『ＫＴＫしがなんれん』：29-43、二〇〇五年三月）。シンポジウムには難病患者や家族、行政、医療、看護、介護、研究者、作業所関係者、さまざまな団体、学生、報道機関など二二〇名が参加した。

滋賀難病連二〇周年記念レセプションは、同所にて参加希望者五〇名で開かれた。滋賀難病連の活動に支援いただいた来賓、歴代会長、患者や家族、ボランティアと食事をし、合間にオカリナやフルートの演奏を聴き、和やかなレセプションとなった。最後に琵琶湖周航の歌では誰からともなく繋がれた手が一つの大きな輪となった（『ＫＴＫしがなんれん』：45-46、二〇〇五年三月）。

難病センター設立を目指すチャリティー絵画展は、薬害ヤコブ病に夢をたたれた林琢己の描いた水彩画も展示し、五〇〇名を超える県民が鑑賞した（『ＫＴＫしがなんれん』：45-46、二〇〇五年三月）。

九月二二日、健康福祉部長に知事宛要望書「平成17年度社会福祉施策に対する要望について」を提出した。二〇〇五年三月二四日、健康対策課長から回答があった。

障害者基本法が一部改正（平成一六年六月四日）され、基本施策として、難病患者に対するきめ細やかな施策推進に努めることが盛り込まれました。また、このたび、県条例「誰もが住みたくなる福祉滋賀のまちづくり条例」の定義中の「高齢、障害者等」に「難病患者」を明示しました（平成一七年四月一日施行）。今後、これらの法令等を踏まえ、基本計画の策定に努めたい」と答え、難病相談・支援センターについては、「……そこで、難病相談・支援センターについては、難病相談・支援の拠点の施設として整備するべく、設置場所や事業内容等について、今後十分検討していく予定をしております。なお、整備の検討の際には、滋賀県難病連絡協議会のご協力・ご支援をお願いします（『ＫＴＫしがなんれん』：27、二〇〇六年三月）。

難病患者のための基本計画の策定に努めたいとの回答はこの年だけで、以後の回答は策定することは難しいと変化した。

第９節　日本難病・疾病団体協議会の誕生（二〇〇五年度総会〜二〇〇六年度総会）

二〇〇五年五月一四日、第二二回総会はびわ湖畔アル・マーレにて、一〇団体四五名で開催された。理事長に森、副理事長に中西と駒阪博康、常務理事に筆者、理事に浅野、岩井、奥村、葛城、清原教子、川崎、岸見、小西敏一、谷口玲子、寺田、多賀、中島健、藤井、前島、前田、松田、監事に足助と中村を選出した。午後の第二部は岸見明子の講演「運動の基本「立つ」「歩く」を学び楽しみながら治癒力を高めましょう」、実技「いつでも、どこでも、座ってでもできる簡単エクササイズ」を楽しみながら心地よい運動をした。総会では滋賀難病連二〇周年記念事業は、「難病元年」にふさわしい新たなスタートを作り上げたと総括した。難病患者会運動の今後の方向を見つめ、難病相談・支援センター実現に向けた取り組みにしていくことが話し合われた。

私たち難病連は、これまで滋賀県に対し同センターの運営を滋賀難病連に委託されたいと要望してきました。これは難病患者であるからこそ、医療、福祉、保健、就労、住宅、教育等生活全般にわたり、日常の困りごとや、喜びを実感しています。その患者本人がセンターの運営に参加することで、真に難病患者・家族の思いをありのままに理解でき、親身になって相談できるものと考えます。折角受けた相談がその場限りのものになってはならず、相談される方と一緒になって実現に向けて歩める支援が必要と考えます。滋賀県難病連としては、われわれ患者・家族が必要とする「難病相談・支援センター」を作るために、「難病相談・支援センター検討会」（仮称）を各加盟団体の代表者で構成し検討を進めます。（『滋賀県難病連絡協議会第二二回総会議案書』：16、二〇〇五年五月）

ＪＰＣと全難連は二〇〇二年から難病対策見直しの共同行動を通じ結成準備会を発足させ、五月二九日、日本のナショナルセンター確立を目指し、統一組織である日本難病・疾病団体協議会（ＪＰＡ）を結成した。ＪＰＡは地域難病連と疾病別全国組織で構成する五二団体（九二三組織）、難病患者・家族三〇万九〇一二人の日本最大の患者会組織となった。結成総会では、日本難病・疾病団体協議会結成宣言が採択された（『会報日本難病・疾病団体協議会』創刊号：2-3、二〇〇五年一〇月）。

九月一四日、県知事宛に「平成一八年度社会福祉施策に対する要望について」を提出した。二〇〇六年三月二四日、健康推進課長から健康福祉部長名による回答があった。昨年度滋賀県は「基本計画の策定に努めたい」と回答したが、今年度の回答は変化している。

国においても難病対策の法制化がなされておらず、県としても国の施策のもと限られた範囲の中でのみ事業を実施してきた状況であり、今後さらに難病患者の実態把握や課題整理など、十分に検討していく必要があることから、難病のみの基本計画をただちに策定することは困難であると考えます。県としましては、障害者自立支援法等の今後の動向を注視しながら、引き続き策定に向けての検討をして参りたい。(『平成一八年度社会福祉施策に対する要望について(回答)』:1、二〇〇六年三月)

筆者が健康推進課の難病担当者に補助金について尋ねると、難病相談・支援センターの補助金は八三〇万六〇〇〇円(内委託料四四一万八〇〇〇円)、滋賀難病連の補助金はゼロとの返事に驚いた。全理事に事態を伝える『事務局ニュース』二月一三日号を臨時に発行した。

私たちは、これまで他県で既にスタートしているセンター(難病相談・支援センター)を見てきました。秋田県では大幅に難病連に対する補助金が減らされました。他でも難病連が受託してセンターを運営しているところは同じような傾向です。滋賀の場合は全くのゼロです。これは何を意味するのかと思うとき、滋賀県はセンターを設置し相談業務はセンターでするから、難病連の補助金は必要ない、センター=難病連と考えているのでしょうか。

私たち患者会は相談事業だけをしているのではありません。この二二年間毎年、患者・家族の声を滋賀県に届け、話し合いをしてきました。その結果、三年前県下唯一の難病患者さんの就労の場を栗東に作り、指導員も難病患者が担っています。この間の県との話し合いから生まれた成果は多方面に渡っています。加盟団体は難病医療講演会や医療相談会を開いて、多くの患者・家族に喜ばれてきました。学校や地域で難病の啓発の機会も持ってきました。相談に絞っても、患者会であるからこそ話される相談もあり、大切なことです。二〇周年記念事業を取り組んだり、難病相談に力を注いだり、毎月理事会を開いて時々の問題を相談したり、署名を集めたり、これらすべてが患者会の活動です。

理事の皆さんはどのようにお考えでしょうか？　難病患者・家族が普通に暮らすためのなくてはならない活動ではないでしょうか。それなら、滋賀県と患者会が協働して進めることが当然と思うのです。補助金をゼロにすることは患者会の活動を否定することにつながらないのでしょうか。理事の皆さん、それぞれのお立場で補助金を元に戻してほしいとの声を上げてください。（文責　葛城貞三）

滋賀県の補助金は、加盟疾病団体の医療相談会や交流会の講師謝礼、滋賀難病連相談室の難病相談員の交通費の支給の財源にしてきた。滋賀難病連役員は、石井「三〇万円がついたということで、各団体に割り振れて、医療相談会がもてたりしたし」、筆者「あのお金はすごく生きたお金やとあの時思ったなぁ」、奥村「何年か、交通費は全然出なかったもんね」と振り返っている（『ＯＴＫ明日に向かって』：13、一九八九年一二月）。補助金ゼロは、滋賀県が滋賀難病連の相談活動などを必要としていないと解され、滋賀県の基本施策である「協働」への疑問が具体的になった。

第10節　パーキンソン病と潰瘍性大腸炎の適用縮小（二〇〇六年度総会〜二〇〇七年度総会）

二〇〇六年五月一三日、第二三回総会は、滋賀県立成人病センター研究所講堂にて、一〇団体四八名で開催された。理事長に森、副理事長に中西と駒阪、常務理事に筆者、理事に浅野、岩井、上田友久、奥村、葛城、清原、川崎、岸見、小西、谷口、中島、中野佐衣子、西村美佐子、西村、前島、前田、松田、監事に足助と中村を選出した。午後の第二部は京都新聞社会報道部の岡本晃明の講演「医療と福祉の谷間に置かれた重症患者の在宅療養の実態に迫る」を行った[8]。

五月二八日、JPA第二回総会が東京友愛会館で開催された。二〇〇六年度の活動方針では、原点に返って、患者会の三つの役割が再認識された（『JPAの仲間』3:5、二〇〇六年八月）[9]。

厚生労働省は、五万人を上回るパーキンソン病患者と潰瘍性大腸炎患者の難病医療費の公費負担の適用範囲の縮小を提案した。パーキンソン病友の会と潰瘍性大腸炎の患者会を中心に、難病患者から公費医療を無理やり取り上げる提案にJPAが一丸となって撤回運動を展開した。政府は二〇〇七年度実施を見合わせたが、油断はできない（『滋賀県難病連絡協議会第二四回総会議案書』:6、二〇〇七年五月）。

九月九日から一〇日、地域難病連による近畿交流集会が滋賀難病連の主催で開催された。九月一一日、滋賀難病連は嘉田由紀子知事に一五分面会した。滋賀難病連の助成金復活や難病の課題を短時間に話した。翌日の滋賀県ホームページ「かだ便り」に次の一文が載せられた。

県内の難病連絡協議会の皆さんからも活動支援の要望をいただく。病に苦しむ人びとの訴えにどこまで応えられるのか。重い課題だ。（『滋賀県難病連絡協議会第二四回総会議案書』:5、二〇〇七年五月）

九月一四日、健康福祉部長に知事宛の要望書を手渡した。

一〇月、筆者は『JPAの仲間』第四号に近畿交流集会の記事を寄稿した。

二〇〇六年九月九日、一〇日の二日間びわ湖畔滋賀県近江八幡市景勝地で六年ぶりの近畿ブロック交流会が開かれました。六府県から八一名の難病患者が集い、大いに学び、語らい、楽しみました。一日目の九日はJPA副代表、静岡難病団体連絡協議会理事長野原正平氏の「患者のための難病相談・支援センターづくりと静岡県でめざす難病ケアシステム構築の試み」と題する講演を聴き、夜の交流会では各府県の出し物に楽しいひと時を過ごし、話したらない、飲み足らない仲間が和歌山から運ばれた新潟の銘酒と珍味、兵庫からの灘の生一本、京都からの関西の生ビールにあすへの英気を養いました。翌日の一〇日は、三分科会に分かれ各府県の活動を報告し、前日の野原講師の話に学びつつ深めあいました。最後の全体会では、兵庫から提起された「難病対策基本法」についても、野原副代表から、JPAとして現段階での見解を聞くことができ、時間的な制約にかかわらず、参加者一人ひとり交流会参加の意義を感じ取ったのではなかったかと思われます。来年度の開催府県はいずこかとの開催県の滋賀の呼びかけに応え、九月二二日兵庫難病団体連絡協議会から正式に引き受けるとの連絡を受けました。早くも二〇〇七年の兵庫大会で、近畿の各府県の活動から互いに学びあい、患者会活動の次のステップとなる近畿ブロック交流会に期待と楽しみがつのります。(『JPAの仲間』4:9、二〇〇六年一〇月)。

三月一四日、事前に何の説明もなく、健康推進課から「今年の回答は口頭でしたい」との連絡に驚いた。滋賀県の長年続いた文書回答の一方的な取り止め方は、一九九八年に滋賀県が策定した協働の「基本的考え方」からも逸脱する。森理事長は「口頭回答は受けられない。文書回答にされたい」と返答した。三月一六日、健康推進課から森理事長に「やはり口頭回答にしたい」と話があった。滋賀難病連は「回答は延期して文書回答とされたい」と返答した。滋賀難病連は「三月二五日の理事会に課長が説明に来られたい」と知事宛文書で申し入れた。

三月二八日早朝、県担当者から井上健康福祉部長が面談を希望しているとの連絡を受けた。一一時三〇分に中西副理事長と筆者が部長室に出向いた。井上部長は「文書回答は今回限りにしたい。日ごろから意思疎通を図って月一回でも話し合いたい」と提起した。滋賀難病連は「今回の文書はありがたい。しかし、今後も文書回答をお願いしたい」（『滋賀県難病連絡協議会第二四回総会議案書』：5-6、二〇〇七年五月）と申し入れた。一方、話し合いに異存はないと判断して、健康推進課のM課長補佐、K担当と協議して、二か月ごとに懇談することになった。

第11節　滋賀県との「協働」の営みの可能性（二〇〇七年度総会～二〇〇八年度総会）

二〇〇七年五月一九日、第二四回総会はびわ湖畔アル・マーレにて、一二団体四八名で開催された。新たに全国パーキンソン病友の会滋賀県支部と日本ＡＬＳ協会滋賀県支部の加入が承認され、加盟団体一二団体二二八〇名となった。理事長に森、副理事長に中西と駒阪、常務理事に筆者、理事に浅野、岩井、上田、大島、葛城、清原、川崎、岸見、小西、谷口、中島、原山紘一、藤井郁子、牧岡亘子、前島、松田、吉田栄治、監事に中村と洞正子を選出した。午後の第二部の患者・家族交流会では、九団体が互いに紹介して歌やトークを楽しみ、和やかなときを共有した。

四月二五日、年度末に約束した担当課との一回目の定期懇談会は「今後の進め方について」話し合った。二回目は六月二七日、滋賀県の「協働」の認識の違いを話し合い、八月五日に滋賀難病連と健康推進課で「協働」の学習会を開催した。三回目は八月三〇日、医務薬務課医療制度改革推進室参事の河原田智司から、療養病床削減問題の説明を受け学習をした。四回目は一〇月一八日、今後の難病対策を話し合った。五回目は一二月一八日、滋賀県難病対策推進協議会について懇談した。

九月一四日、馬淵義博健康福祉部長に要望書を手渡して話し合いを持った。これまでの活動や最近の県の変化も説明して理解を求めた。今年度は試験的に要望書の趣旨説明を関係課ごとに持った。一〇月一八日、寺尾敦史健康推進課長も出席して第一回の健康推進課との話し合いをした。内容は一時間寺尾課長の考えを聞くだけで、具体的な要望書の内容に入れなかった。一一月二八日は、M健康推進課長補佐ほか二名が出席して二回目の話し合いをもった。滋賀難病連は前回の課長の話を受けて考えを述べた。M課長補佐の的を外した発言に終始した。初めて参加したALS滋賀県支部役員の水江孝之は「県の課長補佐は話を紛れさす」と憤りを露わにした。努めて冷静に対応した筆者も滋賀難病連の質問や意見に答えないM課長補佐に空しさを覚え、後味の悪い話し合いとなった。滋賀難病連と健康推進課が「協働」の学習会をしてきた後だけに、健康推進課の態度は滋賀県が掲げる「協働」の基本的な考え方に疑問を感じた。

二〇〇七年度の滋賀難病連決算は五五万三六五五円の赤字となった。滋賀難病連は財政再建検討委員会を加盟団体の代表で構成し三回開催した。初の機関誌広告による協賛金の協力の呼びかけ、さらなる賛助会員の拡大、国会請願署名募金活動、JPA協力会員拡大などを進めた。総会活動報告では財源確保ができなければ会費の引き上げも視野に入れて努力を重ねると報告している。

第12節　おわりに

一九九九年度から滋賀腎協の滋賀難病連への会費がまったく納入されなくなった。二〇〇一年八月、滋賀県から特定非営利活動法人の認証を受けた。二〇〇二年六月、難病患者のための難病患者による共同作業所を開設した。二〇〇四年九月、滋賀難病連二〇周年記念事業を実施した。二〇〇五年三月、滋賀県の滋賀難病連への補助金が打ち切られた。

滋賀難病連結成総会後の最初の役員会に参加した京難連代表理事前田の、大きな組織が力で押すことの無いよう配慮するようにとの発言が思い出される。滋賀腎協は財政面においても運営面においてもその果たした役割は大きい。それだけに滋賀腎協の会費未納問題は滋賀難病連の運営に多大な困難を来した。滋賀難病連と滋賀県行政の関係は、互いを認め難病施策の推進においても関係が保たれてきた。しかし、二〇〇五年四月以降、要望書の回答の変化、回答方法の変更、担当職員の態度、補助金廃止など二〇年間の積み重ねが水泡に帰す結果となった。

現在、滋賀難病連や滋賀腎協の役員も交代して、患者運動も新たな関係構築を目指す時期に来ている。滋賀難病連では、筆者を講師に滋賀腎協との経緯を学び、滋賀難病連理事会では話し合う機運が生まれつつある。

本章で述べてきた滋賀県行政との関係は後に大きく変化する。詳しくは次章で述べる。

■注

1　一九九四年六月、全国膠原病友の会滋賀支部が開催した医療講演会に参加した鈴木は全国膠原病友の会に入会し滋賀支部の活動に参加していく。これまで難病に関わりのなかった鈴木が、強皮症に罹り進行するわが身を見つめながら亡くなる寸前まで難病対策の早期確立を要望する国会請願署名を集めていた。その鈴木の遺族から滋賀難病連に活動費の一部にと寄附があった。

2　頑張れ難病患者日本一周激励マラソンのコース。北海道→青森県→岩手県→秋田県→山形県→宮城県→福島県→新潟県→群馬県→栃木県→茨城県→千葉県→埼玉県→山梨県→長野県→富山県→石川県→福井県→滋賀県→京都府→鳥取県→島根県→広島県→山口県→福岡県→佐賀県→長崎県→熊本県→鹿児島県→沖縄県→宮崎県→大分県→愛媛県→高知県→徳島県→香川県→岡山県→兵庫県→大阪府→奈良県→和歌山県→三重県→岐阜県→愛知県→静岡県→神奈川県→東京都

3　財団法人淡海文化振興財団が運営する、自主的で営利を目的としない社会的活動を総合的に支援するために、一九九七年四月一日設立された組織で、二〇一一年四月公益財団法人化。

4　二〇〇一年一〇月一日市制施行にて栗東市となる。

5　レイカディアとはレイク（湖）とアルカディア（古代ギリシャの理想郷）を組み合わせた造語。

6　一日の内で症状が時間とともに変化する。

7　二〇〇一年法律第一五三号で、保健婦・助産婦・看護婦という名称から保健師・助産師・看護師に改正。

8　岡本晃明は京都新聞連載記事「折れない葦」取材班。現京都新聞社論説委員室論説委員。

9　第一の役割「自分の病気を正しく知ろう」自分の病気を正しく科学的に把握する・セルフマネジメント。第二に、「病気に負けないように」病気に負けないようにお互いに励ましあおう・ピアサポート・ピアカウンセリング。第三に、「本当の福祉社会をつくるために」よりよい療養環境をつくるために社会に働きかける・療養生活、闘病を支える社会制度（福祉）の拡充をめざす・ソーシャルアクション。

第6章

滋賀難病連と滋賀県の「協働」(二〇〇八年度総会〜)

第1節　はじめに

本章の目的は、滋賀難病連と滋賀県行政との「協働」の意味について述べることにある。二〇〇八年四月、角野文彦[1]の健康福祉部健康推進課長への着任から行政の対応が変わった。

滋賀難病連は「一人ぼっちの難病患者をなくそう」と難病患者の療養環境改善と患者交流を主に運動を続けてきた。滋賀難病連は結成して毎年知事に療養環境改善の要望書を提出し、交渉を重ねてきた。定期総会を開き、運動方針に沿った活動を続けてきた。

二〇〇一年八月NPO法人の認証を受け、二〇〇二年六月難病患者による共同作業所、しがなんれん作業所[2]の開設、二〇〇六年一二月に滋賀県から難病相談・支援センターの運営を受託した。二〇〇五年度には滋賀県の補助金が廃止され、滋賀難病連は自己財源確保に取り組んだ。

滋賀難病連は、組織として不安定な時期もあった。一九九九年度から滋賀腎協の会費がまったく納入されなくなったこと。二〇一四年、てんかん協会滋賀県支部、心臓病の子供を守る会滋賀県支部、網膜色素変性症協会滋賀県支部の脱会（二〇一八年四月一日再加入）、滋賀ＩＢＤフォーラムの活動停止などである。滋賀県行政からは、毎年度末になされてきた要望書に対する文書回答を突然終了するとの通告を受けたことや、補助金を一方的に廃止されるなど滋賀難病連は行政のやり方に翻弄させられ、対応に苦慮してきた。

滋賀難病連と滋賀県行政とのすれ違いを是正するため当時の健康福祉部長井上の提案を受けて、二〇〇七年度は滋賀難病連と滋賀県行政は二か月に一回話し合いをもった。二〇〇八年度総会の活動報告では延べ八時間を費やしたと記されている。滋賀難病連は滋賀県行政との信頼関係を回復することができなかった。

二〇〇八年一〇月滋賀県議会に全国初の滋賀県難病対策推進議員連盟（以下、難病議連）が結成された。二〇〇八年度以降、滋賀県の難病行政は滋賀難病連と滋賀県、難病議連の三者の関係のもとに変化が見られる。行政の一方的な進行はなくなり、何事も話し合いが基本となった。要望してきた滋賀県難病対策推進協議会の再開や滋賀難病連の代表の参加、不要入れ歯リサイクル事業の推進、滋賀難病連の事務所の使用料の大幅な減額、難病啓発の自動販売機の設置などがなされた。

本章では、以下に焦点を当てる。一つは、滋賀難病連と滋賀県行政、難病議連との「協働」に関わる特徴を指摘する。二つは、二〇〇九年三月に停滞していた要望が解決あるいは改善した背景を「協働」との観点で考察する。滋賀県の「協働」への変化を角野課長に注目して述べる。

第2節　滋賀県行政の変化と角野文彦

二〇〇八年四月、角野が東近江保健所長から健康推進課長に着任した。一九九四年四月、角野は滋賀県健康福祉部健康対策課技術補佐に着任、公的機関の事務所の設置や補助金の増額が実現した。滋賀難病連は角野の健康推進課長への着任に少なからず期待していた。

少し遡る二〇〇七年一〇月二七日、角野は滋賀医科大学での湖医会賞[3]受賞記念講演で医師や医学生に向けて講演した。公衆衛生に関心を持ち、地域に身を置いて、他機関多職種との連携を持って患者の人生を支えてほしいという趣旨である。

「公衆衛生」は憲法二五条や医師法第一条に出てくる非常に大きな意味のある言葉だからです。憲法第二五条では国民の生存権を保障し、それを担保するためには、「国はすべての生活部面について社会福祉、社会保障及び公衆衛生の向上および増進に努めなければならない」と書かれています。国はその義務を果たすために、様々な施策を考えていますが、その一つが医師法です。第一条で医師の任務を次のように定義しています。「医師は、医療及び保健指導を掌ることによって公衆衛生の向上及び増進に寄与し、国民の健康な生活を確保するものとする」すなわち、国は国民の生存権を保障する義務の一翼をわれわれ医師に課しているわけです。（湖医会 2007: 5）

滋賀難病連の活動のなかで憲法二五条を業務遂行の指針として公言した滋賀県職員は角野だけではないかと思われる。二〇〇八年五月、角野は滋賀難病連総会に来賓として出席した。昼食時、角野は森理事長に「難病連の要望の難病対策基本計画[4]の具体的な内容は何か」と訊ねた。これまで要望書の提出や回答以外に県の施策に意見を求められたことはなかった。

二〇〇八年五月、健康推進課と滋賀難病連の連名で、歯科・口腔外科を標榜する県下二一総合病院に滋賀難病連の不要入れ歯リサイクル事業の協力依頼を発送した。八病院で不要入れ歯回収ＢＯＸの設置協力が得られた。二〇〇八年一〇月、『滋賀県難病センターだより』[5]に、角野の抱負が掲載されている。

県の財政は確かに危機的状況になっています。しかし、憲法第二五条に謳われている国民の生存権はどんな状況においても守るべきことだと思います。医療と福祉は決して切り捨てるべきものではありません。……私としましては毎年難病連絡協議会からいただいています数々のご要望のひとつでも実現してまいりたいと考えています。(『滋賀県難病支援センターだより』3: 1、二〇〇八年一〇月)

滋賀県は財政が厳しく要望の実現は困難と繰り返してきた。しかし、角野は厳しい県財政にあっても要望を実現したいと述べる。滋賀難病連の結成時から一六人の部長が着任したが、角野のように要望を実現したいと明言した部長や課長はいなかった。

二〇〇九年一月八日、滋賀県から滋賀難病連に滋賀県難病対策推進協議会の委員の推薦依頼があった。

一月一八日、滋賀難病連理事会は中西副理事長の推薦を決定した。滋賀県難病対策推進協議会の定期開催と滋賀難病連のメンバーの参加は要望から七年目に実現した。滋賀県は年度末の回答前に滋賀難病連の要望に応えた。三月一二日、滋賀県難病対策推進協議会が開催された。

角野は「これからの行政マン、少なくとも公衆衛生医はじっとしていてはいけない。事務所の中にいては何も見えてこない。地域に足を運んで始めて課題が見えてくる」「保健、医療関係者だけでなく様々な人たちとの繋がりが、自分の仕事の助けになり、効果的な事業展開につながる」「多彩な人間関係を構築できればこんな楽な仕事はない」と述べる。角野は自らの考えの形成を「高校の先生の影響かな」と振り返る（二〇一一年一一月二日のインタビュー）。角野は「難病で生活や治療などで困っている方、あるいは他の病気や障害、様々な理由で支援が必要な方がおられれば、何ができるか考えるのが我々の仕事」（二〇一一年一一月二日のインタビュー）と述べる。

第3節　滋賀県難病対策推進議員連盟との「協働」

二〇〇八年三月一八日、滋賀難病連構成団体の日本ALS協会滋賀県支部役員が、滋賀県議会議長の出原逸三[6]にALS患者や家族の療養実態を訴えた。出原の友人で日本ALS協会滋賀県支部役員でもある中川勲（ALS患者）が力添えをした。一〇月一〇日、滋賀県議会議員四七名中三八名で、全国の地方議会初の超党派の滋賀県難病対策推進議員連盟が発足した（資料2）。

出原氏はとても温厚そうな方でお母さんをパーキンソン病で亡くされた経験を持っておられ、我々の話に理解が得られたと思われる。話の中で出原氏は友人中川氏のことを非常に心配されていた。福井はALSという病気について、滝は母親の介護から介護・医療面の問題を、葛城から滋賀県行政や保健所の課題を訴えた。最後に県議会に働きかけていただき党派に関係なく、国にもある難病議連のようなものを作っていただきたいとお願いしました。(『日本ALS協会滋賀県支部』:1、二〇〇八年三月)

二〇〇九年三月二三日、難病議連と難病患者で初の懇談会が開催された。一二名の難病患者から療養実態や要望が話され、数人の議員から質問があり、二時間弱の懇談会であった(『滋賀県難病連絡協議会第二六回総会議案書』:10-11、二〇〇九年五月)。四月二五日、日本ALS協会滋賀県支部の平成二一年度総会・交流会が大津市民病院で開かれた。難病議連代表の出原から欠席の詫び状とともにメッセージが届けられた。

日本ALS協会滋賀県支部の平成二一年度総会ならびに交流会が開催されましたこと、心から激励し、後押しをさせていただきます。

さて、患者ならびに家族の皆様におかれましては日々精神的、肉体的、経済的負担を背負い、医療や福祉や社会制度の谷間で苦しんでおられることとお察しいたします。

それだけに、政治に携わるものとして難病患者の皆様の人権、生活、就学、就労が保障され、福祉の増進に寄与する活動をしっかりしなければとの思いを持って、滋賀県議会の中に「滋賀県難病対策推進議員連盟」

を三八名の議員（四七議員中）をもって、昨年一〇月一〇日に結成しました。そして今日まで、皆様方の日本ＡＬＳ協会滋賀県支部も加盟しておられます「滋賀県難病連絡協議会」の皆さんとも懇談、情報交換をする中で、私たちが政治の場で対応すべきことを整理し、徐々にではありますが活動を始めたところでありま す。これからも皆様と連携を強め、県民誰もが等しく明るく暮らしていけるように力を注いでまいりたいと思っています。

結びに当たり、本日の総会ならびに交流会が皆様の今後の活動に大きな弾みになりますことをご祈念申し上げ、激励のあいさつといたします。

平成二一年四月二五日

滋賀県難病対策推進議員連盟代表
滋賀県議会議員　出原いつみ
（日本ＡＬＳ協会滋賀県支部 2009）

二〇一〇年三月、出原は『ＫＴＫしがなんれん』に「今年も皆さんとの連携で生命の尊厳がなによりも大切にされる社会の実現をめざします」と題した一文を寄せている。

さて、私たち滋賀県難病対策推進議員連盟（略称：難病議連）は一昨年〔二〇〇八年――筆者注〕一〇月一〇日に結成し、早一年と五ヶ月が過ぎました。難病議連として「難病とは」からスタートし、昨年三月には貴協議会の皆さんとの懇談会を開催し、難病患者並びに家族の皆さんの精神的・肉体的・経済的に厳しい実態を聞かせていただきました。……そこで、平成二一年度に向けてはまず貴協議会の事務所経費の軽減について、二二年度に向けてはレスパイト入院確保について取り組んでまいりました。幸いにも滋賀県健康福祉部健康推進課の前向きな取り組みによって貴協議会のご要望に応えることができたことを喜んでいます。……また、難病相談・支援センター事業として新たに意思伝達機器の貸し出しに取り組む予定であります。

（出原 2010: 4）

滋賀難病連や日本ALS協会滋賀県支部は、JPAや日本ALS協会と連携して国会や他の地域難病連の情報を入手し活動に生かした。難病議連は滋賀難病連との懇談を通じて自己財源確保やレスパイト入院制度の導入、事務所経費軽減などの運動を支援している。

滋賀難病連も、行政や議会との「協働」の進め方が試される。次節では滋賀難病連が滋賀県行政と難病議連で進めてきた活動を述べる。

第4節　滋賀難病連と「協働」

二〇〇八年九月一〇日、滋賀難病連は県知事への要望書を漣藤寿健康福祉部長に手渡して交渉した。交渉は初めて県政記者に公開で行われた。県広報課を通じて県政記者二五社に、滋賀難病連の要望書提出の取材を案内すると、京都新聞、中日新聞、びわこ放送が県との交渉を報道した。滋賀難病連は滋賀県の決断を評価したが、同時に滋賀難病連も公開での交渉に緊張した。

二〇〇九年四月、滋賀難病連事務所の維持経費が三分の一に軽減された。現在の事務所は、家賃や共益費が以前の三・四倍の年間六〇万円弱となった。滋賀難病連の活動の継続さえ危ぶまれ、事務所経費の軽減が差し迫った課題だった。事務所の三分の二を難病相談・支援センターに属する患者団体の交流の場として、滋賀県が経費を負担した。滋賀難病連の負担が二〇万円に抑えられた。滋賀難病連の理事会は県職員の発想に感心した。

五月二〇日、平成二一年度年賀寄附金配分採択通知書を受け取った。滋賀難病連は二〇〇五年度で滋賀県の補助金が打ち切られ、活動の継続が危ぶまれた。自己財源確保の一環である年賀寄附金配分事業は活動費のうち多くを占めている。滋賀難病連は二〇〇八年度から二〇一一年度まで四年間、毎年五〇万円を限度に交付を受けて小冊子の発行や難病のつどいを開催した。難病のつどいは滋賀難病連と滋賀県が共同して取り組んだ。互いの利点を生かしながら難病啓発に役立てた。自己財源の確保の一環で取り組む難病・慢性疾患患者を支援する自動販売機も難病議連や滋賀県行政との「協働」の成果である。滋賀県庁舎一階県民サロンに設置された自動販売機は滋賀難病連の財源となっている。

九月九日、レスパイト入院制度の要望は、二〇一〇年三月三一日の回答で、二〇一〇年度から在宅療養を支援する在宅重症難病患者一時入院受入体制整備事業実施要綱により実施された[7]。事務所経費の軽減や滋賀県難病推進対策協議会への滋賀難病連の参加、要望書の文書回答などが次々と解決あるいは改善された。

二〇一〇年五月八日、滋賀難病連総会が滋賀県立成人病センターで開催された。滋賀難病連への滋賀県行政の対応の変化は、滋賀難病連が「協働」を求めたからか、角野課長の尽力か、難病議連の活動の成果か、総会議案書から見てみる。

二〇〇八年四月以降滋賀難病連と滋賀県は互いに誠意をもって話し合って進めてきました。二年がたち三年目に入ります。常に意識してきた「協働」の関係はどのように変化してきたのか、事実に即して振り返ります。この二年間の経験は、お金は無くても互いに誠意をもって話し合うことが最も大切であることを体験してきました。その結果として、財政難の中にあっても、冒頭の患者会支援やレスパイト入院支援に道が開かれたのです。これがあいまいになると、折角積み上げてきたものが崩れる危険性を持っています。患者や家族が待ち望んだ要望であっても、〝誠意をもって話し合うこと〟が弱まると、折角の要望が実現しても患者や家族、県民の確信になりにくいのです。一つの施策が実現する過程を大切にして、県民の生活の意欲につながるお金の使い方が求められます。「協働」の糸口がこのあたりに存在するものと思われます。行政の職員さんと患者・家族の〝誠意をもって話し合う〟ことが「協働」の意味するものでなかったかと二六年間の患者会運動から学びました。レスパイト入院に道が開かれたことは評価しつつ、折角の施策実現への一歩ですから、どんな方法が効果的かとか、患者や家族はこれでよいのであろうかとか少なくとも患者の意見を聞く機会が必要ではなかったかと思われます。要望を出すだけであとは滋賀県にお任せではお金が生きてこないと思います。私たちとしては「協働」の営みの一翼を担える力量をもち、更に難病患者の療養環境改善の運動を進めなければならないことは当然です。(『滋賀県難病連絡協議会第二七回総会議案書』:6、二〇一〇年五月)

滋賀難病連の要望の実現では、障害者権利条約の「Nothing about us without us」（私たち抜きに私たちのことを決めないで！）という基本的理念に沿っているかが問われる。総会議案書は難病議連に関して「ＪＰＡの総会や幹事会に行きますと全国の仲間から声をかけられます。全国的に注目されている滋賀の難病議連と滋賀難病連の連携をいかに発展させていくのか、単に滋賀だけの問題ではありません。全国の難病患者・家族を励まし、難病患者が生きる喜びを共有できるよう、滋賀の運動は試されています」（『滋賀県難病連絡協議会第二七回総会議案書』：9、二〇一〇年五月）と総括されている。滋賀難病連と難病議連との「協働」の発展が問われている。

二〇〇八年度から今日までの滋賀難病連の主な活動を見てきた。滋賀難病連の活動に滋賀県行政や難病議連が協力して一定の成果を収めてきた。

第5節　滋賀県行政における「協働」

滋賀難病連は滋賀県からの補助金が打ち切られてから自己財源の確保を余儀なくされた。角野健康推進課長は、不要入れ歯リサイクル事業や難病・慢性疾患患者支援自動販売機の設置で県予算を組まずに滋賀難病連の財政を支援した。滋賀難病連と滋賀県行政の関係からふさわしい支援と思われる。滋賀難病連総会の活動報告では、滋賀県の対応を評価して「協働」とは「患者家族の立場にたって、誠意をもって話し合うこと」（『滋賀県難病連絡協議会第二八回総会議案書』：9、二〇一一年五月）と総括している。

二〇一〇年五月八日、滋賀難病連総会の活動報告は「二年間の経験は、お金はなくても互いに誠意をもって話し合うことが最も大切であることを体験してきました」（『滋賀県難病連絡協議会第二七回総会議案書』：6、二〇一〇年五月）と述べる。「協働」を相互の理解や信頼関係を醸成する関係を意味する（原田2010: 43）と捉えた。角野の「支援が必要な県民がいれば何ができるか考えるのが仕事」や「県職員が県民の立場で仕事をしていないときは部課長会議などで誰のための仕事か徹底的に議論する」という態度が、滋賀難病連と滋賀県行政の「協働」を実現させたと思われる（二〇一一年一一月二日のインタビュー）。

二〇〇八年四月、角野が健康推進課長に着任してから、それまでの対応と大きく変化した原因として、角野自身のもつ資質もあるが、政治が行政のしかるべきポストに就く人次第で大きく変わるという事情が関わっている。もちろん行政だけで政治が動くわけではない。議会の理解・協力もまた必要・有効である。先に述べたように滋賀難病連は議会に働きかけ難病議連が発足した。多くの議員の理解・支援を得られたこともまた変化の一因になったと思われる。

このことにより滋賀難病連、行政、議会の関係が変化していった。例えば滋賀難病連の要望を受けた難病議連は施策の具体像の作成を行政に依頼し、その打診を受けた滋賀難病連の思いを知る行政が作業をし、議員・難病議連に返す、それが議会で実現されるといった過程が考えられる。

以上本論では行政官個人の寄与する部分が意外に大きなことを確認したうえで、その担当官の変化に民間団体が関わり、また議会との関係を築いて議会も味方につけ協働関係を作っていくことによって現実を変えていった過程を述べた。

世古一穂は協働を「お互いを理解し合いながら共通の目的を達成するために協力して活動すること」

「社会の課題の解決に向けて、それぞれの自覚と責任の下に、その立場や特性を認め合い、目的を共有し、一定の期間、積極的に連携・協力することによって、公共的な課題の解決にあたること」（世古 2009: 46）と定義する。滋賀難病連の実践から考えると、滋賀県行政の「協働」は議会との関係や知事の方針が加わるだろう。

滋賀難病連は「一人ぼっちの難病患者をなくそう」と一人でも加入できる組織として活動してきた。JPAと連携しながら難病患者の療養環境の改善や自己財源の確保を地道に進めてきた。難病患者の厳しい実態をもとに、滋賀難病連の要望は滋賀県行政のみならず難病議連にも行い、その要望を三者が立場の違いを超えて互いに話し合い連携し、実現していく仕組みができあがった。

滋賀難病連と滋賀県行政、難病議連の三者による関係が難病患者の療養環境の改善へと結実して、滋賀県の「協働」が築かれてきた。二〇一〇年七月、再選された嘉田由紀子知事は在宅生活を可能にする施策を公約とした[8]。二〇一四年七月、嘉田の後継である三日月大造が知事に当選した。滋賀県における「協働」に大きな変化はないと思われる。

第6節　おわりに

滋賀難病連と滋賀県行政との協働の要因として、①県職員の資質、②滋賀難病連の地道な活動、③難病議連の存在、④知事の考え等が考えられると述べてきた。とはいえこの四点の要因のどれをとっても不動のものはない。②滋賀難病連の地道な活動についても、運動を引き継ぐ後継者養成や滋賀県行政・難病議連の支援があって自己財源確保に道が開かれつつあるといえども道半ばである。①の県職員の資質にしても、角野が健康福祉部から他部署に異動すれば、後任の職員との間でこれまで培ってきた「協働」が維持継続できる保障はない。これまで述べてきたように滋賀難病連運動の発展要素は滋賀県行政と難病議連との三者の関係が互いに関連しあっている。従前行政と議会は市民要求実現のためには両者の関係は車の両輪に例えられることもあるが、行政からみれば議会に提案する諸議案がスムーズに可決確定することは業務の執行上からも好ましいと考えられる。議員は市民からの要求実現には行政サイドの協力を得ることも必要となろう。角野にしても健康推進課長として健康推進課の業務遂行に責任を持つ立場からは、滋賀県議会の協力が必要となろう。難病議連は滋賀難病連の要望を実現してやろうとの思いもあろう。こうした三者の有機的な関係が「難病」に関して「協働」がなり得た理由と考えられる。

全ての公務員は憲法を擁護する義務を負っている。角野は業務遂行の柱の一つに憲法二五条を位置づけているが、角野以外の滋賀県職員が声を上げることが重要と考える。県職員の「良心」も重要であるが、荷の重い課題でもある。私たち滋賀難病連や市民団体、市民の喚起があってこそ成り立つ課題ではなかろうか。

他の要因についても不確定な要素を内在している。滋賀難病連が直面している課題は、協働の四要因を継続発展させることであろう。なかでも②滋賀難病連の地道な活動の継続は避けては通れない課題である。その上に立つ他の三要因の継続発展にも目を向け運動につなげることである。

滋賀では、滋賀難病連と滋賀県行政、難病議連が互いの立場を尊重しながら連携し療養環境改善の運動を進めてきた。ここでの経験が他の地域難病連の運動にも生かされ、「協働」が発展することにより、J

ＰＡの組織強化に結びつくことが重要と考える。

二〇〇〇年四月三〇日、大島会長は総会で活動方針を提案した。大島は、難病患者の実態をよく理解したヘルパーの訪問介護や看護婦の訪問看護、グループホーム、共同作業所など夢のような話かもしれませんが展望を持って進めたい、と訪問介護事業への展望を語った（『ＫＴＫしがなんれん』：9、二〇〇一年四月）。役員会では、ＮＰＯ法人、共同作業所、ヘルパー（お助けマン）の三グループで検討した。

二〇〇一年六月三〇日の役員会で、筆者は滋賀難病連としてホームヘルプ事業（難病者等居宅生活支援事業）を提案した。栗東町や県、草津保健所などと相談してはとの意見を受けて、草津保健所長と話し合うと答えている。八月二七日、ＮＰＯ法人認証後、知事宛要望書の提出後の理事会で、筆者はヘルパー派遣事業を提案した。


今日の交渉のなかでヘルパー派遣事業の話しが出ました。理事会では検討することは確認していますが、正式に実施することは決めていません。そこで提案ですが、広い部屋が借りられることですし（先の部長交渉で、広い事務所の紹介があった）、ヘルパー派遣事業が始められたら…と提起します。よりればその方向で準備を進めて行きたい。大島会長が一〇月末で退職され、作業所の方に全面的に関わっていただけますので、私はヘルパー派遣事業に入ろうかと思っております。そういうことでご了解いただきたい。（滋賀難病連役員会レジメ 2001）

中西副理事長は、ホームヘルプ事業は請け負いきれないし、本来は行政がすべきことだとして、モデル事業を提案した。一二月五日、草津市は滋賀難病連がホームヘルプ事業をするなら委託すると回答した。一二月八日、理事会は作業所が軌道に乗ってから次の事業に着手すべきという意見が多かった。二〇〇二年一月一二日、理事会は共同作業所の運営を着実に進めて、ホームヘルプ事業は目途が立ったら手がけるとの結論に達した。

滋賀難病連では結成以来の活動と共同作業所の運営に尽力した。その後、ヘルパー派遣事業は話題に上らなかった。しかし、筆者の実姉のＡＬＳ発症で新たな展開を始めた。次章は滋賀難病連の運動の歴史のなかで、難病患者の働く場の確保とともに切実な要求であった安心して暮らし続けるための介護事業について述べる。

■注

1　一九八六年三月、滋賀医科大学医学科卒業。一九八六年六月、滋賀県彦根保健所勤務ならびに滋賀医科大学付属病院小児科研修医。一九九二年四月、滋賀県今津保健所保健予防課長。一九九四年四月、滋賀県健康福祉部健康対策課技術補佐。一九九六年七月、国際協力事業団（ＪＩＣＡ）へ出向し、ケニア国での「ケニア感染症研究対策プロジェクト」にプロジェクトリーダーとして赴任（〜一九九八年一二月）。一九九九年四月、彦根健康福祉センター副所長（彦根保健所長）。二〇〇一年四月、滋賀県長浜保健所長。二〇〇六年四月、滋賀県東近江地域振興局地域健康福祉部長（東近江保健所長）。二〇〇八年四月、滋賀県健康福祉部健康推進課長。二〇一一年四月、滋賀県健康福祉部技監。二〇一二年四月、滋賀県健康福祉部次長。二〇一八年四月理事健康・医療政策担当。現在に至る。

2　障害のある仲間が利用する作業所。知的障害者、身体障害者、精神障害者や親、職員などが共同で働く場をつくり運営している。難病患者の作業所はないに等しく、滋賀県ではしがなんれん作業所と二〇一四年にＮＰＯ法人喜里が運営するワークスペース喜福の二つである。

3 湖医会賞とは、滋賀医科大学同窓会が研究や医療、福祉等で優れた実践をした会員の栄誉を称える賞。角野は二〇〇七年一〇月に受賞。

4 二〇〇一年度から滋賀難病連は滋賀県独自の難病対策基本計画の策定を要望。

5 二〇〇六年一二月四日、滋賀県難病相談・支援センターは滋賀県から運営委託を受けた滋賀県難病連絡協議会によって開所。同センターの機関誌『滋賀県難病センターだより』は年二回発行されている。

6 一九九九年から二〇一一年まで三期一二年間滋賀県議会議員として活動。二〇〇七年五月一一日に滋賀県議会初の非自民系議長に就任。

7 滋賀県は難病患者の要望に応え、二〇一〇年六月一日から滋賀県在宅重症難病患者一時入院受入体制整備事業実施要綱に基づいて、介護者を支援するレスパイト入院を実施している。

8 「二四時間介護可能に――公約実現へ意欲」『京都新聞』二〇一〇年七月一三日。

第７章

日本ＡＬＳ協会滋賀県支部と介護事業の運営

第１節　はじめに

本章の目的は、日本ＡＬＳ協会滋賀県支部による訪問介護事業と居宅介護支援事業の運営に至る経緯を通じて、難病患者の在宅生活や家族介護の困難を述べることにある。

二〇〇一年八月、滋賀難病連は他の地域難病連に先駆けてＮＰＯ法人となり、難病患者の作業所と難病患者の介護事業所を目指した。二〇〇二年六月、難病患者のための難病患者によるしがなんれん作業所は開所したが、介護事業には手が付けられなかった。

二〇〇七年三月、ＡＬＳ滋賀県支部が結成され滋賀難病連に加盟した。二〇一〇年八月、ＡＬＳ滋賀県支部はＮＰＯ法人しがネットを立ち上げて、一〇月から訪問介護事業所を開所し、医療的ケアと二四時間三六五日のサービス提供を目指した。一二月から障害福祉サービスの居宅介護と重度訪問介護を始めた。

二〇一一年六月から居宅介護支援事業所を開所した。

滋賀難病連における介護事業の検討の経緯を述べる。

二〇〇〇年四月三〇日に開かれた滋賀難病連第一七回総会で活動方針を提案した大島会長は、滋賀難病連の手で何かできないかと前置きして、「難病患者の実態をよく理解したヘルパーさんの訪問介護や看護婦さんの訪問看護、グループホーム、共同作業所等夢のような話かもしれませんが展望を持って進めて行きたい」と初めて公の場で訪問介護について語っている。その後の役員会ではNPO法人、共同作業所、ヘルパー（お助けマン）の三つのグループに分かれて検討をしている。

翌二〇〇一年六月三〇日の役員会で筆者は、「私たちは私たちの力量にあったことがしたいと考えています。と同時に難連ならではの活動ということで「難病患者等居宅生活支援事業」を町より委託を受けることができないかと提案した。

二〇〇一年八月二七日滋賀県よりNPO法人の認証を得た後の恒例の知事宛要望書の提出（二〇〇一年一〇月一五日）直後の理事会で、ヘルパー派遣事業について、筆者は「ヘルパー派遣事業が始められたら……」と提起している。この提案に対して副理事長の中西から、「ホームヘルプ事業（難病者等居宅生活支援事業）を請け負ってしまうのはやめた方がよい」との意見が出された。

二〇〇一年一二月五日に草津市は、「難連がヘルプ事業をするのであれば、委託、対象者の紹介をしてもよい」との回答を得たが、一二月八日の理事会で、「我々にはそんな力量が無いので、作業所が軌道に乗ってからする」との意見が多かった。

最終的に二〇〇二年一月一二日の理事会で、共同作業所は進めていく、ヘルプ事業は作業所が軌道に乗ったら「難病患者等居宅生活支援事業」にしぼって手がけていくとの結論に達した。

二〇〇二年一月発行の『KTKしがなんれん』のあいさつで理事長大島は「二年間の学習と検討を重ね、二〇〇一年五月法人申請、八月承認、登記を完了し、新しくNPO法人滋賀県難病連絡協議会として生まれ変わりました。これからは、さらに社会的にも信頼を得るに値する活動、相談活動を中心に、共同作業所の設置、憩いの場の提供等を実施し、ゆくゆくは介護保険対応のヘルパー派遣事業も手がけていこうと思っています」と決意を語っている。

滋賀難病連は日常の活動と共同作業所運営に力が費やされ、ヘルパー派遣事業はその後話題に上らなかった。それが筆者の実姉がALSを発症したことにより新たな展開を始めた。

二〇〇一年一月、筆者の実姉であるO・Yが筋萎縮性側索硬化症（以下、ALS）[1]を発症した。発症当時七一歳であった。二〇〇五年五月、O・Yは寝たきりとなって夜中を除いて日中の大部分は看護師やヘルパーのサービスを受けて在宅生活を成り立たせた。二〇〇五年五月三一日現在の週間サービス計画表によると、日曜を除いて日中はヘルパーと看護師でほぼ埋まり、深夜は三〇分間三回のヘルパー支援、それ以外の約六時間半は義兄が介護にあたっていた。家族は実姉と義兄の二人世帯で、義兄もヘルパーの支援を受けていた。寝たきりとなった当時からO・Yは呼吸困難になれば人工呼吸器を装着すると意思を明らかにしていた。

二〇〇五年八月四日、筆者の介護当番日にO・Yの微かに動く左手人差し指と中指で打つ意思伝達装置の画面にカタカナが表示される。この日の様子を筆者の介護メモから記す[2]。

二三：〇〇　筆者の到着を待ちわびている。すぐに意思伝達装置で報告が始まる。
リユックノナカカラ、オカネヲダシテ、ナツノホーマルスーツノタシニオイワイ〔佛教大学卒業と社会福祉士合格――筆者注〕オソクナツテゴメン

〇：〇〇　クビノパジヤマシタニノバス。ミギテノバス。モツト。ミギテタイソウ。テツシユ。オチヤ。ヒダリテタイソウ。タイイヘンカン。

〇：二〇　そろそろ寝ようかと言うも意思伝達装置のキーを打ち続ける。

〇：三五　チョウメンキエナイサツサトシテ〔支援要請に的確に答えられないとき――筆者注〕

〇：三七　やっと意思伝達装置から手を離して目を閉じてくれた。〔つばが口にたまるような音。飲み込む音。いびきをかくとつばがたまりやすいのか――筆者注〕

筆者の支援日にはやり取りが朝方まで断続的に続く。二〇〇五年一〇月二八日は筆者の介護当番である。O・Yのベッド脇に布団を並べて位置に着くと意思伝達装置の画面には既に文字が並んでいる。

ミナサンコンニチハ　コクチサレテ3ネン3カゲツノイノチトシンダンサレ　シニカタヲキメナサイドクターニイワレ　イモウトトナキマシタ　ソウシキノダンドリシテマシタ　ヒビパニツクレンゾクケツアツアツプダウンノクリカエシ　ソプラノカーネギホールシユツエンビセイキエタ　一〇マンニンニ三ニンノナンビヨウエイエルエスミトメラレズ　ナゼワタシガジモンジトウノマイニチ[3]

深夜、O・Yの容体が急変して呼吸困難で亡くなった。厳しい療養生活、患者の意思が生かされない現実、介護者を支援する仕組みの必要性を痛感した。ALS滋賀県支部の結成とALSしがネットの設立にかかわる契機となった。O・Yの介護体験を通じて、ALS患者が気管切開および人工呼吸器の装着の選択を迫られるとき、患者が家族に気兼ねせずに決断できる療養環境の改善が必要と考えた。

滋賀難病連が手掛ける介護事業は日頃の相談活動を通じ難病患者・家族支援の必要性からの提案であった。筆者は実姉の介護にあたることにより、重症難病患者や重度障害者の支援事業所を始める意を固めた。

第2節　日本ALS協会滋賀県支部の結成

二〇〇四年九月一二日、甲賀市のALS患者である池村伊三郎は、滋賀難病連結成二〇周年記念事業シンポジウムに参加して、患者同士の交流の場が欲しいと発言した。

二〇〇六年四月一一日、滋賀難病連事務所にてALS患者である中川勲の娘から電話を受けた筆者は、同日午後四時三〇分頃に中川宅を訪問した。中川は玄関前道路まで自ら出迎えてくれた。中川は身体障害者手帳2級、トーキングエイドで会話し、今後のメール連絡と中川と筆者が近く池村宅へ一緒に伺い、患者会の相談をすることを約束した。

二〇〇六年四月一二日、甲賀保健所の保健師から湖南市の前田重一を紹介された。すぐに連絡をしたが本人は留守であった。同日、筆者は池村宅に電話し、中川宅への訪問を池村の妻に伝え、ご主人に報告を依頼した。

四月二三日、筆者は湖南市の前田宅を訪問した。前田は九〇歳を超える母親と二人で暮らしていた。前田は家紋を描く仕事をしていたが、二〇〇四年ころから手が震え描けなくなった。障害年金と貯金で生活し、今年の夏ころには歩けなくなるだろうと静かに話した。前田は、気管切開はしない、息が苦しくなったらどうするか分からないと話している。五月一三日、前田は滋賀難病連の総会に参加した[4]。前田はALSの患者会で私にできることがあればやると言った。

滋賀難病連の総会後、ALS患者会について短時間話し合った。参加者は患者本人の中川、前田、遺族の筆者、保健師の谷本、松浦、協力者の福井、越野、森、講演会講師の京都新聞記者の岡本晃明の九名である。筆者は池村宅へ電話をして池村の都合を訊ねた。六月四日、池村宅でALS滋賀県支部結成の世話人会兼患者・家族交流会を開くことを申し合わせた。中川、前田の送迎は筆者がすることになった。

六月四日午後二時三〇分から第一回ALS滋賀県支部準備会兼患者・家族交流会を池村宅で開いた。池村夫妻、中川、前田、西田厚子[5]、筆者が参加した。食事、更衣、入浴、サービス利用状況、利用方法、気管切開、コミュニケーション方法、介護者の交流など話題は尽きず、さしあたり必要なことを決めた。準備会代表は池村、事務局は筆者が担った。日本ALS協会機関誌『JALSA』への投稿、各保健所や関係者への連絡、会員拡大の患者訪問も話し合い、午後四時半に散会した。

九月二日、滋賀県難病医療ネットワーク協議会が主催する難病医療従事者研修会で、ALS滋賀県支部の結成呼びかけ文と患者・家族交流会の案内を配布した。研修会終了後、会場ロビーで第二回準備会兼交流会を開き、自己紹介の後、筆者から結成総会の日程を提案した。

一〇月八日、大津市民病院九階会議室で、神経内科医の林理之も含めて第三回準備会兼交流会が一二名で開催された。主に、近畿ブロックの意思伝達装置の支援継続や相談業務の支援、行政に要望する困難なこと、進行性疾患の更新手続、ＡＬＳ患者のお荷物的扱いなどが話された。当日、日本ＡＬＳ協会に七名が入会した。一二月一〇日の交流会には、筆者が前田を湖南市の自宅に迎えに行く約束をした。交流会当日、日本ＡＬＳ協会の金澤公明事務局長、近畿ブロックの水町眞知子会長、子供二人を含めて三〇人が参加した。近畿ブロックから五万円の祝金をいただき、その一部を昼食代に当てた。

二〇〇七年二月一一日、第五回準備会（世話人会）を前田宅で行った。参加者は、前田、西田、中川、田中由香里、江畑夫妻、福井、筆者の八名である。総会の役割分担などを確認した。

三月三日、ＡＬＳ滋賀県支部結成総会が大津市民病院九階会議室にて、患者・家族・支援者等八〇名の参加のもとに開催された。参加した患者、家族、遺族、支援者はＡＬＳ滋賀県支部の結成を祝い、活動方針も決められた。三五番目のＡＬＳ滋賀県支部の誕生である。結成総会議案書には前田会長の設立趣意書がある。

滋賀県に六七人（平成一八年三月三一日現在）のＡＬＳ患者がいます。私もその一人です。私は平成一六年一月にこの病気を知らされました。そのときの気持ちを、何と言い表せばいいのか適切な言葉が出てきません。恐らく他の患者さんも同じであろうと思います。

私はこの病気になって約三年になります。自分でも自覚できる日々の身体の変化に、この病気のなせる業とは思いながらも、何時特効薬が開発されるかとの期待も抱きながら、今日一日の生に一時の安堵を覚えています。今では歩行に困難をきたし、外出にも他人の手を借りねばならなくなってきました。行く先のことを考えるとき、年老いた母を誰が看るのか、自分の生活は如何なる道を辿るのかその不安は限りなく膨らんできます。自分で起き上がることも、排泄も、更衣も、食事も、コミュニケーションも取れなくなったとき、それも徐々に。保健所保健師さんやケアマネージャーさんたち、皆さんが知恵を絞って支援して下さることだろうと思います。

しかし、心配や不安は募ります。仲間の中には、せめて夜だけでも家族を寝かせてやりたい、どうにも家で生活できなくなったとき、長期に入院、療養できる病院・施設があるのかと考えるとき、患者や家族は精神的にも、肉体的にももって行き場のない苛立ちに駆られます。

私たち患者・家族は追い詰められています。この病気が故に交流もままならず、今日までその日その日の生活だけに目が向いていました。滋賀県には六七名のＡＬＳ患者さんがおられますが、今まで患者同士が交流する手立ても機会もなく、患者本人と社会との接点は皆無といっても過言ではないでしょう。私たち患者有志はこれではいけないと不自由な身を押して、交流を重ねてきました。

その結果、滋賀県にもＡＬＳ患者や家族、遺族、協力者の組織「ＡＬＳ協会滋賀県支部」を組織し、ＡＬＳ患者や家族が普通に生活を営めるよう、医師や実務家（保健師や介護師、ヘルパー等支援者）、自治体職員、研究者その他関係者に呼びかけ、諸課題解決に向けてともに歩み始めることにしました。

滋賀県内二次医療圏ごとにある七保健所では、ＡＬＳ患者に対する取り組みが少しずつ進んできています。患者数が少ないためか、以前にはなかなか取り上げて頂けなかったのですが、最近は、全国のＡＬＳ患者側からの発信する声も大きくなってきた反映もあってか、行政も患者も一緒になって考えあう機運が醸成しつつあります。琵琶湖を中心に南北に長い地形の滋賀県は、移動するにも大変です。支援して下さる皆さんの力をお借りして、私達患者の生活は成り立っています。ＡＬＳ患者が滋賀県のどの地域に住んでいても生き生きと暮らし、社会参加が出来、尊厳ある生き方を選択できるような地域づくり・仲間づくりをしていきたいと思います。

共に泣き共に喜びあえるような支部づくりを目指し、ここにＡＬＳ協会滋賀県支部設立を希望いたします。そして、全国の患者、家族、支援の皆様との連携を深め滋賀をはじめ全国のＡＬＳ患者の療養環境整備に向け努力していきたい所存です。

ＡＬＳ滋賀県支部設立準備会
前田重一

（『日本ＡＬＳ協会滋賀県支部結成総会議案書』：2-3、二〇〇七年三月）

前田は長期療養できる入院施設を望み、ＡＬＳ患者の療養環境の整備に努力したいと語る。ＡＬＳ滋賀県支部長である前田は、湖南市の自宅での独居生活が続けられず、高島市にある身体障害者療護施設に入所した。看護師の勤務は日中に限られ、人工呼吸器を用いる患者の対応は困難である。病状の進行によっては、いつまで入所できるか分からない。前田は今も長期の入所施設の整備を訴えている。

ＡＬＳ滋賀県支部は結成前から患者・家族交流会を開催してきた。二〇〇六年六月四日に甲賀市の池村宅で第一回ＡＬＳ滋賀県支部設立準備会兼患者・家族交流会、九月二日に琵琶湖瀬田川湖畔のアル・マーレで第二回、一〇月八日に大津市民病院で第三回、一二月一〇日に大津市民病院で第四回を開催した。

二〇〇七年三月三日、ＡＬＳ滋賀県支部が結成された。患者・家族交流会は、七月一五日に彦根市民病院、一一月二四日に草津総合病院で開催され、延べ九〇名弱が参加した。草津総合病院の交流会では、患者グループと家族グループに分かれて交流をした。家族グループは、介護の辛さや患者を思いやる言葉が聞かれ、在宅の療養環境の改善が急務の課題と改めて確認された。次回の交流会まで頑張ろうと声をかけ合う姿があった。患者のグループは、コミュニケーションが難しいので本音で話せたか不安だが、専門医の情報提供でＡＬＳの理解が深められた。患者同士が心のよりどころとなる時間を提供できたのではないかと思われる。

第3節　ＡＬＳ患者の家族介護の問題

ＡＬＳ滋賀県支部は二〇〇七年一〇月二一日ＡＬＳ医療研修会を大津市民病院で開催した。ＡＬＳ滋賀県支部の顧問医師である園部正信は、ＡＬＳの病気や治療、在宅での生活、人工呼吸器装着後の生活など患者や家族の立場に立って講演した。園部は講演終了後も個別相談に応じた。三五名の参加者から安心して頼れる医師の姿に喜びの感想が寄せられた。交流会や医療研修会は、神経内科医の協力で病院を会場にできた。会場を無料で借用し、交流会と医療研修会は現在も開催されている。

二〇〇七年五月二五日、池村が急逝した。『ＡＬＳ協会滋賀県支部便り』創刊号に、ＡＬＳ滋賀県支部の結成に中心的役割を果たした池村に贈る言葉が掲載された。

池村伊三郎様を偲んで

残念の一語につきます。昨年の六月四日、もう一年前になるのですね。ご自宅に前田、中川、西田、葛城がお邪魔させていただいた時、この病気の話、世話、着替え、排泄、食事、昔のこと…一杯話が出ました。久しぶりに笑い声が部屋に響いたとおっしゃっておられましたね。そこで初めてＡＬＳの患者会を作る話が出て、池村さんが準備会の代表を引き受けてくださったのです。あの日がなければ、今日の日本ＡＬＳ協会滋賀県支部はできていませんでした。いつも気にしていたのが、お宅へお邪魔する度に、奥様にあれこれとお世話していただいたことです。それでなくとも池村さんの介護に疲れておられるのに申し訳なく思っておりました。

思い出は尽きません。甲賀保健所での研修会で池村さんの講演を聞き、「お宅へお邪魔してよろしいか」と私〔筆者――筆者注〕が言いますと、「待っています」と言ってくださいました。滋賀県難病連の二〇周年記念の集いで池村さんは発言されました。「同じ病気で生活しているものが寄って患者会を作ろう」と呼び掛けていただいたのです。そうそう池村さん、昨年の暮れ頃でしたか、新聞に池村さんと奥様、ケアマネージャーさんが写った大きな記事が載りましたね。あの記事に準備会のことも書いていただいて、その記事を読んだご遺族から問い合わせがあり、今の滋賀支部の役員になっていただいている方もおられるのですよ。

池村さん、一昨日五月二四日滋賀県庁の障害者自立支援課の担当の職員さんに「この病気はご本人は勿論のことですが、介護をしている家族の苦労は計り知れないものがあるので、何とか本人もご家族も生活できる方法は作れないものか」また、「介護、障害、難病の各施設と周りの資源を組み合わせて、在宅で暮らし続けることのできる〝近江方式〟を作りたい」と相談に行ってきました。

池村さん、お誓いします。残された滋賀県支部の役員一同一生懸命勉強して、滋賀県や市、保健所、地域の皆さんとよく相談して〝近江方式〟を作ることを。そして、ＡＬＳ患者と家族が、安心して暮らし続けることができる滋賀県になるよう頑張ります。

池村さんの意思を立派に引き継ぎ無駄にしません。

どうか私たちを見守っていてください。

平成一九年五月二六日

日本ＡＬＳ協会滋賀県支部　役員一同

（『ＡＬＳ協会滋賀県支部便り』：7、二〇〇七年七月）

二〇〇七年にＡＬＳ滋賀県支部役員会は三回開かれた。支部長の前田は患者や家族が外出の難しい状況から役員会の開催を四ヶ月に一回としたが、時機にあった活動は難しかった。ＡＬＳ滋賀県支部の要望書は急を要した。役員からは、いかに活動を進めるのか意思統一が必要、年度内に次期総会の準備に入らねばいけない、などの声が聞かれた。一一月二四日、役員会で、入院中の前田と協議して当面二〇〇八年二月二一日の開催が確認された。

ＡＬＳ患者や重症難病患者、家族は患者本人の生活を営みつつ、家族介護が成り立つ療養環境の改善は緊喫の課題であった。

二〇〇七年九月一三日、ＡＬＳ滋賀県支部は草津保健所で、江畑夫妻と療養環境の改善に向けて話し合った。江畑は、患者の江畑明美の起床、着替え、食事を終えさせて出勤する。食事介助を急ぐと喉に食べ物を詰まらせる可能性もある。出勤後、江畑明美は看護師やヘルパーの支援を受けて一日を過ごすが、六〇分から九〇分間は独居となる。この間に何かあったらと思うと心配だと文字盤を通して語る。草津保健所と話し合って、江畑に代わり朝の食事介助にヘルパーの支援が実現した。江畑は少し落ち着いたと喜んでいた。しかし、夜中の介護は家族に任される。ベッドの横で寝ているが熟睡はできない。江畑は出勤のとき、一瞬の居眠り運転に気づき驚くこともあるという。

前田は電動車椅子に身体を固定して、食事も腕を食器台に振り上げて時間をかけて摂っていたが、現在は全介助である。入浴は機械浴、排泄も職員に頼る生活となった。

中川は設立総会で支部結成の挨拶をレッツチャットで読み上げた。二〇〇八年一月八日、意思伝達装置を使って筆者にメールを送信した。

> 中川です。新年明けましておめでとうございます。今まで手の握力低下で携帯が操作できなかったが、昨日オペナビがイオ光に繋がりました。つきましては、アドレス登録いただき、連絡方お願いします。今年もお世話になります。

これだけのメールを送るのにどれだけの労力と時間をかけたことであろう。以下、中川のメールの一部を引用する。

ありがとうございます。オペナビと格闘している毎日です。
間もなく、乗りこなせるまでなれてきました。ただし、パソコンの一〇倍ほど時間がかかります。(*^。^*)
ここ半年から一年の間に症状の悪化が速まり、滋賀支部の活動に参加できなくて、申し訳ありませんが、可能な範囲で役割を果たさねばと考えていますのでご容赦のほど、お願いします。2008.1.19
私はこの二日間、下痢がひどくて、寝たきりでした。胃ろうにしてから、便通が乱れがちで、困っています。(;一_一)
年頭所感のテーマで、書いた文章を娘に頼んで、葛城さんまで届くよう手配します。ご一読願います。
2008.1.23

出原さんの県議会議長をはじめとするご活躍に、心から敬意を表します。

私は、神経難病「ＡＬＳ」に罹病して丸三年が経過しました。いまでは手足の筋力も落ちてしまい、自力では何一つできない体になってしまいました。日々の楽しみは、キーボードをたたけない障害者用に開発されたパソコン「オペナビ」を使って、福家さんや金ちゃん、高間さん等とのメール交換やネットでニュースや知人のブログを読んだりすることです。

さて私たちは、ＡＬＳ患者やその家族、遺族、そして協力者を構成メンバーに、昨年二月にＡＬＳ協会滋賀支部を結成しました。私も役員の一員として、交流会や研修会の開催、ホームページや機関誌による情報の提供、行政への要請などに取り組んできました。

当協会本部からの情報によりますと、中央では、難病に関する超党派の議員連盟ができていて、特に民主党の取り組みが熱心だと聞いています。そこで、私たちは、滋賀においてもこういう取り組みができればありがたいと考えています。

つきましては、出原さんに私ども滋賀支部の葛城事務局長がお出会いさせていただき、簡単な報告とお願い申し上げたく考えております。

ご多忙中恐縮とは存じますが、お許し賜わり、ご承知いただけるようでしたら、お手数をおかけしますが、可能なのは「いつ、どこで」と二案ほど指定いただき、中川まで返信願えれば幸いです。

あと、しばらくは寒い日が続きますが、お身体ご自愛のうえご活躍をお祈り申し上げます。2008.2.18

出原議員から返答いただきましたので、そのメールを転送します。

つきましては、その返事は、葛城さんから直接メールで、出原議員にしていただくよう願いします。出原議員のメールアドレスは、本文最下段の青字を、ご参照ください。

中川勲様
ご無沙汰して申し訳ありません。メールを見させていただきました。症状が進行し「オペナビ」での意思疎通とのことで、今後、私もメールで連絡させていただきます。
さて、今日から二月県議会定例会（三月二四日まで）が始まりました。今日は知事の提案説明のみで午前一一時三〇分に終了（びわ湖放送で生中継）しました。今日はこの後、午後一時三〇分から「滋賀県保健医療計画」「健康いきいき二一～健康しが推進プラン～」「滋賀県医療費適正化計画」「滋賀県地域ケア体制の整備に関する方針」について委員会を開催し議論をします。

早速ですが、今週は草津市長選挙もありますし、今後の議会日程の関係もあり、できましたら三月五日（水）の午後三時以降、一七日（月）午前一〇時～一二時、一八日（火）午前一〇時～一二時、いずれも県庁議長室にお越しいただければ幸いですが…。葛城事務局長さんが県庁にお越しいただくことができるかどうかの判断もありますが…とりあえず、私の都合をいわせていただきます。よろしくお願いいたします。

出原いつみ 2008.2.19

二〇〇八年三月一八日、中川の働きによって、滋賀県議会議長の出原逸三にALS滋賀県支部役員の瀧、水江、福井、筆者が出会った。滋賀県や保健所の対応を話し、難病議連の結成を陳情した。一〇月一〇日、滋賀県難病対策推進議員連盟が結成された。

滋賀県に長期の入院施設はないに等しい。ALS患者の在宅療養は家族介護で支えられている。家族が休養するレスパイト入院が制度化されたが、いつでも利用できるわけではない。神経内科医の不足は深刻である。二〇一六年七月一日、滋賀医科大学に神経内科講座が開設され、滋賀県の神経内科診療の向上と患者や家族の相談に応える体制に県民の期待は大きい。

第4節　日本ALS協会滋賀県支部による介護事業所の開設

ＡＬＳ滋賀県支部の活動はＡＬＳ患者が安心して暮らせる療養環境の改善である。夜間に訪問し、家族を支援する介護事業所が少ないため、支部は介護事業所の開設を目指した。二〇〇九年四月二五日、ＡＬＳ滋賀県支部は第三回総会に二四時間ケアのできる介護事業所の開設を提起した。ＡＬＳ滋賀県支部は、事業所開設準備会を設けて、ＮＰＯ法人による事業所の開設方法や時期の検討に入った。

二〇一〇年五月一六日、大津市民病院にてＡＬＳ滋賀県支部の第四回総会が開催された。支部は二四時間三六五日の支援を目指すＮＰＯ法人ＡＬＳしがネットの参加団体として活動することが承認された。役員会は顧問の堀井とよみの「やると言ったら途中でやめられない！」との言葉に励まされ、手探りで作業を進めてきた。ＡＬＳ滋賀県支部総会のあと、引き続いてＡＬＳしがネット設立総会を開催した。事業開始は二〇一〇年一〇月を目標にした。

法人格取得や介護事業所の開設申請の書類は丁寧に時間をかければできるが、介護事業所の運営にはヘルパーやケアマネージャー、管理者、サービス提供責任者などが必要となる。当初は訪問介護事業と居宅介護支援事業の同時開始を考えていた。しかし、直前に居宅介護支援事業所を担うケアマネージャーの都合がつかず、まずは訪問介護事業所ものを開設した。

理事はＡＬＳ滋賀県支部の役員を中心に構成した。ヘルパーは筆者や福井の友人、知人を訪ねて協力を求め、最低限の常勤換算二・五人の確保に目途がついた。しかし、協力が得られたヘルパーは看護師資格者がほとんどであった。一〇月一日時点で、訪問介護事業所管理者兼サービス提供責任者に看護師の福井が就いた。メンバーは登録ヘルパー八名のうち六名が看護師資格、介護福祉士一名、2級ヘルパー一名の体制である。財政的な問題から介護福祉士の筆者以外は全員登録ヘルパー[6]で構成した。福井は失業保険を補償すれば引き受けるとの提案に頼った。筆者の賃金は五万円に設定した。開設資金はFから二〇〇万円を借り、ALS協会滋賀県支部から二〇万円を借りた。数ヵ月後、資金不足でFにさらに一〇〇万円を借りた。

第5節　訪問介護事業所ももの開始

訪問介護事業所ももの開設から利用者は少しずつ増えた。しかし、入院を機に契約終了となるケースが相次ぎ、新規利用者が毎月一名から三名増えるにもかかわらず、延べ利用者数はたいして増えなかった。ALS患者のみの訪問介護事業所という利用者の誤解や依頼地域にももの登録ヘルパーがいないために派遣できないケースもあった。開設した二〇一〇年一〇月から一年間のサービス提供件数ならびに介護報酬、人件費は表1のとおりである。

まずは経営を軌道に乗せることだった。一年間赤字経営だったが一三ヶ月目に黒字に転じた。月一回の定例理事監事会では、サービス提供や資金繰りなどを共通認識にする努力をした。経営は困難な状況であるが、居宅介護支援事業所や訪問看護ステーションを展望する議論を続けた。二〇一一年六月一日、居宅介護支援事業所ももを開設した。年度ごとの収支状況は表2のとおりである。

税引き前の収支差額とはいえ、二〇一二年度以降はかなりの利益を上げている。その原因として喀痰吸引や経管栄養などの医療的ケアができるヘルパー事業所という知名度の浸透、家族介護の負担軽減に営業時間外のサービス提供が影響したと思われる。一切の業務を福井と筆者で処理し、経費節減に努めていることも黒字の要因と思われる。二〇一一年六月以降、筆者に介護福祉士の資格があったので訪問介護事業所のサービス提供責任者となった。福井は訪問介護事業所もと居宅介護支援事業所もの管理者兼介護支援専門員として事業を支えた。

ＡＬＳしがネットは結成総会で三つの目標を掲げた。

１　利用者とともに介護者の支援もできる事業所を目指す。

２　行政をはじめ関係機関とともに利用者・家族にとって頼りになる事業所を目指す。

３　難病患者や障害者が安心して暮らすことのできる社会をめざす。

第一の目標は、ＡＬＳ患者・家族交流会や患者訪問、水江や筆者の家族介護経験から明文化された目標である。現状の在宅における療養生活は家族介護ぬきに成り立たず家族支援は必須である。現場で働く介護福祉士やヘルパー、ケアマネージャーは、患者や家族が求めるサービスと現行制度の狭間にあって悩みながらケアにあたっている。在宅サービス資源を活用する事業所のネットワーク化、患者や家族、支援者への心理的支援、難病患者支援に関わる制度の共有と活用が求められている。

第二の目標は、二四時間の訪問介護、医療的ケアの提供は総合的な地域支援として必須の目標である。

表１　2010年10月から１年間のサービス提供件数ならびに介護報酬、人件費（単位　円）

月	利用者数	保険請求金額		利用者負担額	収入合計	人件費以外の支出金額	人件費	収支差額
10	3人	介護	151,990	16,889	168,879	約149,000	300,679	−280,800
11	6人	介護	207,196	23,026	230,222	約93,000	369,096	−231,874
12	7人	介護	136,831	15,207	152,038	約70,000	366,560	−284,522
1	4人	介護	136,471	15,166	151,637	約70,000	326,427	−171,420
	1人	障害	73,370	0	73,370			
2	6人	介護	137,828	15,319	153,147	約70,000	361,856	−278,709
3	7人	介護	169,638	18,854	188,492	約75,000	332,884	−219,392
4	6人	介護	344,099	38,238	382,337	約73,000	346,080	−21,127
	1人	障害	15,616	0	15,616			
5	4人	介護	103,150	11,464	114,614	384,446	425,249	−681,501
	1人	障害	13,580	0	13,580			
6	8人	介護	290,610	32,296	322,906	80,760	341,651	−34,818
	4人	居宅	64,687	—	64,687			
7	11人	介護	455,110	50,575	505,685	130,715	491,285	＋54,150
	1人	障害	85,059	6,229	91,288			
	8人	居宅	79,177	—	79,177			
8	11人	介護	397,132	44,133	441,265	113,501	516,219	−125,838
	6人	居宅	62,617	—	62,617			
9	11人	介護	390,713	43,421	434,134	155,500	493,108	−22,053
	1人	障害	85,389	0	85,389			
	9人	居宅	107,032	—	107,032			

表２　年度ごとの収支状況

黒字は税引前の利益（単位：円）

2010年度	収入　1,117,785	支出　3,859,261	−2,741,476
2011年度	収入　6,842,343	支出　8,674,496	−1,832,153
2012年度	収入　23,646,460	支出　16,068,242	7,578,218
2013年度	収入　27,599,524	支出　22,522,149	5,077,375
2014年度	収入　33,371,666	支出　22,956,555	10,415,111
2015年度	収入　42,646,028	支出　32,186,512	10,459,516
2016年度	収入　46,067,016	支出　34,426,570	11,640,446
2017年度	収入　51,341,308	支出　37,417,768	13,923,540

地域保健法は保健所業務として難病患者への総合的支援を明記している。二〇一一年六月二二日老発第〇六二二第一号「介護サービスの基盤強化のための介護保険法等の一部を改正する法律等の公布について」の通知では関係機関等の連携による支援が強調されている。

第三の目標は、在宅生活の困難を少しでも軽減する目標である。個々の事業所が深夜や夜間、早朝の対応には限界がある。既存の地域のサービス資源を有効に活用する事業所間の連携、行政の支援が必要と考える。足りないサービスは作る必要がある。

理事監事会や職員会議で議論が脱線すると三つの目標に立ち返った。しかし、赤字のときは経営を考えるあまり、理念に反するのではないかと理事監事会で議論が交わされた。ＡＬＳしがネットは、ほかの事業所がやらない医療的ケアを行う事業所を目指した。

第６節　いつでも医療的ケアを行う事業所

ＡＬＳしがネットは、開設当初から厚労省医政局通知に基づいてヘルパーによる喀痰吸引や経管栄養の注入の必要な利用者にかかわってきた。二〇一一年一一月一一日の社会福祉士及び介護福祉士法の一部を改正する法律の施行で、ヘルパーの喀痰吸引などは研修[7]が必要となった。しかし、研修を受けるヘルパーに受講時間の保障と賃金保障も必要となり訪問介護事業所の受講者数は少ない。

ＡＬＳしがネットの職員体制も介護福祉士やヘルパー１級や２級の登録ヘルパーが少しずつ増え、看護師資格のヘルパーと交代した。ＡＬＳしがネットは介護福祉士と2級ヘルパーの二名を喀痰吸引など2号研修に派遣した。研修期間はほかのヘルパーや利用者にしわ寄せがいった。二〇一二年四月一日、滋賀県から登録喀痰吸引等事業者（登録特定行為事業者）の登録通知を受けて利用者の喀痰吸引等の要請に応えた。滋賀県は1号研修修了者、2号研修修了者でも、人工呼吸器装着者に対する吸引は3号研修を修了しなければできないとしている。吸引等の行為は訪問介護事業所が県に登録喀痰等事業者の登録をしないと研修修了者であってもできない。滋賀県の二〇一六年度研修は、1号研修や2号研修は年2回、3号研修は年三回をいずれも民間の医療機関に委託して実施している。退院して在宅療養となる患者に地域では即応できる体制はない。

ＡＬＳしがネットの理事監事会では訪問介護事業所もが喀痰吸引等の研修を行い、医療的ケアの必要な利用者への対応が必要との議論がされた。二〇一三年一〇月三〇日、訪問介護事業所ももは滋賀県で唯一の研修機関として登録された。二〇一三年度から二〇一五年度まで連続して3号研修を実施し、受講した訪問介護事業所もものヘルパーは比較的早くサービスが提供できた。

実際の吸引行為についても課題がある。研修テキスト（厚生労働省・平成二三年度障害者総合福祉推進事業の一環「介護職員等によるたんの吸引等の実施のための状態別・疾患別に配慮したテキスト・ＤＶＤの作成について」検討委員会）の気管カニューレ内部の喀痰吸引は気管カニューレ内（約一〇センチ）に入れると書かれているが、利用者Ｈはレティナと呼ばれる気管カニューレを装着している。これまで使っていた気管カニューレではすぐにカニューレ内部に痰がこびりつき、家族が常に吸引する状態が続いていた。それがレティナという製品を使うようになって痰が少なくなったと家族は喜んでいる。ところが訪問介護事業所ももから介護職員が支援に入ることになって問題に気付かされた。レティナのカニューレの長さは三センチ位でしかない。ヘルパーの吸引は気管カニューレ内部となっているので、三センチしか入れることができない。これでは痰の引きようがないことが分かった。滋賀県の担当課も厚生労働省の担当課も気管内と決められているのでそれを超える吸引はできないと電話で答え（2017.2.21）るだけで患者・家族に説明する言葉はなかった。家族の負担を減らそうとしても何ら意味をなさない。

ＡＬＳ滋賀県支部はＡＬＳしがネットを設立して三つの目標を掲げて活動を進めた。ＡＬＳしがネットの一〇〇倍の予算規模のほかの事業所が少ない税額で済んでいる。ＮＰＯ法人の介護事業所への課税や介護報酬の算定には疑問がある。ＡＬＳしがネットは、祝祭日二四時間を問わずにヘルパーが医療的ケアのサービス提供を行っている。職員の平均年齢も六二・六歳（二〇一八年四月一日現在）と先行きに不安が残る。

第7節　ＮＰＯ法人ＡＬＳしがネットのこれから

在宅の重症難病患者や重度障害者の二四時間介護は家族介護が欠かせない。訪問介護事業所ももの事例には介護者が先に倒れる懸念がある。特殊な事例ではなく、ほかの事業所でも間々ある事例だろう。居宅サービス計画によるサービス提供だけでは円滑な生活は難しい。

〈ケース1〉

要介護5、障害度区分6のＡＬＳ患者Ｋ（人工呼吸器装着）はキーパーソンの生計主の息子と二人暮らし。

息子の仕事には休日出勤が月一回程度ある。平日午後九時以降から翌朝出勤するまで介護は息子が担っている。介護者息子の健康が心配。

〈ケース2〉

心臓疾患を患う要介護4の夫（八八歳）が統合失調症の要介護5の妻を在宅でデイサービスと訪問介護を利用して世話をしている。妻の病状進行で排泄介助などの困難時の介護放棄が心配される。

〈ケース3〉

一人暮らしの老人（九四歳）の要支援が認定更新時に自立となった。ヘルパーとの会話を楽しみにしていたのだが……。

〈ケース4〉

一人暮らしのM（九〇歳）に日に三回週六日の訪問。必要ない高価な布団や浄水器を買わされている。消費生活センターに相談し、返品できた物品もあったが……。

〈ケース5〉

一人暮らしのKは利用料ゼロの障害福祉サービスで毎日ヘルパーに来てもらって生活してきた。六五歳で介護保険に移行して利用料が三万円を越え、やむを得ず利用回数を減らしている。

〈ケース6〉

要介護5のS子（六七歳）は日中仕事の夫と息子との三人暮らしで、日に三回のヘルパーや療養通所、訪問看護などで在宅生活をしている。利用料が月八万円で夫は困っている。

〈ケース7〉

神経・筋疾患に罹った要介護5のT（七八歳）は妻と二人暮らし。サービスは毎日ヘルパーが朝七五〜九〇分、夜は毎日三〇分、療養通所介護に週二日、訪問看護ステーションを週一回利用。妻は介護疲れから重度訪問介護を希望するが、吸引が必要なことから月一回程度しか提供できていない。

訪問介護事業所ももは、開所時から利用者とともに介護者支援を目標に、できる限り日祝祭日夜間早朝のサービスを提供してきた。二〇一八年七月度の実績は、土日曜日の出動件数は訪問件数八九七件中二七七件（三〇％）、早朝夜間深夜は八二件（九％）で多少なりとも介護者の支援になっていると思われる。居宅介護支援事業所ももの支援計画で訪問介護事業所ももからヘルパーを派遣している事例では、介護保険法と障害福祉サービスの併用や喀痰吸引等の医療的ケアの提供、障害福祉サービスから介護保険への移行の六五歳問題、営業時間外などのサービス依頼などは事業所内で支援計画に比較的反映しやすい。ほかの事業所の支援計画のなかにはケアマネージャーの考えによって課題を抱えたままの支援となる事例もある。支援計画と介護現場が乖離する事例では複雑な思いになる。

在宅患者・家族の要望に応えきれているとは思えないが、少しは家族の負担の軽減につながっていると思われる。課題は医療的ケアを提供する訪問介護事業所が極端に少ないことである。今後、医療依存度の高い利用者が今以上に在宅で暮らすことが予測される。地域に医療的ケアのできる訪問介護事業所が増え、介護者が安心して在宅で介護ができる環境を整えることが差し迫った課題である。ＡＬＳしがネットの活動を通して考えられることは、より多くの介護事業所が登録特定行為事業者として登録し、その事業所で働くヘルパーが積極的に研修を受ける環境を整えることである。在宅での療養環境を整備する事によりどの命も大切にされる社会に近づくこととなろう。その実現のために介護事業所をはじめとする関係機関、利用者家族、行政が協働の力を発揮することが求められる。

第8節　おわりに

一九九五年二月から老人保健福祉審議会が審議を始めて、一九九六年四月二二日に最終報告『高齢者介護保険制度の創設について』を発表した。最終報告には「人はすべて親から生まれ、親の労苦によって育てられたことを想えば、高齢に達した親の平安な老後を看とり、人生の最後まで人間としての尊厳を全うできる介護をしたいと願うのは、誰しも同じである。しかし、現実には、高齢者の介護は、それを負担する家族に肉体的、精神的、経済的重圧となり、心で想う介護が全うできず、家族の崩壊や離職をはじめ、様々な家庭的悲劇の原因となる。家族愛に根ざし、社会的な連帯によって高齢者の介護を支える社会を創る時が来ている」と報告されている。（http://www.ipss.go.jp/publication/j/shiryou/no.13/data/shiryou/syakaifukushi/993.pdf#search=%27%E8%80%81%E4%BA%BA%E4%BF%9D%E5%81%A5%E7%A6%8F%E7%A5%89%E5%AF%A9%E8%AD%B0%E4%BC%9A+1996.1%27 2017.7.15）

一九九五年一一月一二日、ＪＰＣは日本の医療・福祉と患者運動を考える全国患者・家族集会 in さっぽろにおいて介護保険構想に関する特別アピールを発表して「介護問題の真っ只中にいる当事者として現在政府が検討している介護保険構想には大きな疑問と懸念」を表明して「国や自治体の責任による公的介護保障の充実を急ぐよう強くもとめる」と見解を発表した（『ＪＰＣの仲間』51: 5、一九九五年一一月）。その後、自由民主党、社会民主党、新党さきがけ主導のもと、一九九六年一一月、介護保険法案が国会に提出、一九九七年一二月に成立、二〇〇〇年四月から施行された。

営業時間外の訪問介護事業所が少ないなか、訪問介護事業所もは二四時間三六五日のサービス提供を目指し実践してきた。介護職員の喀痰吸引等も早い段階から挑戦してきた。ALSしがネットの介護体験は、現行の介護保険制度が家族介護なしには在宅介護が成り立たない現実を直視してきた。

国や地方公共団体は、ALSしがネットのように土日祝祭日や早朝夜間深夜の訪問介護、医療的ケアを実施する事業所に対して介護報酬での評価や税制での改善により、他の介護事業所が取り組みやすい環境を整備する責務があるのでないかと考える。

利用者が在宅で住み続けるには、必要なときに必要なサービスが利用できる介護環境が求められる。現状は、家族が介護しないとなりたたない、介護保険料・利用料負担に耐えられない、家族が仕事を止めざるを得ない等のケースも見受ける。在宅生活の利用者や家族のQOLの向上も急務である。早急に介護保険制度の抜本的な見直しが必要と考える。

■注

1 脳や抹消神経からの命令を筋肉に伝達する上位運動ニューロンと下位運動ニューロンが消失していく原因不明の疾患。手足、のど、舌の筋肉がだんだん痩せて力がなくなって発話、食事が困難になる。発症後二年から五年で呼吸に困難をきたすと、人工呼吸器を用いた生活となる。介護も含め人工呼吸器の装着を選択できない患者が少なくない。

2 週一回午後一〇時から翌朝八時までが筆者の介護当番だった。

3 字と字の間は判読がしやすいように筆者が適宜空けた。

4 二〇〇四年一〇月、前田は草津保健所が主催するＡＬＳ患者交流会に参加していた。滋賀県初の交流会に筆者も参加したが、前田の参加に気づかなかった。

5 当時、滋賀県立大学人間看護学部准教授。

6 ヘルパーは常勤で働くヘルパーとパート型の登録ヘルパーがある。登録ヘルパーとは各介護事業所に登録し、依頼のあった仕事を請け負って働くヘルパーである。

7 喀痰吸引や経管栄養の注入は、医療行為で医師、看護師、患者、家族以外はできない。在宅療養のＡＬＳ患者の療養環境の改善から二〇〇三年七月一七日の厚生労働省医政局長通知で介護職員にも認められ、二〇〇五年度にはＡＬＳ以外の疾患にも認められて介護負担の軽減につながった。二〇一二年四月から社会福祉士及び介護福祉士法の一部改正により介護福祉士等が一定の研修を受けて、都道府県知事から認定証の交付を受ければできることになった。

第1節　難病医療法の成立

本章では、近年の難病患者運動および難病対策の動向を述べたのち、滋賀難病連の患者運動を整理する。そのうえで、本書の到達点と限界、残された今後の課題を述べる。本節では、難病医療法の成立にかかわる点を述べる。

二〇一三年五月、ＪＰＡは民主党難病対策推進議員連盟のヒアリング資料に要望書を提出した。要望書には、新しい難病対策の法制化の早期実現、対象疾患の大幅拡大、医療費助成の大幅拡大などが書かれている。ＪＰＡはすべての稀少難病及び難治性疾患を対象にするよう要望した。難病患者や家族は、ＪＰＡとともに難病対策の法制化を目指し運動を進めてきた[1]。

二〇一四年五月、難病の患者に対する医療等に関する法律が成立した。二〇一五年一月一一〇疾患、七月三〇六疾患、二〇一七年四月三三〇疾患、二〇一八年四月三三一疾患が医療費助成の対象となった。現在難病は五〇〇〇から七〇〇〇あるといわれる現状からすれば全疾患が医療費助成の対象になるにはかなりの年数を要する。

難病患者運動を牽引してきた伊藤は「今の日本の法律に対する考え方は、制限法であるために、必ず制限条項がついて周り、新たなおちこぼし線引きが行われる。従って、いくらつくっていっても、必ず、また別の新たな問題を派生させることとなる」[2]（『地難連ニュース』19: 2-3、一九八一年一月）と述べる。例えば心身障害者対策基本法第一章総則第二条定義の拡大と「固定的」の削除、各障害名を削除し、新たな包括概念の導入と見解を述べている。

伊藤は「私たちを中心に考えれば、今の日本の社会保障制度で、もっとも重要なのは、健康保険法、年金法、生活保護法、身体障害者福祉法であるといえます。難病問題とは、まさしくそれらの欠落部分にわれわれが位置しているところの問題でもあることを認識しているわけですが、その中で、特に身障福祉法にしぼって活動を展開するとすれば、次の点が重要ではないかと考えます」（『地難連ニュース』19: 2-3、一九八一年一月）と述べている。日本の社会保障制度を視野に入れた見解と考えられる。

一九七五年第三〇回国連総会決議の障害者の権利宣言では、「障害者とは、先天的か否かにかかわらず、身体的または精神的能力の不全のために、通常の個人または社会生活に必要なことを確保することが、自分自身で完全に、または部分的にできない人」と定義している。この定義に即した対象範囲の確立が先決と考える。

第2節　難病対策基本法の要望

難病対策基本法（仮称）の策定をめぐって意見の相違がある。一九九〇年九月、第一東京弁護士会人権擁護委員会の「調査報告と提言――難病について（難病対策基本法の制定を望む）」のまえがきを引用する。

……このたび当人権擁護委員会医療部会のメンバーが難病とされている「ＡＬＳ」患者からの救済申立事件を契機として、これら関係者に対するアンケート調査、面接等を実施することによりその実態を明らかにし、一般に難病といわれるものには、どういうものがあるか、患者家族は何を訴え、医療側はどう対処しているか、また行政の対応はどうなっているかなどについて、これを報告書としてまとめました。

そして難病についての研究体制の充実と看護体制の確立、難病に関する知識の普及により、偏見をなくし、社会一般の理解と協力を求めるとともに、抜本的には福祉施策を盛り込んだ難病対策基本法を早期に制定すべきであるとの提言をするにいたりましたが、この小冊子が右法制定にむけての一資料となり、また、広く難病に対する社会一般の理解の手助けとなることをねがうものであります（第一東京弁護士会・人権擁護委員会 1990: 9）。

第一東京弁護士会人権擁護委員会は、難病患者を調査するなかで難病対策基本法を早期に制定すべきと提言した。兵庫難病団体連絡協議会も以前から難病対策基本法の制定を主張している。

二〇〇七年一二月二日、JPA拡大幹事会にて参加者から以下の質問が出された[3]。

地域の小さな患者会だが加盟させていただいて感謝しています。私たち全く無知でわからない地域の患者会が思っていることで、大きな問題かも知れませんが、難病患者の法律みたいなのを作った方が良いのではないかと思います。難病対策法とか難病基本法とか、それに難病患者法というそういう意見が出てきています。

この質問に対して、伊藤たてお代表[4]はJPAの見解を述べた。

これは、ずっと長い間議論してきたところです。ひとつは、対策を法律化するといったときには、医療費助成なのか、福祉対策なのか、研究なのかという何を法律化するのかをキチンとしないといけないと思います。それぞれ福祉に関しては福祉の法律があるし、健康保険法があったり医療法があったり様々な法律があります。この法律と、私たちが言う場合の難病対策を法律にという場合、どこを指して法律というのかということがあって、技術的にも非常に難しいことだと思います。例えば、難病患者だけが他の健康保険や診療報酬や福祉制度やいろんなものと切り離して難病対策だけを法律にせよと言っているのか、そうじゃないのかという問題があります。もう一点は、難病の範囲をどうするのかという問題です。今言われている特定疾患だけを難病対策の範囲とするのか、もっともっと拡大して難病対策の範囲とするのかという問題もあると思います。現実的には、今パーキンソンやIBDなど患者数が多くなった疾患を守るだけでも精一杯です。なかなか新しい疾患も中に取り入れることが出来ないというなかで、難病対策が法律ということになってしまったら、それらの疾患についての考え方をどうするのかということになってきます。一般的には、法律にするときにはそのよう危険、将来厚生労働省なり国の予算を縛ってしまうようなところは入れないだろうと考えられます。そうすると、人数の多い疾患についてはバッサリと切り捨てたうえで難病対策を提案する可能性があるし、新しい疾患も範囲をかなり限定してくるだろうと思います。いったん法律になったらなかなか直すのは困難。法律になったら難病対策予算が守られるか、例えば小児慢性特定疾患はどうだったのか、身体障害者の自立支援医療はどうなったのか、その時々の国の財政状況や都合によっていろいろ変わるわけです。難病医対策が法律になることで、難病対策がこの社会の中で安定するというふうには考えられない。だとしたら難病対策を法律化ということで要求するときに何を焦点にするかということが非常に難しいところです。長年、民主党さんと議論し、その議論の中で民主党の作った難病対策基本法という提案が生まれてきてはいます。しかし、他の法律を一つの法律で縛るというわけにいかないということもあり、これも難しいところだろうと考えています。

難病医療法でも難病対策基本法でも、難病に特化した法律は「新たな落ちこぼし」を生むと懸念する。障害者の権利条約では、生活するうえで必要とする社会保障制度の確立を目標とする施策を求めている。

第3節　近年の難病患者の状況

健康で働けるものが普通で、病気であったり、人の手を借りないと生きていけない難病患者の生きる価値をどこに見出せばよいのか。難病患者をめぐる議論を見てみる。

二〇〇六年、厚生労働省によるパーキンソン病と潰瘍性大腸炎の難病医療費の縮小の提案は、すべての難病患者が問題と認識したといって過言ではない。二つの患者会は医療費の縮小撤回を日指して必死の運動を展開した。厚生労働省は二〇〇七年度の医療費の縮小を見合わせた。

二〇〇六年三月、参議院厚生労働委員会で自民党の坂本由紀子議員は、治療研究事業の指定について、進行性化骨性筋炎（ＦＯＰ）など難病指定を求め、五万人を超える疾患や治療法の確立した疾患は指定から外すように求めた（『ＪＰＡの仲間』3:6、二〇〇六年八月）。

二〇〇七年九月一〇日から一四日、独立行政法人国立病院機構宇多野病院・京都府主催で第九回神経・筋難病看護研修が行われた。厚生労働省職員は難病対策の課題の講義で「何故難病対策を見直されなければならないのか?」として三点を指摘した。第一に、患者数の伸長と医療費の増加に予算が追いつかないこと。第二に、新規患者を選定できず、既疾患との間に不公平が発生していること。第三に、既に都道府県に対して超過負担を強いており、制度の維持が困難であること。どの点も予算がないから難病対策を見直すと読み取れる。患者間に不公平や対立が生じている。「患者数が多く稀少性の薄い疾病や、比較的研究が進みつつある疾病患者の予算をいまだ研究にも及んでいない疾病にまわすように」との声になる。医療費抑制政策は、難病患者の団結を弱める可能性がある。

一二月二日ＪＰＡは、患者・家族のつどいを開催した。一二月三日、患者・家族の声を！　全国大行動に全国から七九団体一八五名が東京に集まった。日本の難病患者運動史上、これだけ多くの団体が一同に会したことはこれまでなかった。四七団体から寄せられた要望を各省庁に提出して、衆議院議員会館で国会議員に対する要請行動が行われた。二七〇人の国会議員を訪問して協力を訴えた。滋賀難病連も代表を送って「患者会活動に対する行政の役割」と題して訴えた。

病を持つ、それも何時治るとも知れず、なかには自身の命の蝕まれる姿が、自分で認識できる病の患者本人や家族の気持ちに接するとき、財政難であっても、人員不足であっても、共に悩み、共に考え、何ができるのか真剣に考える、その姿に患者や家族は救われるのではないかと思います。財政難であっても、人員不足であっても、行政の役割が存在することを要望します。（『ＪＰＡの仲間』7:2、二〇〇八年四月）

国や都道府県、市町村も難病患者の生活実態に即した保健および医療、福祉施策を進めるべきであろう。

第４節　法改正の意義と今後の検証

日本に難病の患者会ができて半世紀近くにして、難病患者の法整備が緒についた。

一九九四年七月、保健所法が改正されて地域保健法が施行された。地域保健法第三章第六条一一号に

「治療方法が確立していない疾病その他の特殊の疾病により長期に療養を必要とする者の保健に関する事項」が追加され、保健所業務に難病施策の実施が明記された。

二〇〇四年五月、参議院内閣委員会の附帯決議にて「『障害者』の定義については、『障害』に関する医学的知見の向上等について常に留意し、適宜必要な見直しを行うよう努めること。また、てんかん及び自閉症その他の発達障害を有する者並びに難病に起因する身体又は精神上の障害を有する者であって、継続的に生活上の支障があるものは、この法律の障害者の範囲に含まれるものであり、これらの者に対する施策をきめ細かく推進するようつとめること」(http://www8.cao.go.jp/shougai/suishin/kihonhou/kaisei.html#4 2017.3.9)と決議された。六月、障害者基本法の改正によって、障害者基本法第二三条三項に「国及び地方公共団体は、障害の原因となる難病等の予防及び治療が困難であることにかんがみ、障害の原因となる難病等の調査及び研究を推進するとともに、難病等に起因する障害があるため継続的に日常生活又は社会生活に相当な制限を受けるものに対する施策をきめ細かく推進するよう努めなければならない」(http://law.e-gov.go.jp/htmldata/S45/S45HO084.html 2017.3.9)が追加され、難病の調査研究が国および地方公共団体の業務として明記された。

二〇一一年七月、障害者基本法の一部を改正する法律の成立で障害者の定義が見直された。「身体障害、知的障害、精神障害(発達障害を含む)その他の心身の機能の障害があるものであって、障害及び社会的障壁(障害がある者にとって障壁となるような事物・制度・慣行・観念その他一切のもの)により継続的に日常生活、社会生活に相当な制限を受ける状態にあるもの」(http://law.e-gov.go.jp/htmldata/S45/S45HO084.html 2017.3.9)と難病が法律に位置づけられた。

二〇一二年六月、障害者の日常生活及び社会生活を総合的に支援するための法律（障害者総合支援法）が成立した。第四条に難病の定義が追加されている。二〇一三年六月、障害を理由とする差別の解消の推進に関する法律（障害者差別解消法）が公布された。二〇一四年一月、日本は一四〇番目の障害者の権利条約の締約国となった。

条約の交渉過程でほとんどの団体が発言の締めに用いたのは、「我らを抜きに我らのことを決めてはならない」（Nothing about us without us）という言葉であった（長瀬ほか 2008: 28）。この言葉のもつ意味は、障害者（団体）の主体的役割と力量が、法解釈論に限らず立法論や政策論にまでわたる本条約の実施過程のすべてにおいて問われてくることは間違いない（長瀬ほか 2008: 28）と述べる。

二〇一四年五月、難病の患者に対する医療等に関する法律（難病医療法）が成立した。二〇一五年一月から施行された。難病対策は、地域保健法や障害者基本法に明記され、参議院附帯決議で三障害に含まれると決議された。

しかし、国や都道府県、市町村の難病施策が法の谷間に置かれている現実に変わりはない。また、医療費の助成の対象は増えたが、現在も救いを求める難病患者がいる。五〇〇〇から七〇〇〇ある難病からすれば、難病患者に有意義な法改正であったのか、今後の検証が待たれる。

第5節　滋賀難病連による難病患者運動

本書では、滋賀難病連による患者運動を論じてきた。本節では、第1章から第7章にかけて論じたことを簡潔に整理する。滋賀難病連の難病患者運動は、療養環境の改善と難病相談、財源確保、患者交流であった。

一九七二年一〇月、難病対策要綱が策定されて難病の医療費助成が開始された。当時の対象は八疾患であった。一九七〇年代から一九八〇年代にかけて多くの都道府県で地域難病連が結成された。行政においても、医療費助成などの難病施策の実施には、難病患者の結束が必要と考えたのであろう（京都難病団体連絡協議会 1985）。

滋賀難病連の結成の契機は、スモン患者会と膠原病患者による滋賀県への活動助成金の要請である。滋賀腎協の総会活動方針によれば一九七八年から一九八〇年の三年連続で「滋賀腎協が中心になって滋賀県難病連結成」が決められた。一九八二年滋賀腎協第一二回総会は「非公式ではあるが滋賀県は滋賀腎協に県難病連の推進役として活動することを希望している」（『第一二回通常総会議案書』: 4、一九八二年五月）と報告している。一九八三年、石井が滋賀腎協の松田会長を訪ね滋賀難病連の結成を呼びかけたとき、滋賀腎協も課題であったと裏づけられる。

滋賀県は、滋賀難病連が結成された一九八四年から今日まで担当部長は一八人を数える。特定疾患患者実態調査を実施した部長、滋賀県難病対策検討委員会を設置した部長、検討結果に基づいて取り組みたいと意思表示した部長、難病対策推進事業の検討会を設置し、在宅療養支援計画策定・評価事業、医療相談事業を検討した部長、事務所の公的機関への設置を実現させた部長、共同作業所設置要綱のモデル事業を認めた部長など、難病対策に向きあった部長がいた。他方、文書回答は今回限りとする部長や滋賀県難病対策推進協議会委員に難病患者の代表をためらう部長、滋賀難病連の補助金をゼロにした部長もいた。

二〇〇八年以降、滋賀県は滋賀難病連への対応を大きく変化させた。滋賀県の一方的な進め方はなくなり何事も話し合いが基本となった。当時角野課長は厳しい財政でも要望を実現したいと述べた。

滋賀難病連と滋賀県の関係は、難病議連の出現によって三者の関係となった。滋賀難病連の要望の多くは改善あるいは実現され、三者の連携は現在も続いている。

滋賀難病連の運動資金の確保は結成のときからの課題であった。滋賀難病連の結成時の会員数は六団体五六五名だった。そのうち七二％が滋賀腎協[5]の会員で、一九八九年度の滋賀難病連の会費収入の七二％を滋賀腎協に依存していた。一九九九年度から、滋賀腎協からの会費がなくなって運動資金が激減した。二〇〇五年度には、滋賀県の活動補助金が一方的に打ち切られ、滋賀難病連の財政は大きな打撃を受け運動継続の危機に陥った。その後の滋賀県と難病議連との「協働」を求める運動のなかで、今では自己財源の確保も滋賀県の補助金に依存することなく健全化の方向に向かっている。ＪＰＡは滋賀難病連の自己財源の確保の活動を評価して、滋賀難病連から学ぼうとしている。

二〇〇八年三月、日本ＡＬＳ協会滋賀県支部の役員は、滋賀県議会議長の出原逸三に滋賀県議会に難病議連の結成を陳情した。一〇月、超党派の滋賀県難病対策推進議員連盟が発足した。滋賀難病連と難病議連は、県知事への要望の説明や難病議連が開催する勉強会の参加など「協働」関係が続いている。要望の説明会には県職員も参加している。難病議連の議員には難病患者や家族の声が届きやすく、滋賀難病連と難病議連の相互理解や信頼関係が良い方向に働いている。滋賀難病連の要望が難病議連とともに推進できれば、滋賀県職員の事務作業を通じて実現に近づく。患者会と議会の「協働」関係の実践である。

また、日本ＡＬＳ協会滋賀県支部は二〇一〇年八月にＮＰＯ法人ＡＬＳしがネットの認証を受け、家族介護者の支援を目標に一〇月訪問介護事業所ももを、二〇一一年六月居宅介護支援事業所ももを立ち上げた。

滋賀難病連は、他の地域難病連に学び運動体として主体的に行政との協働関係の構築を進めてきた。滋賀難病連の会員の多くは患者である。役員会は比較的動ける者で構成されるが、所属患者会の運営も兼ねているため、滋賀難病連の運営は比較的動ける理事の奮闘に頼らざるを得ない。

滋賀難病連は一時期一二団体で構成されたが、社団法人日本てんかん協会滋賀県支部、日本網膜色素変性症協会滋賀県支部、全国心臓病の子どもを守る会滋賀県支部が脱退して、二〇一六年九月現在七団体となった。二〇一八年四月日本網膜色素変性症協会滋賀県支部が再加入し、同時に新たに近江脊柱靭帯骨化症友の会が入会した。

難病相談は、医療、介護、福祉、就労、教育など生活全般におよぶ。医療や就労の専門医療機関の紹介、入院できる病院の紹介、在宅療養の介護、難病患者の就労など、ときには話を聞くだけで解決の目途の立たないことも多い。インターネットのあらゆるメディアで難病の情報を手軽に得られる。会費を出して患者会に入る意義がないと考える患者もいれば、地域難病連の運営が気に入らないと脱退する患者会もある。患者会運動の展望が見出しにくい現状にある。

第6節　本書の到達点と限界および今後の課題

本書は三つの目的を設定した。第一に、地域難病連の運動を通じて、患者運動の形成過程、滋賀難病連の歴史を明確にすることである。第二に、滋賀難病連の滋賀県に対する療養環境改善の活動から患者会と滋賀県の関係を考察することである。第三に、超党派の難病議連の結成を踏まえ、滋賀難病連と難病議連の関係を検討することである。

第一は、地域難病連の組織化を概観したのち、滋賀難病連の結成後の主な活動を時系列に沿って明確にした。第二は、滋賀難病連の滋賀県に対する活動と患者会と行政の関係の変容を考察した。第三は、難病議連の結成によって患者会と滋賀県の「協働」関係は、三者による「協働」関係に変容した。滋賀難病連の経験をもとに、今後は地域難病連の実践の検討が課題となる。

滋賀難病連三〇余年の難病患者運動は、役員の高齢化も課題となっている。結成当時の呼びかけ人であった京都スモンの会滋賀支部の柳井晃は亡くなり、中西正弘が現在も代表である。重症筋無力症友の会滋賀会（全国筋無力症友の会滋賀支部に改称）の呼びかけ人の葛城勝代は現在も滋賀支部の機関誌の発行を続ける。同じく呼びかけ人の筆者は日本ＡＬＳ協会滋賀県支部副支部長、稀少難病の会おおみの駒阪や大島もおおみの代表や事務局長を担っている。どの患者会の役員も高齢で引き継ぐ人が見つからず、止めるに止められない患者会は少なくない。患者会の活動費も会員の減少により財政は苦しい。これらの事情は難病の患者会に限らず他の障害者団体においても大きな違いはないであろう。

このような患者会の現状について今後どのような運動が展開できるのか、障害者の権利条約の理念を具体的に実現させるために、難病の患者会や地域難病連の役割について本書では十分に論じることが出来なかった。

滋賀難病連は障害者の権利条約の締結に向けた国内法の整備の一環として二〇一三年六月に制定された

障害者差別解消法を受けて滋賀県における条例つくりに関係団体とともに参加し議論を重ねている。

二〇〇八年度以降の滋賀県行政の変化は第6章で詳細に述べたが、市民団体の要望事項に対する行政の対応において、行政官個人の寄与する部分が意外に大きいことを述べた。市民団体側にも同様の要素があるのではないか。今日まで滋賀難病連が難病患者家族の立場に立った、持続的な活動を進める患者会としての機能を果たせたことが大きいと思われる。

滋賀難病連の三〇余年の患者会運動を振り返ると、「一人ぼっちの難病患者をなくそう」を合言葉に難病の患者会の声が生かされる県政を目指し今日まで活動を続けてきた。本書では、滋賀難病連と滋賀県行政との協働の要因として、①県職員の資質、②滋賀難病連の地道な活動、③難病議連の存在、④知事の考え等が考えられると述べてきた。滋賀難病連の地道な活動とともに、①県職員の資質や③難病議連の存在は重要な要因と考えられる。

今後の滋賀県行政全般の施策に難病患者や障害者の声が生かされる仕組みを他の障害者団体と連携し作り上げることが重要な課題となる。

滋賀難病連は、三〇余年の運動の歴史から導出した経験を引き継いで、難病患者や障害者、慢性疾患患者が生活するうえで必要とする社会保障制度の確立を目標として運動を発展させなければならない。

滋賀難病連の一人一人の会員には、滋賀県における難病患者運動の歴史を知り、滋賀県政の現状を見る目を養い、滋賀県民と結びつき、未来に向けて歩み続けることが期待される。

■注

1　全難連や地域難病連連絡会においても全ての難病患者、慢性疾患患者の声が取り上げられ運動が進められてきた。

2　伊藤の署名入り意見として地域難病連連絡会ニュースNo.19に掲載。

3　筆者は二〇〇七年一二月二日のＪＰＡ幹事会に参加。

4　二〇一五年五月二四日、森幸子に交代

5　一九七〇年九月一七日、滋賀県人工腎友の会誕生。一九七七年一二月一一日、滋賀県腎臓病患者連絡協議会と改称。一九九三年九月二〇日、社団法人滋賀県腎臓病患者福祉協会と改称。二〇一一年四月一日、公益社団法人移行に伴って公益社団法人滋賀県腎臓病患者福祉協会と称する。

ここから始めることができる

立岩真也

■何がわかりそうだと思えるか

こんなことをしてはならないことはわかっているが、拙著から引用させてもらう。二〇一八年十二月に青土社から刊行された『病者障害者の戦後——生政治史点描』の第4章「七〇年体制へ・予描1」第3節「民間」より。たいへん長いが、それでもかなり——[…]の部分を——略した。註（☆）も文献も示すが、その中身・書誌情報は略す。有吉［2013］は有吉玲子の『腎臓病と人工透析の現代史』（生活書院）。【 】内は——拙著より著者（は以下葛城さんのこと）のこの本（以下、「本書」および葛城［2019］は葛城さんのこの本）が少し遅く出たので——このたび付した。

この体制の創始、維持に関わった「民間」の側の動きも一通りではない。どんなに大きく括っても、まず、二つはある。それをさらに極端に単純化してしまっている言説、「研究」があると述べた。かなりの部分ただの無知によって、ただの怠惰によって、単純にすぎる話が作られ、継承され、反復されてきた。

まず、結核その他の本人たちの多くはわりのよい仕事につけず、その前に就労できず、貧しいことが多い。療養所での暮らすその条件はよくないし、やがて立ち退きを迫られることにもなる。それは不当であると思い、またともかく生活に困るから、「革新」の側に行くことになる。その人たちは正義を語る。「朝日訴訟」はその代表であり象徴である［…］。そこでは生存権が主張される。それはまったく正当で当然なことであると私は思う。それを革新政党が支援する。とくに日本共産党は熱心であってきた。専門職者にもその動きに連なる人たちがいる。

そして組織があること、組織の活動があることは、ときに、自らが有する資源が乏しいなか新たに活動を始めようという人たちにとって有益だった。それ以前に、組織を作り運動するという道があるとわかった。先に活動を始めた人たちが、方法を教えることがあったし、それ以前に、闘い要求するという道があること自体を知らせた。結核療養者の組織であった日患同盟がその役割を果たした部分がある。七〇年の前後にはスモン病があり、その被害者たちの運動があった。また腎臓病で、人工透析があれば生きられるが高額の費用がかかり払えないので死んでしまうという状況下でその公費負担を求める運動が起こる。有吉玲子の研究（有吉［2013］）がある[☆08]。

とくにしばらく時が経った後に見れば、結核も、スモン[☆09]も、腎臓病も各々異なる。スモンは原因がわからなかったが、一九七〇年にわかった。「難病」指定はわかった後のことだ。腎臓病についても機序がわかり対応法もわかっている。そしてたいへん多くの人の病であり、すこしも稀少なものではない。だからこの二つが「難病」であると言われてもよくわからない。しかし、その範疇のもとに動きがあった時期がある。精神疾患・障害関係の団体もその動きに入っていたことがある。まず、とにかく暮らしていくのが難しく社会の対応を求める人たちが集まり、つながりをもった。ある活動が別の活動の開始を促し、そこで方法などが伝承された。

地域によってそのつながり方も一様でなかった――だからこそ、各地域についての研究・記述の意義もある。京都について前田こう一［1982］があり、それを引きつつ自らが関わった「滋賀県難病連絡協議会」について葛城貞三が記している。京都の難病連の結成は七四年八月。スモンの会とベーチェット病京都府支部がよびかけた。他にリウマチ友の会、重症筋無力症友の会、腎炎ネフローゼ児を守る会、筋ジストロフィー協会、腎臓病協議会が加わった。個々に運動をしていても成果が上がらないこと、また京都府としても「窓口」が一本化されることを望んだことが連絡会の結成に関わるという（葛城［2019【: 21, 24-25, 60】］）。

例えば結核療養者の運動では本人の多くに経済的困難があり、それで運動する。他方、障害児の親たちは、扶養したり世話したりするために後に困難になっていく人は多いが、すくなくとも当初さほどでないこともある。筋ジストロフィー協会や「重心」の親の会の初期の（なかにはずっと続けた）役員には社会的地位その他を得ている人たちがいる。そうした人たちが活動に関わる、そんな人だから活動のために動けたということもある。中高年になって多く発症するＡＬＳの人などの場合には本人にもそんなところがある。

そしてもう一つ、どこに頼むかということがあった。野党は、今より力が強かったとしても、野党ではある。

予算を引きだすには与党に言っていくのがよい。しかしもちろん、その人たちに受け入れられねばならない。そのことにおいて、結核療養者は普通の大人であって、見栄えも普通である。さらにその歴史的経緯もあって、共産党などと繋がっているから、他の政治勢力に話を聞いてもらうのは難しい。それに対して、まず子どもは、かわいいし、かわいそうであり、その子をもつ親もかわいそうである。母親が訴え、大臣や議員が受け入れるという構図になる。その人たちに受け入れてもらうには左翼的でないほうがよいということがある。

筋ジストロフィーについては親の運動があって、一九七〇年代初頭に始まる「難病」対策・政策に先んじて政策対応がなされた。進行性筋萎縮症児親の会が発足したのは一九六四年、「全国重症心身障害児を守る会」が結成されたのも同じ年だ。その人たちは「争わない」人たちだった。得たいものを得るためには「イデオロギー」を排するのがよい。杉田【俊介】があげた「争わない」とは、まずは、そういう立ち位置、立ち位置からの主張を言う言葉である。

［…］それは、たんなる戦術と言えないところもある――本気でそのような献身的な心性の人たちだったようでもある――のだが、その時において、政策と生活を得るには有効な方策であった。運動に「政治」をもちこまないことを唱えた。あるいはそのように言いながら、政権党（の有力者）に陳情するという政治活動を行なった。

そしてそれに政治が、有力な政治家が応えた。例えば研究所の設立を田中角栄が約束する――結局はロッキード事件で失脚し約束は果たされなかったのではあるが［…］。そして施策・施設の必要性をメディアが訴え、支援する。この時期善意は様々にあった。島田療育園に集団就職の女性たちが勤めたことがあり［…］、それが報道されたりした。伴淳三郎、森繁久彌［…］といった芸能人たちが社団法人［…］「あゆみの箱」の活動を行なった☆11。これにもあまり知られていない、少なくとも私はまったく知らなかった挿話がある☆12。［…］そしてその人たちは、とくに筋ジストロフィーの親の会の人たちは、原因究明と治療法の開発を求めた。当然のことだったと思う。［…］患者（の家族）団体が基本的に専門職者（の団体）と対立関係にあるという理解が、全体として水準が高いと言えない研究のなかで優れた成果である衛藤幹子の著書（衛藤［1993］）にもあるが、そうとは限らない。［…］ここでの家族会と研究者である医学者で施設の医師・そして経営者とのつながりは強く、恒常的なものであり、たいへん良好である。

そして「重心」の親の会にしても筋ジストロフィーの親の会にしても、求めたのは子が暮らせる収容施設だった。［…］

まとめれば、一つに、けなげであることとやよくなる可能性があること、悲惨であり苦難に面していることを言う。これらは相反する要素でなく、同情・理解を得るためにも有効である。一つに、治療を求め、それを仕事とする人たちと協調することになる。一つ、家族の過大な負担を軽減するための施設を求める。他方の「革新」の側はどうか。一つ、生きることは権利であると言う。それ以外のことを言う必要もないのだが、しかし自らの実感としても、また戦略としても、悲しい物語を語ることは多く、ここはそう大きくは変わらない。家族がまず負担を負うのが当然という主張は当然にここでは弱くなるが、ここでも、まず家族が負担を負い、それが大変なので政治に要求するという道筋はさほど変わらない。そして一つ、病気なら当然だが、医療を求める。自らや子どもが辛いのはまったくの現実だが、それは社会の理解を得て政治の力を引きだすためにも必要だ。また一つ、施設についてはそこを出されても生活できる見込みがないなら、護られるべきものとされる。労働者の組合もまた自らの職場を護ろうとする。

とすると大きな違いはないとも言える。これは、例えば軍事・外交について政治的な立場が左右で大きく異なり、容易に合致しないのと異なる。「医療・福祉」となれば、「より多く」という点で一致するのである。ただ、それでも、今でもそうだが、「政治」の話が嫌われ避けられることは多くある。嫌う人もたいがいの場合は十分に政治的なのだが、「(医療と福祉を)より多く」以外の政治的な主題とセットにされ、その全体を支持することが求められたりすることについて、さらに選挙に動員されたりすることについて、不快や警戒は生じる。そうして煙たがれるのはセットにする側もわかるから、ときにはセットにすることの正当性を主張することもあるが、他の多くの場合には遠慮したりその強さを加減することになる。

七一年に「特定疾患対策実施要綱」が発表され七二年から実施されたのだが、その年の四月「全国難病団体連絡協議会(全難連)」が結成される。他方、「日本患者・家族団体協議会(日患協、JPC)」は八六年六月結成。「結成宣言」には「社会保障の充実と民主主義の発達、そして何よりも平和」といった言葉がある[…]。少し薄められてはいるが、共産党的な言葉使いの組織ではあった。これには全国腎臓病患者連絡協議会(全腎協)など三一団体が加盟した。このJPC結成の時、全難連との合流がいったん実現しかけたが、結局流れたことがあった。全腎協の小林孟史はこの時に全難連の二人の代表の一人だったが、解任された。そのように捉えることができるのかどうか、もう一人の代表はあせび会の佐藤エミ子だったが、その著書(佐藤[1985])にも何も出てこないし、知っている可能性のある伊藤たてお(元JPA代表理事他)も葛城貞三の問い合せにわからないとしているのだが(葛城[2019【:40-41, 44】])、当時の全難連側が政治色、むしろ政党色を嫌ってのことであった可能性はあると思う。JPCと全難連が合併、新たな患者団体「日本難病・疾病団体協議会(JPA)」になるのは、そのだいぶ後、二〇〇五年五月になる[…]☆14。

この狭義の「政治」を巡る配置は何をもたらしたか。障害児教育を巡る対立があったことは知られており、書かれたものもある。それは今述べてきたAとB二つの流れの間ではなく、「発達保障」を掲げ政党としては共産党を支持した側Aと、左派ではあるがその党と対立した側Cとの争いである。それは恐らく、この後のできごとのある部分にいくらか関わってはいると考える。ただ、Cの動きについては別のところで書いている☆15。本書で確認されるのはむしろ、医療・医学・看護等に関わり、革新の側から、止義の側から発した人も、そしてその志を継続させた人も、その位置取りによって、体制を作り護る役割を果たしたことである。(『病者障害者の戦後――生政治史点描』、二一〇 - 二一七頁)

こんなことを本書(葛城本)の第1章(の草稿)を読みながら考えていた。というか、著者が論文を書く過程で、草稿を読んだり話を聞いたりして、私にはこう見えるという話をした。ただ結局は、論文はその論文の著者が書くものだ。博士論文そして本書には、確かにわかったことがたんたんと列挙されている。それがこの本だ。ただ、それをどう読むか。他の場所での動きと照らし合わせて、道筋を読んで行くのは別の人たちでもよい。ただそのためには、しっかりと、細かなことも書いてもらった方がよい。

そうして考えていくことでわかっていくことがあると私は思う。例えば「難病」の定義が本書にある(葛城[2019: 10-11])。しかし当初いたのは本書に記されているように、スモン、腎臓病、血友病……の人・組織だった。これは今の政策における、また人々が思うところの「難病」とはだいぶ異なる。それはどういうことなのか。それは直接に本書には書かれていない。しかし、本書も一つの「元手」として、考えて示すことには、意味・意義がある。それは今のところ誰も書けていない。今度の拙著一つ考えられることを示唆はしたが、そこを直接に書いたものではない。私がそれを主題的に書くことはないだろう。ただ書こうという人の手伝いぐらいならできると思う。

■「要旨」

私は、著者が博士論文を提出した立命館大学の大学院、先端総合学術研究科という意味不明な名称の研究科に勤めている。本書のもとになった博士論文は二〇一七年の春に提出された。その論文は、口頭試問、公聴会を経て、審査委員会が審査結果を教授会にあげ、教授会で投票が行なわれ、そして全学のなんとかいう会議で最終的に学位授与か決まる、という仕組みになっている。七月の終わり頃にある教授会がその投票の日で、その日までに「審査報告書」というものを審査委員会が提出する。実質的には（まず）主査、この場合は私が書く。A４で表裏一枚、二頁というものだ。

表に「論文の要旨」という欄があり、裏に「論文審査の結果の要旨」という欄がある。主査はそれを教授会で読み上げる。自分で書いた、そして基本的には褒めることになっている、しかしただ褒めても芸がない（あるいは学問に対する真摯さに欠けることになる）という微妙な文章を書いて、その筋の人たち（言葉をなりわいにする人たち）の前で一言一句略さず読み上げるというのはなかなかの仕事だ。その場で、細かな誤字の指摘なども含め直しが入ることがあり、その上で投票になる（投票用紙を使う匿名投票）。その前に、文章を作るのが面倒だ。一年で一番しんどい仕事だと愚痴をこぼすことがある。

以下それを再録する。まず「論文の要旨」。ここは、著者自身による要旨を、使えればいくらかは使う。使えれば、と言うのは、論文の著者本人が書いた要旨が、（あまり）使えないこともあるからだ。著者のものは使えるものだったはずだが、以下は著者の書いた「本書の構成」（一五頁）とは少し違う書き口になっているので、引用する。

なお本書の「あとがき」に書かれた部分は博士論文にはなかった。私は、博士論文そのものにだってかまわないと思うが、「なぜ書いたか」、すこし個人的なことを書いてもよい（ことがある）と思っている。これまでにも博士論文にであったり、書籍化に際してであったり、それを勧め、そうして書かれたものがあってきた。博士論文が生活書院から本になったものとして、吉村夕里の「精神障害をめぐる組織力学――全国精神障害者家族会連合会を事例として」（二〇〇八）、定藤邦子の『関西障害者運動の現代史――大阪青い芝の会を中心に』（二〇一一）等にもそんな部分がある。さて、要旨。

論文内容の要旨

構成は以下。第1章「地域難病連の歩み」、第2章「滋賀難病連の結成」、第3章「組織の基礎形成の時代」、第4章「滋賀難病連の展開期」、第5章「滋賀難病連の課題と対応」、第6章「滋賀難病連と滋賀県の「協働」（二〇〇八年度総会～二〇一四年度総会）」、第7章「日本ALS協会滋賀県支部と介護事業の運営」、終章。

本論文では、滋賀県における難病の患者会、滋賀県難病連絡協議会（滋賀難病連）の一九八三年～二〇一五年までの患者会の活動が歴史的に記述・検討される。文献としては、滋賀難病連が発行した機関誌

『しがなんれん』や年1回の定期総会議案書、役員会資料や介護事業所の関係書類が用いられる。滋賀県職員と滋賀県議会議長に対する聞き取り調査も行なわれた。そしてこの資料・情報収集は、著者が滋賀難病連の事務局長等を長く務めてきたことによって可能になったのでもある。

まず第1章で日本の難病政策、患者運動、難病患者運動、各地域での難病連の歩みが概観される。その中では、種々の組織を束ねる全国組織を目指す運動が辿った複雑な経過も明らかにされる。第2章以降、滋賀難病連三〇余年の歴史が辿られる。結成に至る経過、その組織形成、運動の持続・拡大が記述される。その運動は難病患者・家族の要望を受け止め、滋賀県行政に向けて療養環境改善を要望する闘いであり、着実に進められてきたが、その過程では、行政府の理解が得にくく、活動に支障をきたすこともあった。その関係が再び改善に向かったのは、一つに滋賀難病連が働きかけて超党派の滋賀県難病対策推進議員連盟（難病議連）が結成されたことによる。また一つ、滋賀県行政の担当部署の責任者が活動に理解を示し活動を支持したことによる。それが第6章で詳述される。

こうして、滋賀難病連は異なる疾患・障害別の組織を束ね、その主張を政治に反映させる活動を担い、相談活動を行い、作業所を設立し運営してもきた。しかし、重い疾患・障害を有する人の在宅での生活を現実的に可能にするには介助（介護）が欠かせない。その費用を公的に支出する制度はあるが、所謂医療的ケアが必要な重度障害者にサービスを供給する組織が滋賀県にはなかった。そこで、難病連の活動に発しながら組織としては独立し、介助サービスを提供する組織が設立され活動が開始される。こうしてより生活の実際に関わる動きが始められていく一方、腎臓病者の組織など既に公費負担が獲得され他の患者・障害者の団体と共に活動することによる利益が少なくなった組織は難病連から離れていくことになった。

本論文は、難病患者を孤立させないために始めた滋賀の患者会運動が、働く場の確保や介護事業の実施によって社会参加を促し、さらに住み慣れた家で生活ができる地域づくりに貢献しうることを示した。ただ、役員の高齢化もある。国の施策にも変化があり、それにも関わって連合組織の運営のあり方が問われている。政策の対象となる疾患を限定・列挙して対応するという国の施策に対応して、疾患別の組織ができ、その上でのそれらの組織の連合体が現われ活動してきたが、その活動の中から従来の疾患別・障害別の施策を批判する動きもある。本論文はこの組織の現在までを追い、さらに解決すべき諸課題を提示して終わる。

■「論文審査の結果の要旨」

次に「論文審査の結果の要旨」。

種々の疾患・障害の組織の連合体の研究はこれまでほとんどない。それを地域の水準で記録し記述した本論文は、本格的なものとしてはその最初の成果である。長くこの組織の事務局長等を務め、活動に関わってきた筆者による、たんたんとしたそして詳細な記述が続く。そしてそれは、詳細であることによって全国に数ある難病連の一つの記録・研究であるにとどまらなかった。本論文は、一九七〇年代以降、この国にあった病・障害をめぐる動きを捉えるための手がかりを幾つも提示している。

個別に問題が起こり、それがいくらか組織化され、政治に訴える。種々をひとまとまりに扱いたい行政側は、連合体を作ることを勧める。そして、一九七〇年前後にあったのは、人工透析の公費負担を求める腎臓病者の動きであり、薬害スモンを告発し補償・保障を求めるスモン病の団体の活動だった。それは社会を告発し、社会に要求する「革新」の側の運動であり、その人たちはその大義のために活動してきたのでもあるから、他の疾患・難病の人たちの組織作りにも貢献し、その連合体の誕生にも関与した。そうした政治性はその組織の性格を規定するとともに、その政治性から距離を置こうとする動きも現われ、それが全国組織の統一がすぐに実現しなかったことに関係した可能性がある。同時に、単体で多くの会員を有し、制度を既に獲得した人たち・組織は、他と利害を別にし、連合体から離れていくといったことも起こる。これらの全体はほとんど研究されたことがないが、本論文によってその研究の必要が示されるとともに、本論文はこれからの研究に引き渡す多くのものを有している。審査員全員は、本論文が博士論文として十分な価値を有していることを一致して認めた。

そして本論文は、こうして組織や制度が複雑に関係するそのさまを示すとともに、個人が占める位置・価値を記述している。一般に社会科学は、起こったできごとを個人の功績や才覚に帰すといったことを好まず、「社会的要因」を言う。しかし個々の人の背後にあるものを探し記述したうえで、個人を取り上げ、その功罪を示すことは、その社会的なものの全体を明らかにするその一部でもある。滋賀県難病連の結成にあたっても滋賀や京都の幾人かの人が力を尽くしあるいは力を貸した。筆者自身がその一人であり、また筆者はその人たちをじかに知る人でもある。また、行政官の交代が民間の活動との関係や施策に大きな変化をもたらす可能性は、日本の政治システムのもとでありうるし、実際にある。決定・裁量の実質的な権限が付与されている場があり人がいるなら、その変更は、変化をもたらしさらにそれが波及していく可能性がある。本論文は、社会運動においてどこをどのように動かすことがより大きな変化をもたらすか、そのこともまた示している。それも本論文の価値である。このことも審査委員会は認めた。

この「解題」の冒頭、拙著を長々と引用した部分は、この「審査の結果の要旨」の第二段落の前半で述べたことに関わる。そして加えれば、それが「一番言いたいこと」というわけではない。それを一部として含み、またその後、「難病」、筋ジストロフィー、「重心（重症心身障害児）」を巡って何が起こったか、それが何を作っていったか、それを考えること、そのことによって、これからどうするかを考えることだ。「重心」の施設（で働く看護師たち）については、窪田好恵が葛城と同じ時に提出した博士論文をやはり今年本にする。そこにやはり「解題」を私が書くことになる。

■分岐について／個人について

その後、二つのことを言っている。一つは第二段落の「同時に、単体で……」の部分だ。腎臓病の人たちは数が多い、そして人工透析に関わる費用の実質的な無料化を勝ち取り、おおきくはその状態は続いている。すると、会員人数に応じて「連絡協議会」に会運営のためのお金を払うことにそう意義を感じられなくとも当然のことだ。こうして、一方では他の障害・病の人たちのためになろう、各障害・疾患の枠を越えて一緒に隔てなく動こう、そういう制度にしようという動きとともに、分かれ離れていく動きも、当然に存在する。それをまず捉えることが必要だ。そのうえではどうしようか考えていくことができる。このたいへん淡々とした本は、このようにも使えるのだ。そしてそのことを考える時、「各障害・疾患」

などと言うが、その各々はどのように共通でどのように違うのかを考えてみる必要もある。なんともう一冊拙著を紹介させてもらうが、『病者障害者の戦後』の一月前に刊行された『不如意の身体――病障害とある社会』（青土社）で考えて述べたことの一つはそんなことでもある。

もう一つ、第三段落で「個人」の役割について述べている。「社会科学は……好まず」と記している。社会学についてはある程度そう言えよう。ただ、あげてきた二冊の拙著を書くなかでも、社会福祉学や社会事業史といった領域では、「偉人」たちを称賛し礼賛する書き物が多く書かれていることがわかった。こうした書きものを点検し、書きもの全般の質を高めるためにも、個人について書かない、のではなく、書く、ただどのように書くか、が大切だと思う。例えば、著者が博士論文を提出したちょうど一年後、高阪悌雄さんの「障害基礎年金制度の成立プロセスの明確化および現状の障害者所得保障の改善方法に関する研究」が提出され博士論文として認められた。全体としてたいへん貴重な力作であり、近く書籍化されることになるだろう。そこで板山賢治という、まあ「偉人」というほどではない人が取り上げられている。取り上げる必要はあると思う。その上でどう取り上げるかだ。本書がそのことについて上手であるとは思われない。しかし、著者は、普通に、自らのその人に関わる経験から、書くべきであると普通に考えて、書いた。社会学者ふうにただそういうものを避けるのでなく、まず書いたことはよかったと思う。

■初物は、ただ書かれればよいのだ、と言い続けようと思う。

論文として評価するということになると、「そこから何が言えたか」と問われる。もっとなことではあると思う。しかし、私は、「まず記されるべき（価値ある）ことがただ記されればそれでよい」、と言うことが（かなり）ある。すくなくとも最初の一回は、それは許されると思っている——二回目からは、何かを言わねばならないのだろう。「何か言えた」とされることのたいがいは、言い切ってしまえば、あまりたいしたことがない。そんなものをひねり出すために頭を悩ますよりは、まずきちんと調べあげて、書くだけ書いて、示す。本書はその仕事をしてくれている。

著者は、一九三九年生まれで、後期高齢者を含め高齢の人が多い勤め先の研究科の中でも、一番年上の大学院生だった。しかし、なぜそうなのか理由はわからないし、とくによいことだとも言わないが、年を取っていることを感じさせない人であってきた。ナップサックをしょっていて、笑顔とともに現われ、「僕は、」と語る、からということもその一部ではあっただろう。そうして、たしかにずいぶんの時間をかけてではあったが、博士論文が書かれ、本になった。その本の価値について私が思っていることを述べさせてもらった。これからも、「〈初物〉は、ただ書かれればよいのだ、まず書こう、その後のことは考えよう」、と言い続けようと思う。本書を読んで、そう言い続けてもよいと思った。

あとがき

一九七六年筆者が大津市職員として働き、労働組合の役員をしていた三七歳の頃、妻が風疹に罹り体調を壊し仕事を休んでいた。翌一九七七年重症筋無力症（MG）と診断され難病患者の仲間入りとなった。家族が入退院を繰り返すもとで支援を求めていた筆者に滋賀難病連結成の誘いは願ってもなく、一九八四年九月の結成に向けた活動に参加した。本書第2章でも少し触れたが、妻のMG発症から在宅での生活が可能となってきた経過を記す。

二〇〇一年一月、実姉が筋萎縮性側索硬化症（ALS）を発症し、筆者は二人の難病患者と直接的な関りを持つこととなった。実姉のALS発症は筆者にとって体験したことのない、過酷な命に関わる疾病との出会いであった。二〇〇五年一〇月、実姉が亡くなった。生きる手段がありながら生かせられなかった実姉への思いから、翌年からALS患者・家族に関わることとなった。

二人の女性と二つの難病疾病は、筆者に本書執筆の機会を与えてくれた。

本文で詳しく書くことができなかった上記二つの出来事をあとがきに書き加えた。

■家族が重症筋無力症を発症

一九七七年、妻が重症筋無力症を発症（当時三四歳）した。

妊娠中の妻（三三歳）が風疹に罹患、体調が優れず大津市役所を一九七六年に休職。妻の世話に母親が信楽から大津市坂本に来てくれていた。母親に「右まぶたが下がっているで」と指摘され、本人も何か変や変やと思いつつ一九七六年一〇月復職した。うどんが一本ずつしか食べられず、職場で六枚複写の書類に力が入らず仕事にならなかった。新聞で「ムーンフェース・重症筋無力症」の言葉を知り、大津市内の眼科医院で受診した。「重症筋無力症と違うか？」と尋ねたが、医師は「違う」と答えた。身体が思うように動かない妻は、一九七七年二月一九日、大津赤十字病院（以下、大津日赤）の内科（当時は「神経内科」がなかった）で受診した。医師に「重症筋無力症と違うか？」と尋ねると、医師は「そうや。何故知っているのや」と聞くので、新聞で読んだことを話した。医師から「すぐ入院や」といわれたが、入院の準備もあるし「一日だけ帰らせて」と頼んだ。家族は、筆者と小学校四年の長女、保育園年長組の長男の四人家族である。翌二〇日に入院した。妻は職場に事情を話し休職を申し出た。三月二〇日に退院したが、朝寝床から起き上がれず、筆者が立ち上がらせた。トイレでは幾度か尻もちをつくこともあった。「特定疾患」の制度も知らず、申請もせずにいた。他の患者の医療費の窓口負担が要らないのになぜ妻は要るのかと思っていた。ひとまず一九七八年四月二〇日に復職した。体調が思わしくないので、京都大学医学部付属病院（以下、京大病院）で受診した。妻が「患者会があるらしい。行ってみたい」と相談すると、医師に「もっと重い人がいるので行ったらダメ」といわれ患者会の情報収集を止めた。薬はマイテラーゼを服用していた。

一九七八年八月頃、京大病院の医師の紹介で、国立療養所宇多野病院（現独立行政法人国立病院機構宇多野病院。以下、宇多野病院）で受診した。診断結果は、筋電図等の検査の結果、全身型の重症筋無力症で、重くはないが、軽くもない中程度と診断された。

同年秋頃、京大病院医師から「胸腺摘出手術」をしてはどうかと情報提供を得たが、大津日赤の医師は流行りだからと否定的な意見であった。

一九七九年四月一日、大津市滋賀支所から坂本支所に異動となった。地階のトイレの段差が上がれず、筆者がブロックを積むことで何とか用が足せた。京阪電車石坂線松の馬場駅の階段の上降りが困難なため、某県会議員に相談の結果、スロープが設置され対応の速さに驚いた。

筆者がY新聞社医療相談に、重症筋無力症の患者会・胸腺摘出手術について投稿し、情報を得た。妻は同年六月、日常生活が困難となり、三度目の休職を申し出た。妻が筋無力症友の会大阪支部長に電話で相談した結果胸腺摘出手術を勧められた。胸腺摘出手術のため、同年一〇月京大病院の紹介で宇多野病院に入院した。同年一一月三〇日、胸腺摘出手術を受けた。あらかじめ気管切開手術をされた（現在は呼吸困難になってから）。術後七日目にみぞおちの管が抜かれた。肺に水がたまり、注射器で水が抜けず、再度管を入れるも抜けなかった。脇にも管を入れられた。一二月二〇日位まで痛みが続き辛い日々を耐えた。原因は分からないが呼吸困難となり当時数少ない人工呼吸器を数日間装着した。気管カニューレは四〇日ほど装着していた。一九八〇年四月下旬退院となった。薬剤はメスチノン錠を服用。

手術でもっと良くなると期待したが、進行は止まったもののすっきりしない日々が続いた。一九八一年四月、宇多野病院医師に相談の結果、ステロイド剤の使用となった。壁を伝いながらの生活に宇多野病院医師に電話で相談の結果、入院の準備をして来院するよう指示された。

同年六月、宇多野病院に入院した。入院当時、握力〇、足上げ〇、手の水平〇、プレドニン八錠服用。

その後メドロール六錠、メスチノン二錠となった。同年一二月、妻の実兄の死去を機会に退院した。

一九八二年八月、大津市役所産業医に復職に向けての相談の結果復職の許可が出された。人事課に席を設けてもらい、自主出勤（無報酬、交通費自己負担）で体を慣らした。同年一二月に復職となった。筆者の滋賀難病連結成準備に妻はできることで手伝った。

一九八四年九月九日、滋賀難病連結成総会で妻がメッセージを朗読するも声が鼻に抜け読むことができなかった。筆者は妻の代理として、二〇〇四年八月六日、宇多野病院に入院時の診療録を請求し、八月三〇日に受け取った。診療録は一度も見ることなく自宅に保管されている。

妻は、今も月に一回定期的に宇多野病院に通院している。イムランを日に一・五錠服用。日常生活は無理をしない程度に継続できている。本人は「今から思えば、上手に病気と付き合いができているかな」と語っている。滋賀難病連大津支部の活動として、二〇一八年七月まで週一回大津市障害福祉センターで、四〇年間の闘病体験をもとにした難病相談に参加していた。

■実姉が筋萎縮性側索硬化症を発症

実姉が筋萎縮性側索硬化症（ＡＬＳ）を発症したのが二〇〇一年一月、二〇〇五年一〇月二九日、筆者の目前で息を引き取った。四年一一か月の闘病生活であった。生きる手段がありながら生かせてやれなかった体験が、「生きて当然」な環境を作る道へと筆者を導いた。筆者のＡＬＳとの歩みは、実姉の死後、二〇〇六年二月、水口保健所で開かれた難病従事者研修会に始まり、二〇〇六年四月、立命館大学大学院先端総合学術研究科における難病の患者運動の研究。二〇〇七年三月三日、日本ＡＬＳ協会滋賀県支部結成。二〇〇八年一〇月一〇日、同滋賀県支部の働きかけによる滋賀県難病対策推進議員連盟結成。二〇一〇年八月二〇日、同滋賀県支部によるNPO法人ALSしがネットの設立。同年一〇月一日、「訪問介護事業所もも」の開設。一二月、障害福祉サービスの居宅介護と重度訪問介護の実施。翌年六月、「居宅介護支援事業所もも」の開設へと続き、二四時間三六五日在宅難病患者支援をめざす活動は緒に就いたばかりだ。本稿では実姉がALSを発症した二〇〇一年一月から、亡くなる二〇〇五年一〇月までの介護体験を、筆者の介護メモを基にその道程を辿る。

[実姉O・Y（Y子）の闘病記録]

二〇〇一年一月　Y子、実母の白寿の祝いでフラダンスを披露するも、筆者の目から動きのぎこちなさが分かる。

二〇〇二年一月頃　右足が上がりにくく、家の中で転倒することがあり、近所の診療所で頭部の検査をするも異常なしとの診断であった。

二〇〇二年三月三日　フラダンスのレッスンに行く途中路上で転倒し、前歯を折る。足が上がっていないことを本人も自覚。

二〇〇二年三月一〇日　実母九八歳の誕生祝に、金時豆を煮て実家に行く。帰宅途中近くの溝に落ち転倒。

――身体障害者手帳2種2級・介護保険要介護度1。

二〇〇二年五月　近所の整形外科で受診するも特に異常は認められず、MRの検査は正常であった。五〇肩と診断される。

二〇〇三年二月　身体にビクつきが現れ、大津市民病院脳外科で受診するも異常なく、神経内科を紹介され、三月四日から一〇日まで検査入院の結果、運動ニューロン疾患の病名がつく。パニック症状を起こしやすいので、患者にはＡＬＳの病名をしばらく知らせないことになっていた。

二〇〇三年五月　確定診断後、患者は家族の計らいで国立精神神経センター国府台病院でセカンドオピニオンとして吉野英医師に受診の結果、ＡＬＳと診断される。同月から治験薬エダラボンを用いた二重盲検に参加。費用は入院費を除き、一回入院時の薬剤費九万四三四二円を七回まで続ける。効くようにも思えず、費用もかさむので同病院での治験薬投与を中止し、近所の病院で引き続き治験薬投与を二〇〇四年一月まで続ける。二〇〇三年六月　身体障害者手帳1種2級。

二〇〇三年七月三〇日　特定疾患受給者証、五月一日付けで交付される。

二〇〇三年九月九日　介護保険・要介護3（当時のサービス計画：日／身体介護三〇分・生活支援九〇分。週／訪問リハビリ一回）

二〇〇三年一二月　全身しんどく、体が震え、喉が渇くため、救急車でO病院へ、即入院。

二〇〇三年一二月　O病院心療内科R医師（カルテより抜き書き）――前回話した「夏が長すぎた。ゆっくり秋の支度を」という言葉が支えになっているとのこと。今日は「秋は実りの季節」と夢を膨らませる。

二〇〇三年一二月　退院サマリー「食事：自立、移乗：一部介助、整容：自立、トイレの動作使用：一部介助、平地歩行：全介助、階段：全介助、衣類着脱：一部介助、排便管理：自立、排尿管理：自立」

二〇〇四年一月　ネブライザー・吸引器給付。

二〇〇四年二月一日　在宅サービスとして訪問看護ステーション、訪問介護、マッサージを利用。――身体

障害者手帳1種1級、介護保険要介護度5。

二〇〇四年六月　NIPPV（非侵襲的陽圧換気療法）始まる。

二〇〇四年六月　筆者から滋賀県難病医療ネットワーク協議会主催、医療従事者対象の研修会で闘病生活の講演をしないかと話すと、即座に引き受けると答える。

二〇〇四年六月二九日　O病院K医師より、本人・家族、病院、介護の支援事業所のメンバーに病状説明——・今回は外来で呼吸機能低下見られ、早いうちに胃ろう造設の対策をとのことで入院となったが、呼吸機能がまず問題であり、呼吸器科の先生に鼻マスクの呼吸器を導入してもらった。・問題点として食事摂取、呼吸の問題があった。耳鼻科の先生に嚥下評価していただき、現在は特に問題ないとのことであった。呼吸も現在NIPPVだけで安定している。そのため現在のところは胃ろうは造設せずこのまま経口摂取で様子を見ようかと思う。・現在経口摂取、呼吸状態は落ち着いているが、今後必ずNIPPVだけでは呼吸が持たなくなってくる。気管切開をして人工呼吸器を装着するときがくる。その時に備えて周りのケアを充実させることが大切である。ご本人、その事実を納得される。

二〇〇四年七月　呼吸困難でO病院に緊急入院。その後たびたび入退院を繰り返す。

二〇〇四年七月二九日　滋賀県難病医療ネットワーク協議会主催難病医療従事者研修会で、自身の闘病生活を講演。演題『私にとっての鯛そうめん』（酸素吸入をしながら）。

どうもはじめまして。只今、本当に立派にご紹介に預かり足元から冷や汗が出ました。本当の普通の老婆でございます。本日は大変お暑い中、ようこそ私のためにご参集ありがとうございます。私は、三年前一月より症状が出まして、現在まで二年七ヶ月。そのとき、はじめの一年は七ヶ所の病院を転々とまわり、ドクターは「もう、大西さん、加齢によるもんやから、痛くもないんや、このままいきなさい」と。だけど、私は諦められません。七件目の大津市民病院、今もお話を頂きました林神経内科の先生にお目にかかり、五分間のトークの末、「大西さん、運動ニューロン疾患かも」と言われ、髄液を取っていただき、はっきり、消去法でいくとALS。早速帰って、小学館の家庭医学事典を見ました。四〇歳から六〇歳の男性にある。まさか七一のおばあさんに、そんな事は信じられず、だけども、結果ははっきりしました。リルテックを頂き、二ヶ月間飲みました。肝機能をやられました。さて、私は、インターネットで何とか治る病院をと思い、セカンドオピニオン、千葉県市川市国府台、国立精神神経センター国府台病院に赴きました。昨年五月一日です。なんとも〝セカンドオピニオン〟マイルドなソフト言葉に、何とか良い御題を出して頂けるもんと、大津市民病院のデーターを持って赴きましたが、主治医の吉野ドクターは、何ら、五分ほどチラッと見られただけで「大西さん、あなたはALSです」と淡々と答えられ「この病は三年間で呼吸器にきます。頭はとっても冴えて、それだけにしんどいんですよ」と穏やかな顔をしておられるドクターは答えられた。「ああそうですか。もう腹蔵なくお話になったんですね」。そのそばには、ボランティアの御婦人が私に「大西さん、呼吸器はね、世間でも皆さん人生をエンジョイしておられますよ。旅行も行かれてね」。私は全く頭の中が真っ白、何故私が、何故と同じ思いで胸がいっぱいでした。その夜は、ディズニーの夜景、七五〇メートルパレードを見に、ヒルトンに宿泊し、孫や子供たちの手前、顔はニコニコ、心はもう散々なものでした。それで、そこに〝ラジカット〟という薬の治験薬、二重盲検にすぐさま参加し、七月八日から今日まで一三五。このようなことを申し上げるのも変ですが、これは、厚生省の認可が無いため、一本一万円余りします。それを一三五。それもドクターの指示はありません。こういう風に今、治験薬、まだ現在はその症例の結果をみていくということです。それで、京都から千葉県まで、ついに横断しました。そのため、主人も家族も周りの方々も大変ご心配をかけ、通いました。行けば、ね、三時間。二〇本打って帰ってくる。もう、その時に、吉野ドクターが「音羽病院の木村先生にお願いします、ここまで来るのやったら、木村先生の所にお世話になったら…」という事で、九月、一一月、一二月は木村先生にお願いしました。そして一三五。去年の今時分は、これは絶対効く、難病といえども、絶対効くんだと、毎日希望に胸膨らませて通いました。が、今現在、自分の毎日の進行していく姿を目の当たりにしますと、決して、今の気持ちは、ラジカットが効いているとは思いません。今も国府台の吉野ドクターとは何かとお世話になっています。現在は、洛和会音羽病院に入院させてもらっています。私のお部屋はナースステーションの真ん前、何を言っても嫌な顔をしないで1Aのナースステーション、常にあ・うんの呼吸で私にあたってくれます。とても感謝しています。だけど、この一日に約、金額をいうのもなんですが、家族も皆も何も言わない、だけど私も、この歳まで頑張って、それなりの蓄えはしましたが、やはり何かかんかで一日三万円が消えます。では、これはどうしたら良いか。先生方皆一生懸命。このまま病院のお世話で、何をしているかというと、私の携わってくれている先生、木村先生以下、土居、沖、土屋、心療内科六浦先生が居られます。が、何も注射一本打ってもらう訳でなく、ニコニコ握手をし、心のケアのみです。でも、私は、木村先生に言いました。「嘘でもいいから、画期的な何か喜ばす言葉、言ってください…」先生に無理難題を言いました。先生、それにも文句を言わず、握手をして「わかった、わかった」と言ってくれました。それで、このような有り様で、居心地は大変良いんだけれど、ここでやはり一歩踏み出し、私の周りには、牧本先生、尾崎訪問看護師、今、左側に居てくださる福田ケアマネ筆頭にケアマネージャー鵜飼さん・猪師さん、それに水野さん、河野さん、コムスンの所長さん、皆、たくさんのヘルパーさんがついていて、「大西さん、帰ってきても、頑張って私達があなたのためになってあげるから」と言ってくれます。だから私は、この五日、誕生日に一度、家に帰り、その皆さんに、おんぶに抱っこのケアを受けながら、まず、もう一度、風邪をひかんように戻って頑張るつもりでございます。私このように、今さっき、福井さんのご紹介にありましたように、何事にも、相手の気持ちになって、仲人も七一組、また、ピアノを教えながら、出会いの場も二〇〇人ほどに持たせていただき、ＯＬの方は夜一一時半までもレッスンを。音楽においては、ロンドンに留学させピアノコンクールで最優秀賞をとらせ、頑張って参りました。自分自身も大変音楽が好きで、三〇〇人の長として、ニューヨーク・カーネギホールを二回も往復し、そして思う存分歌い、一部二部三部。収入の二分の一をニューヨーク市長、カーネギーホール館長に、在米子女に必要な音楽教育にと寄贈しました。そして、イベントを兼ねて、デトロイト・カノダ、ボストンに参りました。また、ヨーロッパにおきましては、フランクフルト・ウィーン・パリ、ケルンではニューイヤーコンサートを頑張りました。ドイツ人はイエス・ノー、はっきりして、すばらしいお褒めの言葉を頂き、感激して。日本のテレビにも二回も放映して頂きました。日本では、毎月、コンサートホールに出まして存分歌いました。そのように、また、スポーツは大変好きで、地域の運動の活性化に努力し、色々選手でフラダンス・社交ダンス・自彊術・エアロビスク、それに伴ってゴスペル、みんな頑張りました。エアロビにおいては日本武道館・福岡体育館・大阪府立体育館、関西代表として大変頑張りました。今、この頑張るという言葉を思い出します。去年の二月二六日一時、そこにお座りの大津市民病院の林先生「大西さん、頑張ること、一生懸命やることはいけない」もう七二まで、しっかりやりました。悔いなく、何と人生は楽しい、こんな楽しく、だれに阻止される訳もなく、自分の思うように相手の反応あって、とんとんと過ごしているその最中、二年前の、この右足が上がらない、肩は五〇肩、口々に整形外科のドクターはおっしゃった。だけど、そうではなかった。さて、病院、国府台病院に入院しました。例によって、大変なパニック。血圧は二〇〇から一〇〇、アップダウン。院長から呼ばれ、「大西さん、あなたはね、人生の白星を今までトントンと歩んできたと思う。そこへ、黒星がちょっと顔を出した。あなたは大変驚き、悲しく嘆いているでしょう。大西さん、ね、その黒星を僕も手伝うから、一緒に消して行こうね」と。とっても有り難い言葉。私は、赤子以下の精神年齢、嬉しかった。何回もそのお言葉を胸にたたみかかみしめました。また、音羽病院で又パニックになり救急車で入りました。心療内科の六浦先生も「大西さん、あなたは夏が長かったのよ、秋はゆっくり行こうね、秋は実りの秋ですよ」と、諭してくれました。私は今まで、生徒にはおこがましくも大きなことを教えて参りました。勉強も書道も音楽も、いろんな面でずいぶんの事を教えました。その時に言った言葉は何かと申しますと、〝人生は希望にあり、愉快は努力にあり、幸せは感謝にある〟とプラス思考で行こう、細胞は笑っているとまで、色紙に何枚も書いて、私、生徒を励まして来ました。今、張本人の私は、全然、そのような言葉はもうわかりません。今現在私は、本当に、義理の妹に教わった「姉さん、もう、ね、明るく・あきらめず・焦らず」と、教えてくれました。そうです。明るく、あきらめず、焦らず、その三つを毎日心の中で自分に言い気聞かせながら、生きております。今までたくさんの人に守られてきております。同じ事なら、泣き顔を見せていては喜んでもらえない。ここに今、私は一八〇度転換になりそう。難病、一〇万人に三人、選ばれたたいそうな病気、だったら、開き直って。この病気は、国府台で院長が「大西さん、この病気は、頭がよくて、一所懸命来た人がなるんだよ」単純にその言葉を信じて、私は、皆さんには、これから、笑顔で接し、できるそれのみしか、お返しすることが出来ない。そのように努めております。本当に、今日は、心配をかけたクラスメートに案内をし、皆それぞれ体がしんどいのに、今日ここに来てくれました。というのは、私の声も、いつまでこの声を聞いていただけるか判らない。だから、今日暑いのにクラスメートに来てもらいました。本当に嬉しいです。皆さんに色々とお世話になった。だけど、泣き顔は止めます。もうALSの皆様方と手を取り合って、一日でも画期的な新薬が出ることを願っています。私は、昨年一〇月一六日、千葉の浦安、徳洲会で遺伝子の研究のため、一四cc採血を採って頂きましたが、一向に画期的な話は無い。また、この春、NHKで東大の助教授の先生が発表された、孫に英国雑誌ネーチャーを買わし、その内容を送ってもらい、「ばあちゃん、もうすぐだよ。カルシュウムと蛋白質の関係がそこまで追求された。頑張れよ」と、今、大学一年生の孫から叱咤激励を受けました。この様にして、私の周りにはたくさんの色んな方が支援して下さっております。そのお言葉に私はどっぷり甘えて、開き直って、この選ばれた一〇万人に二人、ALSに応えて頑張って行こうと思います。大変に、皆さん、お聞き苦しい声で申し訳ございません。どうもご清聴ありがとう。私、最後に、一番大好きなベートーベン〝第九、合唱〟一小節を歌わさせてもらいます。皆さんもハミングでお願いします。すみません。皆さんもハミングでどうぞ。（ドイツ語の歌）大変お粗末でございました。どうもご清聴ありがとう。最後にすみません、ちょっと。このフラダンスの服装。昨年四月ハワイで、皆、競技会に出ることになっていました。だけど、イラク戦争さることながら、私の体が戦争になりました。だから、今日まで、この衣装、着ることが出来ませんでした。だから、おこがましいですが、このような姿で参りました。また、今日、〝私にとっての鯛そうめん〟何かとお思いでしょう。これも、ちょっと補足させて頂きます。それは、ヘルパーさんに「あのう、鯛そうめん、食べたいの、お願い」「はい、わかりました」やってくれました。お昼時に期待に胸ときめかしていただこうと思ったら、鍋の底に鯛に生姜を入れて炊き、その横にそうめんが、横にベターとありました。思わず、鯛そうめんというのは、鯛のアラを炊いて、それを濾して、その横にそうめんをつける、とても美味しい。でも、それは、お願いできなかった。この歳、思わず泣きました。その言葉を、今の〝鯛そうめん〟になったのでございます。何が私の鯛そうめんかとお思いだったと思います。どうも長々と申し訳ございません。よろしく、今後ともお願い致します。ありがとうございました。（滋賀県医療ネットワーク協議会『ネットワークだより』：7、二〇〇四年九月）

二〇〇四年八月一六日　費用面と在宅へのステップの理由から、個室から八人部屋に移る。

二〇〇四年八月二七日　退院時カンファレンスがケアマネージャーの招集で、病院内で開かれる。参加者――病院関係者、ケアマネージャー、介護事業所、家族、筆者。MSW「ご本人は一泊二日で家に帰りたいと言っているが、介護保険は長期に帰ることでなく、自宅での生活の練習のための外泊なら理解できるが、度々はできない。主治医は帰るのなら今のうちだと言っている。ご家族で決めて欲しい。月曜日は誰が介護するのか、火曜日はというように一週間の予定を」。家族（一緒に暮らしていない）「自分たちの生活で精一杯。子供もいるし」。ケアマネ「体力が落ちてきているので、入院前に在宅でさせていただいていたサービスは提供できない。体位変換、排泄介助、入浴介助も家族でやって欲しい。他に吸引やバイパップは勿論ヘルパーではできないので家族でやってもらわないといけない。介護保険の制度は、まず家族がやってできない分のサービスを提供する」。筆者「私たちは素人です。家族でしなさいといわれても無理ではないでしょうか」――引き続き患者本人を交えて同様の話がされる――実姉「今日は私のために時間をとっていただき有難うございました。よくわかりました」。家族に向かって、「私は帰りたいです。何とか迷惑をかけますが、帰らせて欲しい。お願いします」――本人にとって精一杯の抗議の言葉と筆者は受け止めた。筆者は、納得がいかないので、主治医に面会し、「ヘルパーが従前のサービスを提供していただけないと家族では無理です」と話した結果、主治医は理解を示し、話し合ってみると言った。

二〇〇四年九月三日　患者「心療内科R医師は、私と一緒に泣いてくれる」と筆者に話す。

二〇〇四年九月九日　ケアマネージャーの招集で二回目のカンファレンスが同病院で開かれた。参加者――病院関係者、ケアマネージャー、介護事業所、家族、筆者。ヘルパー事業所「ヘルパーは不安だと言っています。家族の方が誰かついていて欲しい」。ケアマネ「前回申し上げたのは、ご家族をサポートしましょう。そのための計画を立てて欲しいといったのです」。筆者「前回には、排泄介助や入浴介助、体位変換はヘルパーはできないといわれていたのを修正していただいたのですね」。ケアマネ「言葉足らずでした」「次回には具体的なケアプランを出させていただきます」。

二〇〇四年九月二三日　主治医K医師に代わる。主治医の「この病気、三年で呼吸ができなくなる。人工呼吸器は勧められない」との言葉に本人ショックを受ける。

二〇〇四年九月～　主治医と心療内科医、患者本人の治療をめぐる考えの違いが患者に動揺を与えているようだ。患者に対する医師の役割を考えさせられる。

二〇〇四年九月二九日　O病院の七〇日間の入院を終え本日退院。室料・付添婦等の費用合わせて一一〇万二五〇〇円。筆者の役割として、当面、介護・支援費・難病患者等居宅生活支援事業・ヘルパー業務の介護福祉士への業務委託・ホームドクター探し・長期入院施設探し等であろう。急いで取り掛かる必要がある。

二〇〇四年一〇月一日　義兄の介護支援のための、筆者の週一回夜間の介護支援始まる。以降筆者の介護メモを基に、本人が「伝の心」に打綴ったカタカナ文字を判読して平仮名・漢字に書き直し記す（句読点挿入、人名等は伏字）。二〇：〇〇～翌日六：〇〇の介護の間に二六回の訴えあり。——（伝の心から書き写す）昨夜三：〇〇～五：二〇までバイパップ動かないまま。息苦しく、何度ベル押してもダメ。自分でバイパップ外せない。そのうち力尽きた。退院二日目でこんな結果。もっと生き抜いていこうと思った。負け犬はいやや。呼吸器つければ楽になる。しかし、声が出ない。今日で三日便出ていない——介護していて、差し込み便器を入れるのが腰に負担。二時間おきの体位変換は大変。移乗は二人でないと無理。

二〇〇四年一〇月八日　筆者介護支援日。二〇：〇〇到着するなり、翌日六：〇〇までの間に三〇回の訴えあり。——お茶入れ替えて、飲ませて。お茶熱い、冷やして置いてほしい。エアコン入れてほしい。外へ行きたい。お陽さん全然当たらない。頭ブラブラでも外へ出たい。ハートがハッピーでいたい。嫌なことばかりある——あまりにも訴えが多く、筆者思わず「辛抱することもせな」と言ってしまった。反省。

二〇〇四年一〇月一三日　筆者介護支援日。二二：〇〇～翌日一〇：〇〇。家族（本人除く）と筆者で相談。——本人は在宅を希望している。入院なら個室で家政婦を付けてほしいという。現状では夜夫が寝られない。本人が寝てくれたら、夜二回くらいですむ。区役所から支援費はしばらく時間がかかるという。介護福祉士と契約してサービスを提供してもらうことについては、京都市は実施していないという。夫の介護について役所の方でも考えてみるという。

二〇〇四年一〇月一五日　筆者介護支援日。二〇：〇〇～翌日八：〇〇――別室で待機していると、呼び鈴が鳴る。実姉「待っていたのに。なんで来てくれないのや」と言って泣いている。息子が来てくれていたので、四時に交代することにして、先に筆者が介護に入る。

二〇〇四年一〇月二一日　筆者介護支援日。二二：〇〇～翌日八：〇〇。コムスン二二：四五終了後、翌日三：三二の間に三〇回の訴えあり――筆者、呼び鈴なるも聞こえないふりをしたり、手荒になっている介護に反省。

二〇〇四年一〇月二二日　O病院に緊急入院（大津のS病院に入院できるまでの間）――患者は入院を嫌がっていた。在宅では、多くの時間、看護師やヘルパー、マッサージ師に来てもらえるから。しかし、患者の意思とは違うがその後レスパイト入院を繰り返す。

二〇〇四年一〇月二八日　S病院（一〇月二八日～一一月一一日）に入院。看護師長から病状説明を受け家族（患者除く）、筆者、実妹で相談。介護について葛藤――略――。

二〇〇四年一一月一日　S病院医師、看護師長、家族、筆者で話し合い。介護について葛藤――略――。

二〇〇四年一一月六日　一八：一〇～家族（患者除く）、筆者、実妹で相談――「週刊朝日の相模原の事件」も話題となる。実妹がY子に、あなたの希望はと聞くと、「早くから言っている。生きたい」と実妹とY子二人で泣く。毎日が辛い。介護について葛藤――略――。

二〇〇四年一一月一九日　筆者介護支援日。一六：三〇～翌日三：〇〇息子と交代。区役所から患者の様子を見に来てくれた。

二〇〇四年一一月二一日　筆者介護支援日。一六：三〇〜翌日九：〇〇（以後、筆者の介護日は、原則として入院時以外の毎週金曜日二二：〇〇〜翌八：〇〇）。

二〇〇五年一月五日〜一八日　S病院にレスパイト入院。

二〇〇五年二月二三日〜三月九日　U病院（京都）レスパイト入院。

二〇〇五年四月二五日〜五月九日　S病院にレスパイト入院。

二〇〇五年四月二五日　患者が「伝の心」に打綴ったカタカナ文字を判読して平仮名・漢字に書き直した文書（句読点挿入、人名等は伏字）。

ただいま、みなさまぞっぷり、お世話になります。よろしくお願いします。私ますます生きる願望が強くなってきました。みなさんよろしくお願いします。せいぜい穏やかに、平常心で参りたいと願っております。何卒よろしくご協力をお願い申し上げます。以上誓います。大人になりそこないの〇〇〇〇。旧姓△△〇〇。××さん（ヘルパーの名前——筆者注）が、とても感激しておられた。ようし頑張るぞ、七四歳の別嬪さん。おわり。

二〇〇五年五月一八日　筆者介護支援日。五月二一日滋賀医科大学看護学科の私的な難病学習会に筆者が「ALS患者の介護について」の報告するにあたり、本人に参加者に伝えたいコメントを依頼したところ次の言葉が伝の心に綴られた。

今私は、多忙な日々を過ごしています。奇跡を信じて開き直って、周りの皆さんの支援を受け、プラス思考をモットーに過ごしています。健康なときは気付かなかった様々なことが、葉っぱ一枚に対しても、愛おしさを感じて、有意義に生きていきます。

二〇〇五年五月二八日　筆者介護支援日。六月二八日S病院看護師学習会に筆者が「ALS患者の介護について」報告依頼を受け、本人に一言をと頼んだら下記のコメントが伝の心に綴られた。

今、食事に気を付けている。バランスを考え、美味しいものをヘルパーさんにお願いし、毎食真剣に、嚥下に気を付け、ベッド一六度にして、天井を見つめ、一口一口大切に食べています。健康なときは器、盛り付けにも感じなかったが、今は一つ一つ有難く感じ入っています。明るい声を聞いてほっとする私です。毎食一生懸命に作ってくださいます。とても感謝の日々です。

二〇〇五年六月九日　筆者介護支援日。六月二三日、青丹学園介護福祉学科学生に筆者がゲスト講師として「難病患者の介護について」報告するので、患者に一言をと頼んだら下記のコメントが伝の心に綴られた。

器、盛り付けにこだわらず、いかに毎食喉越しよく、美味しく、ハッピーな気分になれるように心がけています。食介の方と気持ちがあうと時間もかからず、完食です。明るいヘルパーさんの声で私は満足しています。身近に感じる皆さん頑張ってください。

二〇〇五年六月一三日　Y子の介護支援計画によると月・火・木・金一二：〇〇〜一二：三〇間の支援体制が組めないため夫が入っている。筆者、実妹、家族で担い、夫を開放したらと提起。

二〇〇五年六月一三日　一一：二〇遅い朝食が始まる。メニューはナス煮つけ、茶わん蒸し、ミキサーにかけたご飯。会話が成立できず、次のコミュニケーション手段を考えないといけない。

二〇〇五年六月一六日　筆者O病院の救急処置の講習に参加。

二〇〇五年六月二〇日　一〇：五〇〜一二：〇〇家族会議。家族、介護事業所、筆者、実妹――本人も交え、ALS患者の辛い、厳しい介護について話し合いがされる。葛藤――略――。

二〇〇五年六月二九日　筆者介護支援日。

二〇〇五年六月三〇日　筆者介護支援日。本人、伝の心に「ますます悪くなる。急いであの世に行かなくても、近じか行くから静かに過ごします」と綴る。

二〇〇五年七月一日　筆者介護支援日。本人、伝の心に「火曜日に口述ボランティア沢山書けた。それも併せて出版すればよい」と。口述ボランティア、「電灯消してプラス思考に。ことごとくマイナスに考える」と。

二〇〇五年七月一一日　筆者介護支援日。患者が「伝の心」に打綴ったカタカナ文字を判読して平仮名・漢字に書き直す。

Ｈ先生今まで希望励ましの言葉はなかった。死に方を決めろという。訪看は急変した場合は大津に行くのか、家で最期を迎えるのか決めなさいという。最後に会いたい人の名簿をつくれと言う。どれ一つ楽しいことはない。見舞いはうれしいが、手をさすりながらかわいそうやな、頑張りやの言葉に反論する私は素直でないのか。

二〇〇五年七月一三日　筆者自宅で夕食時、ヘルパーから電話、「Ｙ子さん来て欲しいと言われている」と。筆者「すぐ行くと返事」。筆者自宅を一九：四五に出て、二〇：四五に到着。夫の介護は限界。本人落ち着き筆者二二：三〇に患者宅を出る。

二〇〇五年七月一六日　滋賀県難病医療ネットワーク協議会難病従事者研修会に筆者、長男、実妹参加。講師大分協同病院山本真医師から自動吸引器の話を聞く。

二〇〇五年七月一九日　本人から筆者のパソコンにメール届く。「京都在住四七年にして祇園祭巡行をゆっくり見ました。これも難病になったおかげ」とテレビをみた感想を寄せてくれた。

二〇〇五年七月二〇日　本人から筆者のパソコンにメール届く。「常々介護をしていただきありがとうございます。日々、雨の日、風の日がありましょうに明るく接していただき感謝」。

二〇〇五年七月二二日　本人から筆者のパソコンにメール届く。「梅雨も上がってすばらしい夏になりました。人生もいつまでも夏があると思いきや。雹が降って、嵐になり、四年過ぎようとしています。盆踊り大好きなわたし」。

二〇〇五年七月二三日　メールで本人の顔写真だけが送られてきた。

二〇〇五年八月四日　筆者介護支援日。筆者の到着を待って、伝の心に打ち始める。「体位変換」「つばをふき取る」「マッサージ」「手・足・頭の位置」「掻く」寝具の位置の調整等の訴えに答えながら支援を続ける。リュックの中からお金を出させ、「夏のフォーマルスーツの足しに」「お祝い（佛大卒業と社会福祉士合格）遅くなってごめん」。〇：〇〇、「首のパジャマ下にのばす」「右手のばす」「もっと」「右手体操」「ティシュ」「お茶」「左手体操」「体位変換」。〇：二〇、そろそろ寝ようかというも伝の心を打ち続ける。〇：三五、支援の要請に適格に応えられないと「帳面消えない」「サッサとして」。〇：三七、やっとスイッチから手を離して目を閉じてくれた。

二〇〇五年八月五日　訪問看護ステーションの看護師さんやヘルパーさん二〇数人が〝〇〇さん七四歳誕生会・結婚五〇周年記念会〟をしてくださる。サンドイッチとジュースで乾杯。本人のお礼の言葉が伝の心に打たれる。「みなさんありがとう。おかげで今日を迎えることができました。まだまだお世話になります。ありがとう」

二〇〇五年八月一一日　筆者介護支援日。

二〇〇五年八月一八日～九月一日　S病院にレスパイト入院。

二〇〇五年八月二五日　入院中、昼食後呼吸困難、一時的な呼吸停止、アンビュバックで戻る。

二〇〇五年八月二五日　一六：〇〇病室に入る。

お茶お茶叫んだ、聞いてくれない、O病院ナースコール来ない。家庭では起こらない。わがままでない。体の要求です。思い通りやってきた。実行、妥協、努力、パーフェクト、ハッピー人生今までやってきた。

七五ノンストップ。自分の要求満たされない場合過呼吸起こる。四五分からドラマみる。フラットにベッド。ドラマ済んでから。

二〇〇五年八月二六日　H医師、昨日の呼吸困難時の様子について説明される。「思い通りにならないと、空気の通り道が狭くなる。呼吸困難になる。本人に自分の思いならない情動、イライラ、コントロールできなくなる。呼吸困難になる。――五月の時もおなじようなことがあった。わがままでなく、体が要求する。思い通りならない時に、自分でもどうにもならない。それが情動抑止困難、前のドクター海外発表、ナースコール押し続け、自分で止められない。――略――略――イライラ家ではそんなことない。病院は色々な人が居り、Y子さんだけでない。病院に合わない。本人の説得などのことでない。これは治らない。自分でも止まらない。止められない。Y子さんは思ったことが思ったようになることが重要。好き嫌い普通よりもはるかに超えている。エスカレートしていく。本人も周りも止められない。Y子さんの生き全うするには、資源、労力がすごい。続けられない。――略――」

二〇〇五年八月二七日　滋賀県難病医療ネットワーク協議会専門員より聞き取り。一〇：三〇、専門員「たまたま私が病室に来たら、口から泡を吹いて、顔面蒼白、チアノーゼでかけ。すぐに看護師さん呼んで、手当て、元に戻った」

二〇〇五年八月二七日　一六：四〇、筆者が病室に入ると伝の心に打っている。「おしっこ詰まって、オムツに流れている」「先生色々有難う。見通しあまり考えないことにします。一日を大切にしていきます。よろしくお願いします」「夕べ七時までHと一時間、気切時期考えていると話した。すれば呼吸楽になるといった。素晴らしい人生生きられるだけふてぶてしく見たい。今日、家族、沢山の弟子生徒見舞い行きたい言った。家族声聞いてからあのような言葉やと思う。今回、レスパイトでHと毎晩のように話した。中立立場なら理解できるが、尊い命」「おしっこホース詰まった感じ。自分で立たなくてもよい。終わり」

二〇〇五年八月二七日　一七：三五、筆者が病室に入ると伝の心に打っている。文書「――略――」。

二〇〇五年八月二九日　一八：一〇、筆者が病室に入ると伝の心に打っている。「今朝、ここに来た。勉強になった。私初めて心拍数が、いらだつばいにないうてあごがちからはいって気道狭まる。進化していいことなのやけど顎撫でてしづかなといいのや。人気があるなあ。ゆ、私に感心した。意のままにならないと心拍停止する。すごい人、初めての患者やゆうた。きっとプラスになったやろう。しっかり読め」（判読がむつかしくなってきた）

二〇〇五年八月三〇日　筆者が病室に入ると伝の心に打っている。「一日の晩泊ってや。――略――H医師毎晩一一時まで仕事帰るとき私のご機嫌をとりにきてにこにこ帰った。ナースには厳しい。Y子には優しい。好きかとナースに聞いた。子供いそうや。終わり」

二〇〇五年八月三一日　筆者が病室に入ると伝の心に打っている。「バイパップを気切口つける京都許可してないHいうた。呼吸器肺炎起こす。やっかいもの。一〇年延命（判読できず）帰ったら見合いが待っている。私最初からいうた。（判読できず）」「体位、カタモミ、目薬、手伸ばす、パジャマ、気切三〇％意思伝達できず。自分なかだけになる苦しみ」「なんでも聞いてくれる。大津することあればやる。人気あるね。F医者知っているか。一万使って、たいそうめん聞きに来た」

二〇〇五年九月一日　筆者九：三〇病院に着く。――略――。

二〇〇五年九月三日　筆者介護支援日。二一：五〇到着。二三：〇〇ヘルパーさんが患者の胸をどんどんと叩き、何度も吸引を繰り返している。先週にはなかったこと。〇：三五、口からつばをぶくぶく吐いている。ふき取る。〇：三五「親指かゆい」右側の親指を掻こうとすると、左側の親指がかすかに動くのを見て、左と気付く。二：〇〇「頭、枕右」「お茶」「寒い」四：三〇「寒い」「お茶」。

二〇〇五年九月一五日　筆者介護支援日。二一：五〇到着。夫が筆者に「保健所二回来てくれた。Y子O病院帰ってから調子よい。食事時間かかるが全部食べている。コムスン辞めていく人多いので困っている」。患者、筆者を呼んでいる。二一：五五「何回もパニック。食事は大変良くなっている。時間も短く、おかき食べた。H（医師）が三ヶ月言うたが、首が柔らかいといった。焦らず食事すれば大丈夫。ヘルパー皆献身的」。五：〇〇「背中暑いので風入れる」本人落ち着く。「お茶」「つば」の繰り返し。お茶で喉を潤し、吸引ができた（喉がカラカラでは吸引ができない）。五：二〇筆者のメモに「人間にとって人権って何なのか。日ごろ改めて意識することもない人権。事にあたった時人権の尊さ、有り難さを覚える。生きる手段――二四時間三六五日家族の生活を保障しつつ、介護サービス――があれば、生きられるのだ。@四〇〇〇×二四時間×三六五日、日本にこれを負担する財力がないのか」と書かれている。

二〇〇五年九月一六日　家族から筆者宛にメール届く――略――。

二〇〇五年九月一六日　家族からのメールに対し、筆者二一：三〇返信。

二〇〇五年九月二一日　筆者介護支援日。二一：〇〇に到着。「私は生きたい。家族の気持ちを察して、今まで診察していただいたドクターは異口同音、楽に死ねる、あまり苦しまなくてよい、あと三月。私の気持ちお構いなし。死に方考えなさい。誰も生きる話してくれない。マッサージのM先生励ましの言葉、うれしい、紅葉までギャジアップ頑張ろう。前向きな言葉、何回も復唱し、秋生きられそうと頷く日々を送っています。昨年一一月、三ヶ月といわれ葬式あり方を友人知人にゆうてきた。バックミュージック第九。衣装は黒ダメ、明るくて、晴れやか。祭壇ピンクの花、ワイン乾杯。鳩飛ばし、行っていらっしゃい。皆さま来てください」、一一：〇〇「――略――」、五：三〇「――略――」、筆者「楽しい思い出は？」と尋ねると、本人「私は六五年前、四月一六日まで雄琴小学校に居ました。全校生三〇〇人。校門の右側に二宮金次郎像。私、女の二宮金次郎呼ばれていました。素行学業全良優秀につきこれを賞する三年頂きました。競書は力一字全学生が一斉に公印を押した半紙に書いた。一年生の私は一番になり、賞状並びに褒美を……」。

二〇〇五年九月二七日　筆者介護支援日。二一：〇〇に遅れて到着。筆者、当時国立療養所西多賀病院神経内科医今井尚「戦後カルテの余白エピソード一七」を読んで聞かせる。四：〇〇「下ベルト左」と打つので、そのようにすると、顔をゆがめる。筆者「介護者にわかるように」というと、「バイパップ左下ベルトも」。筆者に通じないので、ファーファーと言葉にならずに怒る。筆者「そんなこと言ってもあかん。自分の意思を相手に伝えなあかん」、患者伝の心に「右から左へ回す。バイパップと一緒」、筆者、患者の耳をもって伸ばす。患者「折れている。バイパップさっきと同じ左やる」「ありがとう下バイパップ」四：三〇患者「耳伸ばせ左」。筆者これで良かったのかと汗をぬぐう。患者「布団変えて」。筆者、さっきタオルケットに変えたのに、また変えるのか。とりあえず変える。四：四〇患者「右足まっすぐ」「サンキュウ」。眠りについてくれた。

二〇〇五年一〇月五日　一九：五〇ヘルパーさんから筆者宅に電話、「Y子さんが弟さんに来て欲しい」と。

筆者二二：〇〇に到着。〇：〇五「円座尻に片方入れる右」。〇：一〇「枕上頭持って」、「私に献身的に毎日テラサキ」。〇：四〇「一〇月六日結婚五〇周年金婚式を迎える。私は在宅介護恵まれた環境で送っている。主人を軸に家族協力は勿論、日夜献身的なケアをしてくださるヘルパーさんには頭の下がる感謝の気持ちで日々どっぷり甘えています」「訪問ドクター、ナース、マッサージの先生の熱心な看護の結果あと三月余命、死に方を考えなさい言われてきた私は皆様のおかげで生きる希望を持つことが出来ました。パニックを繰り返し、心拍停止三回も閻魔さんに会いに行ったが追い返された人生七五歳。発病するまで……」。一：五五筆者「さあもう寝ような」、患者「つば」「毛布うえ」。二：〇五患者「ハッピーな日々だった。何事もパーフェクト、ノンストップの私でした」。二：二〇「つば」。二：二四「つば」。二：三五「つばお茶」「枕右」「つば」。四：〇〇「お茶バイパップ下」。五：三五「ふぁーふぁー（あくび）」。七：〇〇筆者目が覚める。患者よく寝ている。

二〇〇五年一〇月一一日　筆者介護支援日。二一：五〇到着。珍しく、患者よく寝ている。二二：〇〇ヘルパーさん来てくれる。二二：二五ヘルパーさんお茶飲まし、胸を叩く。二三：三五「──略──」。〇：〇〇「明日八：四〇入浴です。Hあんたに（筆者）見て欲しい言うていた」。〇：〇五「つば拭くお茶」「肺よい肉ついてきた。レスパイト前の健康戻った。Hがカレンダー見ていて、弟さん見える朝入浴見て欲しい言った」。筆者「──略──」。〇：五〇患者「パニックもなし、食欲もある、現維持変化あればすぐ来る。毎週を二週にいうた診察」。一：〇〇深夜ヘルパー三〇分のサービス提供。患者「パジャマ引っ張らない、何時も言っている」。筆者、患者の両足の屈伸一〇回ずつする。一：三〇患者「枕うえ」「毛布暑い」「今何度？」「めくって」「しばらく手を下」「水入っているか？」「うえ上げて、した伸ばす」「手を両方、パジャマ引っ張るな」「そで」「加湿」「甘いみかん風邪によい、夕べスイカ」「何でも茶わん蒸しチンしてテラサキ作った。夕べヤマモト揚げたまだある」「枕うえ」「手左うえ上げて」「手を引っ張る、下に引っ張る」。二二：一五「引っ張る、おやすみ、ありがとう」。二：五五患者「体位変換」「ギャッジアップしないとはいらない」。深夜ヘルパー来てくれる。四：一〇ブザーで起こされる。患者「つば、鼻下拭く、耳のばす」。七：〇〇筆者起床。患者寝息たてている。

二〇〇五年一〇月一二日　一一：〇〇～一二：〇〇筆者、保健所訪問し、家族支援を要請。

二〇〇五年一〇月一八日　二二：〇〇～某新聞社記者密着取材。患者「T（実妹）とK（故実兄の妻）来た。六時帰った。雄琴小学校一〇月二二日講演言った。T雄琴五歳の思い出、実兄の話、弾んだ」「ホース入っている？　しっかり、けつまづかはった」（ホースを気遣っている。加湿三から二・五に下げる）「体位変換」「円座」（違うらしい）「湿布薬全部取る」「枕」「下ベルト」「上左」「湯たんぽ」。二三：二五記者の質問にYESア行、NOイ行で答えることを約束。――記者とO・Yのやり取り省略――記者一：〇〇に退室。一：五五患者「毛布肩掛ける」「胸うかす」。二：〇〇「バイパップ左」「左」。二：〇六「加湿三」。三：一五「身体下へ」「やりすぎ」。三：四〇「お茶お茶」「左上」「左下」「下ベルト右から左」。三：五〇「バイパップ左上もっと左」「耳のばす」。三：五五「お茶」「しずくあるか？」「加湿」、筆者「さっき三にしたよ」、「つばありがとう、つばつば」。四：一〇「つば」。四：二五「ヒレヨビル（判読できず）」（寝息がする。ああよかった。寝よう）

二〇〇五年一〇月二八日　筆者介護支援日。二二：〇〇到着。二二：一〇患者「少しベッド上げる六度」「肩だす」（筆者が来るのを待って、それまでに書いたものを見せる）「皆さんこんにちはY子です。告知されて三年三ヶ月の命と診断され、死に方を決めなさいドクターにいわれ、妹と泣きました。葬式の段取りしてました。日々パニック連続血圧アップダウンの繰り返し。ソプラノカーネギホールに出演した美声も消えてしまった。訪問看護婦、ヘルパー、マッサージの方々のお世話になっています。一〇万人に三人の難病ALSを認められず、なぜ？　私が自問自答の毎日。献血九〇〇〇cc日赤特別社員表彰を受け、健康に留意し、運動会は発病するまで選手でした。沢山の子弟の教育に携わり、人生バラ色、何事もパーフェクト、ノンストップの七五年でした。あるドクターは、今まで白星をトントン来たでしょう。そこへ黒星が顔を出して驚いているでしょう。協力しますよといった。また、夏が長かった。そろそろ秋になりましょう。実りの秋ですよ。私は寝たきり、かすかに動く左手でメールを送っている。立派な二階建て家賃五円二階麻雀台裏山四斗樽竹節取り、おしっこした。一回髪結い三〇銭船長みどり丸。一〇月二四日散歩六人大名行列で散歩」「鼻下ふく」「M二日見舞いに来る」「今日、長男、T（実妹）来た」「Oナース国際会館私の闘病発表一〇月三〇日写真スライドOナース三年私を見ている」。二三：五五筆者メモ「判読できず」。〇：一〇唇色変わる。訪看に電話。〇：四五筆者救急車呼ぼうと叫ぶ。主治医連絡つかず。看護婦緊急対応せず／できず。——略——。医師到着（二：〇三）まで心マッサージを続ける。実妹以外泣いていない。それぞれにY子、Y子と叫ぶ。医師「最終確認にはいります。死亡年月日平成一七年一〇月二九日午前二時五分」。

Y子は筆者や実妹に生きる手段があれば生きたい、孫の行末を見たいと言い続けていた。その叫びを叶えることはできなかった。患者本人はもとより介護する側にも支援が届けられなければ重症患者の在宅生活の継続は難しいという現実を筆者は体験した。家族に過剰な負担を強いることなく在宅生活が成り立つような仕組みや介護メニューがあったなら……と冷たくなった実姉の頬を撫でた。

二〇〇五年四月二六日朝日新聞朝刊視点に――「生きて当然」な環境を　患者の自己決定権　立岩真也――との見出しで、「ALSは全身の筋肉が動かなくなる難病で、進行すると自力呼吸ができなくなるため、人工呼吸器を装着するかどうかの選択を迫られます。しかし、約七割の患者は呼吸器をつけずに亡くなっています。家族の重い介護負担を思いやり、動かない体を悲観して、装着を断念し、死を選ぶからです」「医療や介護をより充実させ、生きて当然と思える環境を整えるべきです。そのための人的・物的資源が足りないわけではない。とんでもないコストがかかるのではありません」と述べている。

実姉の死後、筆者は立命館大学大学院先端総合学術研究科で立岩教授に学びつつ、日本ALS協会滋賀県支部の結成、NPO法人ALSしがネットの設立、介護事業所の開設へと仲間とともに歩んできた。現在は居宅介護支援事業と訪問介護事業、障害福祉サービス事業を実践し、登録ヘルパー中心の小規模ではあるが吸引や注入等の医療的ケアが提供できる事業所として活動している。個々人の熱意や各事業所の奮闘に依拠するだけでなく、個別支援と共に関係機関の有機的な連携の仕組み作りに今こそ真剣に取り組まなければ高齢化社会の明日はない。

日々の活動を通して浮かび上がってくる実態を声にして挙げることが我々に課せられた役割であり、実姉の死を無にさせない決意でもある。

謝辞

身近な二人の難病患者の存在により本書は生まれました。重症筋無力症患者の妻とＡＬＳ患者の今は亡き実姉にお礼を申し上げたい。この二人の女性が筆者を滋賀県難病連絡協議会の結成と、日本ＡＬＳ協会滋賀県支部結成に向かわせ、ＮＰＯ法人ＡＬＳしがネットの結成へと導き、今日まで活動を続けることができました。歴代の役員のみなさんや会員の仲間とともに歩み続けてきました。この程、難病患者（会）運動の歴史が一定まとめられたことをともに喜びあいたいと思います。ありがとうございました。

実姉の死は在宅介護の現状や課題を、身をもって筆者に体験させてくれました。その体験が引き金となって、七割のＡＬＳ患者が死を選ぶ／選ばざるを得ない理不尽さが論文執筆へと導いてくれました。立命館大学先端総合学術研究科入学時から卒業までの一一年間、筆者の情感を学術へと指導いただいた立岩真也先生、予備論の口頭試問、博論の口頭試問、学位記授与式までの節目節目に、温かいまなざしで励まし続けていただいた故渡辺公三先生、大学院での研究とは何たるものかを授業を通じ指導いただいた松原洋子先生、論文はドキュメンタリーではないよと厳しく指導いただいた上野千鶴子先生、そのほか多くの先生方には感謝の言葉が見つかりません。

博論の執筆に入り、立命館大学先端総合学術研究科の論文指導のシステムに助け励まされました。多くの先輩の皆さまに温かいご指導を受け、中でも北村健太郎、中倉智徳、平賀緑、櫻井悟史、一宮茂子の先輩各位には、高齢の筆者に懇切丁寧なご指導を頂きました。

滋賀難病連三〇余年の運動の喜怒哀楽の中にあって滋賀県庁の角野文彦氏、当時滋賀県議会議長の出原逸三氏、前ＪＰＡ代表の伊藤たてお氏の各氏の誠実なお人柄によりここまで導いていただいたことに深く感謝申し上げます。京都、大阪、兵庫の地域難病連の仲間やＪＰＣ、ＪＰＡ、全腎協、滋賀腎協、京腎協の皆様にも貴重な資料・情報を提供いただき有難うございました。

論文の執筆を通じ「命」を見つめ続けてきました。訪問介護事業所もも、居宅介護支援事業所もの利用者さま、ご家族のみなさま、役員や職員の方々とのたゆまぬ日々の活動の中から、次へのエネルギーを頂きここまで「命」をより身近に接する機会を得ました。ＮＰＯ法人ＡＬＳしがネットでの介護事業に関わり、で歩んで来ることができました。

本書が、誰もが等しく自分の人生を全うできる社会をめざし、発展していく一助になれば、この一一年間の学びは何事にも替えがたい筆者の人生の宝物となるでしょう。

本書の出版にあたっては、「立命館大学大学院博士課程後期課程博士論文出版助成制度」による助成をいただきました。記して感謝申し上げます。

また、本書の刊行に際しては、生活書院の高橋淳氏に未経験な筆者に対して適切かつご丁寧なご指導をいただきましたこと深く感謝申し上げます。

最後に、立命館大学大学院の懐の深い、社会人院生それも高齢者にたいする思いやりに感謝申し上げ謝辞といたします。

葛城貞三

■文献

阿部圭宏、2011「協働の仕組みを考える――滋賀協働提案制度を事例として」『地域連携センター報』滋賀大学地域連携センター、7: 90-97

有吉玲子、2013『腎臓病と人工透析の現在史――「選択」を強いられる患者たち』生活書院

有薗真代、2012「病者の生に宿るリズム――ハンセン病患者運動の『多面性』に分け入るために」天田城介・村上潔・山本崇記編『差異の繋争点――現代の差別を読み解く』ハーベスト社、17-40

Carlo Borzaga and Jacques Defourny eds, 2001, *The Emergence of Social Enterprise*, Routledge.（= 2004、内山哲朗・石塚秀雄・柳沢敏勝訳『社会的企業――雇用・福祉のEUサードセクター』日本経済評論社）

注射による筋短縮症から子供を守る全国協議会編、1977『筋短縮症――つくられた障害児たち』積文堂

抱きしめてBIWAKO報告集編集委員会編、1988『11月8日みんなやさしくなった』抱きしめてBIWAKO報告集編集委員会

第一東京弁護士会人権擁護委員会、1990『難病について――調査報告と提言』第一東京弁護士会人権擁護委員会

出原逸三、2010「今年もみなさんとの連携で「生命の尊厳がなにより大切にされる社会の実現」をめざします」『KTKしがなんれん』滋賀県難病連絡協議会 : 4

Diana Driedger, 1988, *The Last Civil Rights Movement Hurst & Company*, London ; St.Martin's Press, New York（= 2000、長瀬修編訳『国際的障害者運動の誕生――障害者インターナショナル・DPI』エンパワメント研究所）

衛藤幹子、1993『医療の政策過程と受益者――難病対策にみる患者組織の政策参加』信山社

藤本文朗・津止正敏編、2003『働き盛り男が介護するとき』文理閣

藤本栄、2005「患者を救済したいが原動力――ビジネスでないのが他の事業所との違い」『難病と在宅ケア』11(4) : 7-11

福田衣里子、2009『がんばらんと！』朝日出版社

福井アサ子、2011「24時間・365日の訪問介護を目指して――日本ALS協会滋賀県支部と共に」『難病と在宅ケア』16(11) : 7-10

群馬県難病相談支援センター、2007『手記集ともに生きる』群馬県難病相談支援センター
――――、2008『手記集ともに生きる２』群馬県難病相談支援センター
――――、2010『手記集ともに生きる３』群馬県難病相談支援センター
浜川和子編、1990『滋賀県における難病対策について』滋賀県難病対策検討委員会
原田晃樹・藤井敦史・松井真理子、2010『ＮＰＯ再構築への道』勁草書房
長谷川秀雄、2004「地方のＡＬＳ患者さんへ24時間ヘルパー派遣の取り組み」『難病と在宅ケア』10(7)：11-14
蜂巣栄二、2003「ヘルパーによる痰吸引問題を考え直す」『難病と在宅ケア』9(5)：22-25
橋本操、2005「ＡＬＳ患者の尊厳と人権」『難病と在宅ケア』11(5)：25-27
林秀明、2004「重度コミュニケーション障害に挑む」『難病と在宅ケア』10(3)：7-11
――――、2005「ＡＬＳ患者の生命（いのち）をどのように考えるか――そのターミナルをどこにおくべきか」『難病と在宅ケア』11(5)：28-34
樋口真也・中島孝、2006「ＡＬＳ患者さんの呼吸療法の誤解を解くために――正しい理解と実践での生活の質向上を目指して」『難病と在宅ケア』12(7)：7-11
日野原重明・山田富也・西脇智子共編、1997『希望とともに生きて――難病ホスピス開設にいたる「ありのまま舎」のあゆみ』中央法規
平山亮、2017『介護する息子たち――男性性の死角とケアのジェンダー分析』勁草書房
堀智久、2014『障害学のアイデンティティ――日本における障害者運動の歴史から』生活書院
堀内啓子、2006『難病患者福祉の形成――膠原病系疾患患者を通して』時潮社
宝月誠編、1986『薬害の社会学――薬と人間のアイロニー』世界思想社
井形昭弘、2005「主治医の鬼手佛心には立法が不可欠――尊厳なる生を享受する自由と同時に尊厳さを失った人生を拒否する自由も認知を」『難病と在宅ケア』11(5)：13-16
石原英樹、2006「在宅人工呼吸療法の現状」『難病と在宅ケア』11(12)：42-44

糸賀一雄、1965『この子らを世の光に——自伝・近江学園二十年の願い』柏樹社
糸山泰人、2011「重症難病患者の療養支援のあり方」『保健医療科学』60: 94-99
岩本ゆり、2004「ＮＰＯ法人楽患ねっとの試み——看護師としての情報発信」『難病と在宅ケア』10 (6) : 17-21
岩下宏、2001「スモン研究の歴史と現在」『医療』55 (10) : 510-515
岩手スモンの会編、2000『失われた時の叫び』岩手スモンの会
岩澤倫彦・フジテレビ調査報道班、2008『薬害C型肝炎女たちの闘い——国が屈服した日』小学館
神野直彦・牧里毎治編、2012『社会的起業入門——社会を変えるという仕事』ミネルヴァ書房
角野文彦、2007「ある公衆衛生医の独り言——「少医」から「中医」へ」『湖都通信』湖医会、55: 5
金谷泰宏・橘とも子・奥田博子・島﨑大・小林健一・玉置洋・荻野大助、2011「地震災害時における難病患者の支援体制の構築」『保健医療科学』60 (2) : 112-117
金澤一郎、2011「今後の難病対策への提言」『保健医療科学』60 (2) : 84-88
片平洌彦、1977「スモン問題の歴史——「奇病」の発生から「可部所見」まで」亀山忠典他編『薬害スモン』大月書店、27-30
——、1994『構造薬害』農山漁村文化協会
葛城貞三、2008「ＮＰＯ法人滋賀県難病連絡協議会の財政と課題——滋賀県行政との関わりを中心として」第22回日本地域福祉学会大会報告原稿
——、2009「滋賀県難病連絡協議会の運動の展開」『コア・エシックス』立命館大学大学院先端総合学術研究科、5:47-57
——、2010「滋賀県難病連絡協議会の結成」『コア・エシックス』立命館大学大学院先端総合学術研究科、6: 145-155
——、2011「滋賀難病連運動の困難期——滋賀腎協の離脱と滋賀県行政との対立」『コア・エシックス』立命館大学大学院先端総合学術研究科、7: 51-61
——、2015「滋賀難病連の患者運動と滋賀県との「協働」——協働関係となる要因分析」『コア・エシックス』立命館大学大学院先端総合学術研究科、11: 23-33
勝山和明、1999「機関誌『しがなんれん』に寄せて」『ＫＴＫしがなんれん』滋賀県難病連絡協議会: 3

川口有美子、2015『末期を超えて――ALSとすべての難病にかかわる人たちへ』青土社
川上武・中川米造編、1972『市民と医療　講座・現在の医療1』日本評論社
川村佐和子、1979『難病に取り組む女性たち――在宅ケアの創造』勁草書房
――――、1998「難病患者運動から学んだこと」『日本看護管理学会誌』2(1):6-8
――――、2005「第5部　人工呼吸器装着の選択に関わる諸問題」『難病と在宅ケア』10(11):23-26
木村格、2002「難病の地域支援ネットワークの現状と将来」『Modern Physician』22(5):637-643
北村健太郎、2006「日本における血友病者の歴史――1983年まで」立命館大学大学院先端総合学術研究科2006年度博士論文
――――、2012「血友病者本人による社会と結び付く活動の生成――Young Hemophiliac Club 結成を中心に」天田城介・村上潔・山本崇記編『差異の繋争点――現代の差別を読み解く』ハーベスト社、62-84
――――、2014『日本の血友病者の歴史――他者歓待・社会参加・抗議運動』生活書院
北沢真喜子、2003「人工呼吸療法――在宅に移行する時の準備・注意点」『難病と在宅ケア』8(11):51-54
木藤亜也、1986『1リットルの涙――難病と闘い続ける少女亜也の日記』エフエー出版(→2002幻冬舎)
Kleinman, Arthur, 1988, *The Illness Narratives: Suffering, Healing and the Human Condition*, New York: Basic Books.(=1996、江口重幸・五木田紳・上野豪志訳『病いの語り――慢性の病いをめぐる臨床人類学』誠信書房)
國松善次、2003「6月3日(月)知事談話」『KTKしがなんれん』滋賀県難病連絡協議会:1
国本衛、2003『生きる日、燃ゆる日――ハンセン病者の魂の軌跡』毎日新聞社
草伏村生、1992『冬の銀河――エイズと闘うある血友病患者の訴え』不知火書房
児玉知子・冨田奈穂子、2011「難病・希少疾患対策の国際的な動向」『保健医療科学』60(2):105-111
谺雄二、2001『知らなかったあなたへ――ハンセン病訴訟までの長い旅』ポプラ社
児島美都子、2003『妻が綴った夫の「自分史」――在宅介護体験から夫、長宏(おさひろし)の生涯をふりかえる』風媒社
国立西多賀病院詩集編集委員会編、1972『車椅子の青春――進行性筋ジストロフィー症者の訴え』エール出版社
国立療養所史研究会編、1976『国立療養所史(総括編)』厚生省医務局国立療養所課

近藤清彦、2009「音楽療法は患者さんだけでなく全員を癒す――ALSの患者さん ご家族の中に入って」『難病と在宅ケア』14(11):44-47
神戸難病相談室、2011『明日に向けての礎石とならむ――藤原勝義の生涯』神戸難病相談室
高阪正枝、2009『イケイケ、パニッカー2 旅立ち編――自閉症の子育てマンガ&エッセイ』かもがわ出版
厚生労働省健康局疾病対策課、2007『難病対策提要』厚生労働省健康局疾病対策課
厚生省五十年史編集委員会、1988『厚生省五十年史〈記述篇〉』中央法規出版
熊本日日新聞社編、2004『検証・ハンセン病史』河出書房新社
黒田ジャーナル、1989『抱きしめて琵琶湖』角川書店
京都難病団体連絡協議会編、1985『あかあかと命の火もやしつづけて――京難連10年のあゆみ』京都難病団体連絡協議会
京都新聞社編、2007『折れない葦――医療と福祉のはざまで生きる』京都新聞出版センター
前田博明、1999「滋難連15回総会報告」『KTKしがなんれん』滋賀県難病連絡協議会:6
前田こう一、1982『難病の海に虹の橋を――立ちあがる人工透析者・難病者たち』労働経済社
萬代優子、2004『気管切開型人工呼吸器療法を行うALS患者さんの生活とニーズに関する調査報告書』2003年度日本ALS協会ALS基金一般助成、東京大学大学院
三宅一志、1978『差別者のボクに捧げる!』晩聲社
村嶋幸代、2007『24時間訪問介護・看護の効果的・効率的な実施方法の開発研究――夜間・早朝の訪問看護必要者の発見と提供方法の標準化』2004-2006年度厚生労働科学研究費助成総合研究報告書、東京大学
武藤香織、2007「神経難病当事者団体のネットワーキング」阿部康二編『神経難病のすべて――症状・診断から最先端治療、福祉の実際まで』新興医学出版社、187-192
長瀬修・東俊裕・川島聡編、2008『障害者の権利条約と日本――概要と展望』生活書院
中川義章・中田勝己、2011「今後の難病対策について――行政の視点から」『保健医療科学』60(2):89-93
中島孝、2005「難病の生活の質(QOL)研究で学んだこと」『JALSA』64:51-57

――――、2005「生を支える共通基盤をもとめて――ＱＯＬの価値観は健康時から重症時へと　どんどん変化していく」『難病と在宅ケア』10 (12)：7-12
中根成寿、2006『知的障害者家族の臨床社会学――社会と家族でケアを分有するために』明石書店
中田暁子、2002「ハンセン病政策の変遷――わが国におけるハンセン病差別の生成過程」『社会学部紀要』関西学院大学社会部、92: 143-152
日本患者同盟四〇年史編集委員会編、1991、『日本患者同盟40年の軌跡』日本患者同盟四〇年史編集委員会
西堀末治、1997「機関誌『しがなんれん』によせて」『しがなんれん』滋賀県難病連絡協議会：5
西谷裕、2006『難病治療と巡礼の旅』誠信書房
――――、2008「日本の難病対策の夢と現実」『難病と在宅ケア』14 (8)：25-29
西澤正豊、2005「尊厳死と自己決定権」『難病と在宅ケア』11 (5)：20-24
小倉朗子・長沢つるよ、2004「ＡＬＳ療養者における呼吸障害の評価と看護の役割」『難病と在宅ケア』10 (2)：7-9
大橋グレース愛喜恵、2014『しあわせ難病生活――それでも私は恋をする』竹書房
種田二郎、2010「滋賀県湖東地域におけるＡＬＳ患者の在宅人工呼吸療養」『難病と在宅ケア』16 (5)：23-27
岡本美代子著、朝西真沙編　2009『いてほしい――眼で書かれた詩歌集』岡本隆志
大熊由紀子・開原成允・服部洋一編、2006『患者の声を医療に生かす』医学書院
近江学園40年史編集員会編、1986『よのなみかぜはさむくとも――近江学園40年史』滋賀県立近江学園
大西巨人、1982『俗情との結託　大西巨人文芸論叢　上巻』立風書房
大野真由子、2012「複合性局所疼痛症候群患者の支援に関する一考察――「認められない」病の現状と課題」立命館大学大学院先端総合学術研究科先端総合学術専攻博士論文
大野更紗、2011『困っている人』ポプラ社
大野新、1996『人間慕情――滋賀の１００人（上）』サンライズ印刷出版部
尾上浩二・熊谷晋一郎・大野更紗・小泉浩子・矢吹文敏・渡邉琢、2016『障害者運動のバトンをつなぐ――いま、あらためて地域

で生きていくために』日本自立生活センター（JCIL）
長宏、1978『患者運動』勁草書房
太田秀通、1979『歴史を学ぶ心』大月書店
大矢紀昭編、2001『滋賀県における難病患者在宅療養支援計画策定・評価事業のあり方に関する研究報告書』滋賀医科大学医学部看護学科
小澤邦昭、2002「意思伝達装置伝の心を世に出すまで」『難病と在宅ケア』8: 22-25
立命館大学人文科学研究所地域研究室編、1994『琵琶湖地域の総合的研究』文理閣
佐賀県議会、2015「議決機関と執行機関」（https://www.pref.saga.lg.jp/web/at-contents/gikai/_55157.html, 二〇一六年五月二三日取得）
佐川優子、2004「制度を賢く活用して在宅で一人暮らし——ＮＰＯ法人いわき自立生活センターと契約を結び」『難病と在宅ケア』10（7）：8-10
サン・グループ裁判出版委員会編、2004『いのちの手紙——障害者虐待はどう裁かれたか』大月書店
佐々木公一、2005「患者とヘルパーが自信と誇りを持てる職場づくり——患者にできることは何かを自分なりに模索して」『難病と在宅ケア』11（4）：21-23
佐藤エミ子、1985『木馬の足音』桐原書店
世古一穂、2009「参加と協働のデザイン」世古一穂編著、吉岡幸彦・工藤洋文・宇野文夫・中野眞・土屋真美子・細見義博『参加と協働のデザイン——ＮＰＯ・行政・企業の役割を再考する』学芸出版社
滋賀自治体問題研究所編、1993『よみがえれ湖くらし自治——住民の視点で県政を考える』自治体研究社
——、1998『県民が拓く21世紀の湖国——滋賀県政へ私たちの提言』自治体研究社
——、2002『滋賀・21世紀初頭の論点——住民自治の視点から県政を問う』自治体研究社
滋賀県、1997『平成９年度社会福祉施策に対する要望について（回答）』滋賀県健康福祉部長
——、2003『新・淡海障害者プラン』

――――、2005『滋賀県健康福祉白書』
滋賀県議会、1997「平成9年2月28日の滋賀県議会定例会での西堀末治滋賀県健康福祉部長の答弁」滋賀県議会会議録検索システム（二〇一六年五月一三日取得、https://www.shigaken-gikai.jp/voices/cgi/voiweb.exe?ACT=200&KENSAKU=0&SORT=0&KTYP=0,1,2,3&KGTP=1,2&FYY=1997&TYY=1997&TITL_SUBT=%95%BD%90%AC%81@%82X%94N%81@%82Q%8C%8E%92%E8%97%E1%89%EF%81i%91%E6%82P%8D%86%81`%91%E613%8D%86%81j%81%7C02%8C%8E28%93%FA-02%8D%86&KGNO=48&FINO=319&HATSUGENMODE=0&HYOUJIMODE=0&STYLE=0)
滋賀県難病医療ネットワーク協議会、2008「風化するスモン」『ネットワークだより』滋賀県難病医療ネットワーク協議会、16:5-7
滋賀県難病相談・支援センター編「12年ぶりに県庁へ戻って」『滋賀県難病センターだより第3号』滋賀県難病相談・支援センター、1
滋賀県難病対策検討委員会、1990『滋賀県における難病対策について』滋賀県難病連絡協議会
滋賀県社会福祉協議会編、2004『みんなちがってみな同じ――社会福祉の礎を築いた人たち』サンライズ出版株式会社
進藤雄三・黒田浩一郎編、1999『医療社会学を学ぶ人のために』世界思想社
スモンの会全国連絡協議会編、1981『薬害スモン全史第1巻被害実態篇』労働旬報社
――――、1981『薬害スモン全史第2巻裁判篇』労働旬報社
――――、1981『薬害スモン全史第3巻運動篇』労働旬報社
――――、1986『薬害スモン全史第4巻総括篇』労働旬報社
鈴木晧代、1997『ＫＴＫしがなんれん』滋賀県難病連絡協議会：19
――――、1999「消えた夢と　新たな課題」『ＫＴＫしがなんれん』滋賀県難病連絡協議会：52-54
社会福祉辞典編集委員会、2003、『社会福祉辞典』大月書店
笙野頼子、2014『未闘病記――膠原病、「混合性結合組織病」の』講談社
高田博仁、2004「人工呼吸器装着の難病患者さんの呼吸器回路に発生する細菌や呼吸器関連感染症への対応と対策」『難病と在宅

ケア』10（8）：30-33
高木カツ子、2004「生き生きと生きたい」『ＫＴＫしがなんれん』滋賀県難病連絡協議会：14-15
高橋晄正・水間典昭、1981『裁かれる現在医療――スモン・隠れた加害者たち』筑摩書房
高谷清、1983『重症心身障害児――びわこ学園からの報告』青木書店
――――、2011『重い障害を生きるということ』岩波新書
竹内聡、2004「外車電動車椅子で日常生活に支障なし」『難病と在宅ケア』10: 11-15
田中真美、2015「ハンセン病の医療の変遷の歴史――１９６０年代の長島愛生園の医療を中心にして」『コア・エシックス』立命館大学大学院先端総合学術研究科、11: 147-155
立岩真也、2000『弱くある自由へ――自己決定・介護・生死の技術』青土社
――――、2004『ＡＬＳ不動の身体と息する機械』医学書院
東京HIV訴訟弁護団編、2002『薬害エイズ裁判史――第2巻運動編』日本評論社
東京都患者同盟中央執行委員会、2006『日患同盟誕生の実録』第二種社会福祉事業団東京都患者同盟
坪田裕子、1998「生きがいの畑をいつまでも続けていきたい――パーキンソン病患者、家族交流会に初めて参加した77歳のＮさんを通して」『ＫＴＫしがなんれん』滋賀県難病連絡協議会：33-34
土屋葉、2002『障害者家族を生きる』勁草書房
植村要、2011「中途失明した女性が女性の主体となることの可能性と困難――スティーブンス・ジョンソン症候群患者へのインタビュー調査から」『女性学年報』32: 113-137
上野千鶴子、2011『ケアの社会学――当事者主権の福祉社会へ』太田出版
上野千鶴子・大熊由紀子・大沢真理・神野直彦・副田義也編、2008『ケアその思想と実践1ケアという思想』岩波書店
渡辺春樹、2005「ＡＬＳ（筋委縮性側索硬化症）患者と尊厳死――抜本的治療法完成の見通しが定かで無い限り 絶対必要」『難病と在宅ケア』11: 7-12
渡部沙織、2015「「難病」の誕生――「難病」対策と公費負担医療の形成」明治学院大学大学院社会学研究科社会学専攻２０１４

年度修士論文
わたなべすがこ、2007『I'm“MG”――重症筋無力症とほほ日記』三輪書店
薬害肝炎全国原告団出版委員会編、2009、『薬害肝炎とのたたかい――350万人の願いをかかげて』桐書房
矢吹紀人、2004『いのちを返せ!――薬害ヤコブ病とたたかった人びと』あけび書房
薬害ヤコブ病大津訴訟弁護団編、2003、『心の叫び――薬害ヤコブ病裁判解決へのみちのり』かもがわ出版
山形高志、2006「新しい難病医療ネットワークについて」『滋賀県病院協会報』73: 1
柳田貞男、1989『明日に向かって――滋賀県難病連絡協議会結成五周年記念誌』滋賀県難病連絡協議会: 1
要田洋江、1999『障害者差別の社会学――ジェンダー・家族・国家』岩波書店
財団法人北海道難病連、2001『自治体の難病対策と地域難病連の概要』日本患者・家族団体協議会
全国膠原病友の会編、2006『全国膠原病友の会設立35周年記念誌 膠原病治療今後の展望・膠原病患者家族生活実態調査報告書』
全国膠原病友の会
全国膠原病友の会滋賀支部記念誌実行委員会編、2005『曙光――いきいき生きる』全国膠原病滋賀県支部
全国重症心身障害児(者)を守る会編、1983『この子たちは生きている――重い障害の子とともに』ぶどう社
全国パーキンソン病友の会、2001『全国パーキンソン病友の会――25年のあゆみ』全国パーキンソン病友の会

資　料

1　滋賀県における難病対策について（一九九〇年二月一三日　本書第三章第七節参照）

2　滋賀県難病対策推進議員連盟規約（二〇〇八年一〇月一〇日　本書第六章第三節参照）

■資料1

滋賀県における難病対策について

平成二年三月　滋賀県難病対策検討委員会

滋賀県難病対策検討委員会委員
委員長　浜川和子　草津保健所保健予防課長
委　員　前田博明　大津保健所総括専門員
　　　　青根明子　木之本保健所保健指導係長
　　　　松吉利子　永源寺町住民課保健係長
　　　　辻　恵子　甲賀福祉事務所主査
　　　　金尾　浩　大津市福祉事務所主査
　　　　大道隆和　障害福祉課育成係主査
　　　　中村昇一　医務予防課専門員（兼予防係長）

はじめに

かつて難病として恐れられた結核・がんなどの疾病も医学医術の進歩と関係者の努力により克服されつつある。しかし、原因も未だ解明されず治療方法も確立されていない疾病が数多くあり、その数は二〇〇種類とも三〇〇種類ともいわれている。

厚生省は昭和四七年に「難病対策要綱」をとりまとめたが、そのなかで難病とは①原因不明、治療方法が未確立であり、かつ後遺症を残すおそれが少なくない疾病、②経過が慢性にわたり、単に経済的な問題のみならず、介護などに著しく人手を要するために家族の負担が重く、また精神的にも負担の大きい疾病と定義付け、難病対策を国の施策の大きな柱として取り上げた。それ以来、調査研究の推進、医療費の軽減（治療研究事業）、医療施設の整備を三つの柱として対策を推進しているが、地方自治体における難病対策はまだまだスタートしたばかりといって過言ではなく、本県においても保健、医療、福祉さらには地域の人的資源を活用した有機的な連携による総合援助体制の確立が望まれるところである。

本県における難病対策の現状について

本県においては、昭和四八年度から難病のうち厚生省が特定疾患として指定した三一疾患（平成二年一月一日現在）に対し、特定疾患治療研究事業として医療費の自己負担分を公費負担とし、医療費の軽減を図るとともに、患者団体である滋賀県難病連絡協議会が実施する医療相談、広報啓発、調査研究活動等に対して補助をしている。

また、平成元年度には県および市町村の関係職員を対象に難病講演会を開催するとともに昭和六三年度に実施した特定疾患患者実態調査結果をとりまとめた。

さらに平成二年度には、行政関係職員および特定疾患患者とその家族を対象に難病講座の開催を予定しているほか、疾病の説明、看護・介護方法等を内容とした「しおり」の配布、水口保健所において難病相談窓口開設にかかる調査研究の実施を予定しているところである。

先述の特定疾患患者実態調査結果を基にして「滋賀県難病対策検討委員会（委員会）」で総合的援助施策を検討しているところであり、いままさに本県における難病対策ははじまったばかりと言える。

滋賀県の難病対策として実施すべき事業内容について

本県が難病対策をすすめるにあたっては、次の六項目について関係部局の取り組みが必要であると考えます。

1・推進体制の整備について
2・患者の把握と情報の提供について
3・啓発活動について
4・難病相談窓口について
5・地域ケアについて
6・その他の施策について

以上、各項目について詳しく述べます。

1・推進体制について

本県の難病対策を推進するには、まずその体制づくりが基本である。

ついては、地域に置ける難病対策の核を保健所とし、保健所ごとに「難病対策地域推進会議（仮称）」を設置する。

ただし、この会議の位置付けとしては、既存の組織を活用し、保健福祉サービス調整推進会議の部会とするのが望ましい。

組織は、保健所、県福祉事務所、市町村（保健、福祉）、郡市医師会、地域中核病院、ボランティア団体とし、事務局は保健所とする。

また、構成は機関長レベルと実務者レベルの二段階とする。

なお、この会議で検討すべき事項は大きく分けて次の四項目が考えられるが、いずれも内容に適した人選によるチーム編成にし、実施はできるかぎり既存の組織の活用が望ましく、関係各機関への働きかけが必要である。

難病対策地域推進会議の検討事項

①難病相談窓口の運営について

②個別ケア、集団ケアの推進について

③ボランティアの育成について

④構成員の資質の向上（研修）について

さらに、事業の実施については、例えば訪問看護・介護、窓口相談、リハビリテーション等が想定されるが、窓口相談は保健所実施、その他については、主として市町村で実施するのが効果的であると考える。

2・難病患者の把握と情報の提供について

総合的施策を実施するためにも、また患者個々の状態に応じた個別ケアを実施するためにも難病患者の実態把握と患者および患者家族等に対する情報の提供は、必要不可欠なものである。

はじめに難病患者の把握の方法として次の手段が効果的と考える。

（1）定期的な情報交換の場の設定による把握方法

ア・相談窓口における患者、家族から

イ・特定疾患受給者証交付申請時の面接から

ウ・難病対策地域推進会議における情報交換から

エ・保健所・市町村保健婦と病院間婦との継続看護検討会の連携の中から

（２）その他の方法による把握

ア・保健所単位に医師会と協議して届出協力を得る。これには患者の日常生活が向上する制度的なものがあれば協力を得やすい。

イ・特定疾患患者手帳を所持することにより、医療ケアや福祉ケアを受けられる等メリットの付加からさらには難病患者の実態を把握して個別ケア等、実践に移すための準備が必要であり、それには聞き取り調査の実施による難病患者台帳（個票）の作成が必要である。

聞き取り調査は、特定疾患受給者票交付申請時を利用した面接が効率的であり、その内容は次の項目が想定される。現在の症状、日常生活、日常動作、現在の医療の状況、困っている内容、制度の利用状況、家族の状況等であるが、中でも訪問看護・介護等にむすびつけるためにも家族構成、経済力、家族の介護能力、家族の健康、主治医に対する信頼度や将来の医療に対する考え方、情報の入手経路の把握は重要である。

また、情報の提供としては次の方法、例が考えられる。

○提供方法　保健所窓口、市町村広報、チラシ、民生委員、福祉事務所・役場・病院の窓口、有線放送

○掲載内容例　相談窓口、リハビリ教室、交流会、制度利用、医療機関紹介、難病知識

３・啓発活動について

在宅療養が効果的に行われるには、患者および患者家族に対する継続的な啓発はもちろんのこと、難病患者を地域で支える環境を作り出すことが肝要である。

まず、患者および患者家族に対する啓発活動としては、在宅療養知識の普及や在宅介護の方法等の講習会の開催が考えられる。

これらをきっかけとして、患者同士また患者家族同士の交流を促進させることも可能である。

また地域住民の理解と協力による人的資源の活用することは、地域ケアの推進していく上に、最も重要でかつ、最大の課題であるといえる。それには地域住民参加による①家庭介護講習会。②中高年健康教室。③リハビリ関係者技術講習会等の開催が考えられ、これによってボランティアの育成を図る必要がある。また、既存の市町村社会福祉協議会登録ボランティアの掘り起こしも有意義である。

4・難病相談窓口について

本県においては、特定疾患医療費公費負担申請の窓口が保健所になっていることから、相談窓口を保健所に常時開設し、申請時に保健婦等が面接したり、簡単なアンケート方式の「療養に対するおたずね」などを作成し、問題が把握しやすいように努める必要がある。

窓口で、患者および家族の窮状を察知して早期に援助を開始することが肝要である。

また、保健所単位に一か月から数か月に一回開催を目処とした難病対策地域推進会議の実務者レベルによる難病相談会を開催することが望まれる。

この実施には身体障碍者巡回相談を利用することも一方策であり、移動相談の実施も検討に値する。

いずれにしても、相談をどのような形でケアや医療に繋げるかが、重要なポイントである。

さらにこの相談会を神経難病、膠原病、消化器系等に大別した重点的な開催とし、専門医同伴による相談会とすれば理想的と言える。

なお、相談内容としては次のものが考えられる。

病気の理解、不安の軽減、正しい治療の継続、福祉制度の紹介、早期の専門医療機関受診勧奨、重症化の予防、在宅医療の推進、医療機関の適正利用、補装具の使用指導、遺伝相談

おわりに

以上、保健・医療・福祉の連携を背景として各事業を述べてきたが、たとえそれらが完遂されたとしても本県は将来的に大きな課題を残しているといえる。

早期に病気を特定し、早期に適正な医療を受診できる体制が整っていれば難病患者にとってどれほどの救いになるだろう。

願わくば、県内医療機関在職医師による難病研究グループを育成し、その活動に対する研究費助成等を通じ、難病相談会への派遣を実現すること。さらには公的医療機関における難病診療窓口開設への努力が求められる。

滋賀県難病対策検討委員会開催経過

第一回　平成元年一〇月二三日　厚生会館3・C会議室

議題　委員長選出、特定疾患実態調査結果について

第二回　平成元年一一月三〇日　大東市

　先進地視察

第三回　平成元年一二月二六日　厚生会館３－Ｃ会議室

　議題　具体策の検討について

第四回　平成二年一月一〇日　草津保健所会議室

　議題　同上

第五回　平成二年二月一三日　大津保健所会議室

　議題　同上

第六回　平成二年三月二六日　草津保健所会議室

　議題　厚生部長報告案について

以上

滋賀県難病対策体系図

			〔昭和64年度〕	〔昭和 63 年度〕
難病対策	難病対策推進事業	滋賀県特定疾患対策協議会の運営	1,162,000	1,038,000
		（仮称）滋賀県難病問題懇談会の設置	702,000	0
		難病講演会の開催	147,000	0
		保健婦に対する難病患者看護研修	357,000	0
	難病患者実態把握事業	保健婦による在宅患者等訪問指導	277,000	277,000
		難病相談所の設置		
		難病患者実態調査	0	1,000,000
	治療研究事業（医療費補助）	特定疾患治療研究事業医療費	163,291,000	143,166,000
		スモン患者鍼灸マッサージ治療費	1,296,000	760,000
		特定疾患の治療研究委託		
	難病団体育成事業	滋賀県難病連絡協議会運営費補助	500,000	300,000〔別途、全国大会開催補助 30 万円〕
		〔合計〕	16,7732,000	146,541,000〔146,841,000〕

■資料2

滋賀県難病対策推進議員連盟規約

（名称、所在地）
第1条　滋賀県議会議員の有志による滋賀県難病対策推進議員連盟を結成する。事務所は、滋賀県議会事務局内に置く。

（目的）
第2条　本連盟は、滋賀県行政と連携し、難病（特定疾患）患者の人権、生活、就学、就労が保障され、福祉の増進に寄与する活動を総合的に推進する。また、会員が定期的に集い合い、理解を深め合う。

（組織、会員）
第3条　本連盟は、滋賀県議会議員の有志で構成する。会員は、役員会の議決を経て、加入できる。

（事業）
第4条　本連盟は、前条の目的を達成するため、勉強会、懇談会、情報交換会の実施、関係機関への要望活動などの事業を行う。

（機関）
第5条　本連盟に次の機関を置く。
（1）総会
（2）役員会

（総会）
第6条　総会は、原則として年一回開催するものとし、さらに役員会が必要と認めたときは、臨時総会を開催する。
2　役員会は、代表が必要と認めたとき、および役員の三分の一以上の要請があったとき開催する。
3　総会は会員の過半数の出席で成立する。

（役員）
第７条　本連盟に次の役員を置く。
（１）代表　一名
（２）事務局長　一名
（３）幹事　若干名
（４）会計　一名
（５）会計監査　二名
２　役員は総会において選任する。

（役員の任期）
第８条　役員の任期は一年とする。ただし再任を妨げない。

（会費）
第９条　本連盟の経理は、年会費三〇〇〇円とし、必要に応じ徴収する臨時会費で賄う。

（会計年度）
第10条　本連盟の会計年度は、四月三〇日に始まり、翌年の四月二九日までとする。

（規約の改正）
第11条　本規約は、総会において、出席者の過半数の賛成をもって改正することができる。

（その他）
第12条　本規約に定めのない事項は、役員会において決定する。

（施行時期）
第13条　本規約は、平成二〇年一〇月一〇日より実施する。

年表

年	滋賀における難病運動	患者運動	難病・障害者対策
1957		・朝日茂—国・政府を相手に行政訴訟起こす— 1957.8.15	
1960		・朝日訴訟—東京地方裁判所第1審判決— 1960.10.19	
1963		・朝日訴訟—東京高等裁判所判決　最高裁へ上告— 1963.11.4	
1964		・朝日茂死亡（51歳）、養子健二・君子夫婦が訴訟を継承— 1964 i	
1967		・朝日訴訟最高裁判決、原告死亡理由に打切り— 1967.5.24	
1969	・この頃中西正弘（滋賀県立盲学校教員）スモン患者を探す活動		
1970		・京都スモンの会結成	・心身障害者対策基本法の制定（1970.5.21 公布・施行）
1971		・ベーチェット患者を救う医師の会「難病救済基本法」作って欲しいと案を厚生省等に要請朝日新聞朝刊— 1971.2.10 付け ・全国腎臓病患者連絡協議会（全腎協）結成— 1971.6.6	
1972	・京都スモンの会滋賀支部結成— 1972.6.3 ・この頃中西県医務予防課へ活動費助成要請、県職員「あんたとだけが難病とちがう。一緒になったら」	・地域難病連最初に結成　富山県— 1972.3 ・全国難病団体連絡協議会（全難連）発足13団体— 1972.4	・特定疾患研究費補助金により事業開始— 1972.4 ・特定疾患医療費助成—１９７２年…４疾患 ・「難病対策要綱」— 1972.10
1973			・特定疾患医療費助成—１９７３年…６疾患
1974		・全国地域難病連連絡会—１９７４頃	・小児慢性特定疾患治療研究事業（医療費助成）９疾患群（1974～）・特定疾患医療費助成—１９７４年…10疾患
1975		・第１回地域難病連全国交流会— 1975.3.23 全国療育センター ・「地域難病連連絡会ニュース」No.1 — 1975.3.23 の記事 ・第２回地域難病連懇談会— 1975.9.27 都市センターホテル ・「全難連会報」第１号— 1975.12.1	・特定疾患医療費助成—１９７５年…15疾患
1976	・葛城勝代（33歳）実母に右瞼が下がっていると指摘される— 1976.7 ・大津市内眼科医 受診「ＭＧと違うか?」違うと医師— 1976.11	・全難連第２回総会— 1976.4.4　4年振りに ・民主党「難病特別措置法」案提唱— 1976.3.8 集い開く ・第３回地域難病連交流会— 1976.7.9-11 京都教育文化センター	・特定疾患医療費助成—１９７６年…18疾患
1977	・葛城勝代、大津日赤でＭＧと診断、入院— 1977.2	・第４回地域難病連全国交流会　黒浜筋ジス訓練センター— 1977.3.12 — 13 ・全難連第３回総会—全国的交流会提起— 1977.4.3 ・第５回地域難病連全国交流会ホテル江戸川— 1977.6.18-19	・特定疾患医療費助成—１９７７年…19疾患

1978		・ゆたかな医療と福祉をめざす全国患者・家族集会（52団体賛同）— 1978.4.2 ・第6回地域難病連全国交流会　北海道東京事務所— 1978.4.2 ・全難連第4回総会　健保改悪反対決議— 1978.6.4 ・第7回地域難病連全国交流会　福島県飯坂温泉喜久屋旅館— 1978.10.1-2	・特定疾患医療費助成—1978年…20疾患
1979	・葛城勝代宇多野病院で胸腺摘出手術— 1979.10	・全難連第5回総会　強風のなか28名— 1979.4.8 ・第8回地難連全国交流会ぎふ長良川ハイツ— 1979.6.23-24	・特定疾患医療費助成—1979年…21疾患
1980	・石井小百合膠原病滋賀支部を作るに当たり補助金要請滋賀県に、『一団体だけではダメだ』と。	・第9回地難連全国交流会— 1980.2.10-11 神戸市 ・全難連第6回総会— 1980.4.27　10団体35名	・特定疾患医療費助成—1980年…22疾患 ・国際障害者年（1980） ・WHO国際障害分類（ICIDH）策定（1980） ・国際障害者年日本推進協議会発足 1980）
1981	・葛城勝代 1981.6 再入院— 12月退院	・第10回地域難病連全国交流会— 1981.3.21-22 東京 ・1981.4 現在地域難病連24都道府県に組織（前田） ・全難連第7回総会　9団体41名 会長佐藤エミ子（あせび会）— 1981.4.19 ・第11回地域難病連全国交流会　健保会館— 1981.12.2	・特定疾患医療費助成—1981年…23疾患
1982		・全難連第8回総会　10団体56名— 1982.5.2 ・1982.10.8 号で京都と北海道からの緊急アピール発表 ・1982.11.10 号で地難連交流会を「ゆたかな医療と福祉をめざす全国患者・家族集会」実行委員会の開催として実現することとなった。	・特定疾患医療費助成—1982年…24疾患
1983	・健保改悪反対国会請願行動並びに「全国患者家族団体連絡会交流会に京難連代表として前田と石井参加— 1983.3 健保改悪に反対する全国決起集会（於：東京）に石井前田に同行して参加。滋賀腎協への仲介を前田に依頼— 1983.12.24	・全難連加盟団体11団体— 1983.1 現在 ・健保改悪反対国会請願行動並びに「全国患者家族団体連絡会交流会— 1983.3 ・全難連第9回総会　68名— 1983.4.24 ・ゆたかな医療と福祉をめざす全国患者家族団体連合会結成— 1983 ・第12回地域難病連全国交流会—北海道東京第2事務所— 1983.6 ・「健保改悪に反対する全国決起集会—クリスマス患者集会於：東京— 1983.12.24	・特定疾患医療費助成—1983年…25疾患

1984	・膠原病の石井とスモンの中西に難病連結成の呼びかけを受ける。葛城、石井と同じ大津市教委勤務―1984.1 ・石井、スモンで活動している中西を知る―1984.2 ・石井と中西大津市浜大津で出会う―1984.3.21 ・石井滋賀腎協松田会長に面談。松田「よっしゃ、ええことや、やろう！」―1984.3末 ・前田、石井全国患者家族交流会に参加―1984.3 ・石井、京難連の会議でリウマチ患者奥村を紹介され連絡―1984.4中ごろ ・石井と中西、岡山で地域難病連総会（第13回）地域難病連全国交流会参加―1984.4.28-29 ・全国筋無力症友の会京都支部の呼びかけで京都と滋賀の患者交流会が大津市身体障害者福祉センターで開かれ、滋賀難病連をつくる打ち合わせ―1984.6.1 ・第1回滋賀難病連結成準備会を大津市坂本の葛城の自宅で開催。葛城貞・葛城勝・石井正・石井・松田・奥村の6人―1984.6.17　第2回7／17、第3回7／29、第4回8／12、会費300円に、第5回9／1 ・結成呼びかけ趣意書関係者に発送 ・県課長名で結成総会案内郵送―1984.8.24 ・**滋賀県難病連絡協議会結成（6団体565人）〝一人ぼっちの難病患者をなくそう〟―以後滋賀難病連の合言葉となる―1984.9.9** ・地域難病連26番目の結成。6団体565名 ・総会後第1回役員会で、当分の間事務所は葛城事務局長宅に。前田は「事務局は個人の家に置くのではなく独立した事務所がもてるように」「大きな組織が力で押すことのないように」と発言している―1984.9.9 ・9月9日付で、武村知事に要望書提出。 ・結成後ただちに「ゆたかな医療と福祉をめざす全国患者団体連絡会」に加盟。 ・第2回役員会の旅費は各自自己負担―1984.9.12 ・会員、84.11.17現在638名に ・希少難病おおみの会結成―1984.12.20 ・日本の医療・福祉と患者運動を考える全国交流集会に滋賀難病連から8名参加。愛知県労働者研修センター ・賛助会グループ結成 ・84.12.15大阪身障団体定期刊行物協会（ＯＴＫ）加盟 郵送料25ｇまで82円が、50ｇ15円に	・健保改悪反対国会請願行動並びに「全国患者家族団体連絡会交流会―1984.3 ・第13回地域難病連全国交流会　岡山市桃花苑準備会として滋賀も参加―1984.4.28-29 ・全難連第10回総会　10団体31名―1984.7.22 ・日本の医療・福祉と患者運動を考える全国交流集会　愛知県労働者研修センター　1984.11.24-25	・特定疾患医療費助成―1984年…26疾患
1985	・85.3.27交渉で1985年度から30万の補助金決まる ・**滋賀難病連第2回総会**　大津市身障センター　会長石井、副会長松田・前田、事務局長葛城、会計　奥村　8団体74名参加―1985.6.9 ・2部　団体ごとに交流、講演会、相談会 ・公的機関内に事務所設置要望始まる	・全難連第11回総会　10団体30人―1985.4.29	・特定疾患医療費助成―1985年…27疾患

1986	・**滋賀難病連第3回総会** 大津市勤福センター 会長石井、副会長松田・前田、事務局長葛城、会計奥村 8団体 65名参加 ・2部で中西弘子闘病（スモン）体験を発表— 1986.5.25 ・副会長松田正孫急逝 86.6.2 早朝 ・請願書 6.699 筆 424.726 円—総会でMGの酒井の奮闘評価 ・国立病院再編計画反対の陳情書県市議会に— 1986.9	・全患連地域難病連が合同し、日本患者家族団体協議会（ＪＰＣ）発足31団体約10万人— 1986.6.15 代表幹事長宏（日患同盟）、前田こう一（京都難病連） ・日本ＡＬＳ協会結成— 1986 ・日本の医療、福祉と患者運動を考える全国交流集会'86— 1986.1123-24	・厚生省、国立医療機関統廃合10ヵ年計画発表— 1986.1.9 ii ・特定疾患医療費助成—１９８６年…28疾患 ・国立精神・神経センター設立— 1986.10
1987	・**滋賀難病連第4回総会** 大津市勤福センター 会長柳田、副会長柳井・前田、事務局長葛城、会計奥村 8団体68名— 1987.5.31 ・2部 八尾健康会館中西美代子による甲田療法の講演 ・事務所腎協との共同事務所大津市中央2- 4- 28錦ビル3階305号 ・第3回役員会 ①ＪＰＣ打診「日本の医療・福祉と患者運動を考える全国交流集会'88」来年滋賀で開催、現地事務局引受け②「抱きしめてBIWAKO」に参加— 1987.8.22	・ＪＰＣ第2回総会 全社連会館 役員 代表長宏（日患同盟）、前田こう一（京都難病連）、事務局長小林孟史— 1987.6.7 ・日本の医療、福祉と患者運動を考える全国交流集会'87—福島県岳温泉25団体１２０人参加— 1987.11.21-22	・特定疾患医療費助成—１９８７年…29疾患
1988	・**滋賀難病連第5回総会** 大津市勤福センター 会長柳田、副会長前田・柳井、事務局長葛城、会計奥村8団体72名— 1988.5.8 ・2部湘南学園長中澤弘幸「生きる力」講演 ・石井透析に入り、勤務上の配慮を大津市教委に申し出で ・知事宛要望書（8.15 提出）の話し合いに川村仁弘、部長として初めて出席— 1988.9.7 ・ＪＰＣ加盟後初街頭国会請願署名に参加	・SSKOJPC の仲間 N0.12（昭和63年5月16日発行）—県担事業滋賀県難病患者実態調査事業１００万円予算化の記事 ・ＪＰＣ第3回総会 全社連会館 役員 代表幹事長宏（日患同盟）、伊藤健雄（北海道難病連）、事務局長小林孟史（全腎協）— 1988.6.5 ・スウェーデンＲＢＵとＪＰＣが交流 都内のホテル スウェーデンの障害者団体、政府や自治体から多額の補助金で活動（ＪＰＣの仲間 No.15）— 1988.9.6 ・第17回地難連交流会 秋田市内— 1988.9.17-18 ・日本の医療、福祉と患者運動を考える全国交流集会'88—びわこツーリストホテル 23県２００人参加— 1988.11.19-20	・厚生省五十年史１９８８（953）難病定義 ・特定疾患医療費助成—１９８８年…30疾患 ・厚生省身障者実態調査まとめる— 1988.6.7 ・消費税導入、税制6法案成立 1987.12.4
1989	・滋賀県厚生部長名で難病連会長宛に「特定疾患患者実態調査」の依頼— 1989.2 内容は県看護協会保健婦が2月～3月にかけて家庭訪問面接法で実施—回収率83%、３４５人 ・**滋賀難病連第6回総会** 大津市勤福センター 会長柳田、副会長前田・柳井、事務局長葛城、会計奥村8団体67名— 1989.5.14 ・2部 茗荷村会長田村一二の講演 ・同日、同場所で滋賀難病連大津支部結成 ・日本オストミー協会滋賀支部の加盟承認され、9団体１０６０人に。 ・滋賀腎協事務所大津市身障センターへ— 1989.6 ・滋賀難病連事務所移転、草津市野村町２８０- 12 1989.10.22 ・記念誌「明日に向かって」発行 記念パーティー開催 びわこツーリストホテル— 1989.12.17	・ＪＰＣ第4回総会 全社連会館 役員は前年と同じ代表幹事伊藤開会の挨拶「昨年は滋賀県難病連の皆さんのご尽力で、全国交流集会を成功させ、ＪＰＣの団結と連帯が一層強まった年になり」、閉会挨拶長宏ＪＰＣ30団体15万人の組織に成長。— 1989.6.4 ・総会の前日地難連交流会が都内で開催40人参加 ・国会請願が衆院ではじめて採択— 1989.6.22 参院審議未了となる。 ・日本の医療、福祉と患者運動を考える全国交流集会'89—諏訪婦人センター28団体２３０人参加 1989.11.18-19	・特定疾患医療費助成—１９８９年…31疾患 ・滋賀県難病刈策検討委員会設置— 1989.10 ・在宅元年、介護元年１９８９年高齢者保健福祉推進10ヵ年戦略発表— 1989.12.21 ii

1990	・大津保健所で県医務予防課から要望書に対する回答があった。滋賀県難病体系図（案）があり、現在保健所や市町村の実務者による難病対策検討委員会で検討が進められていることが明らかになった— 1990.2.7 ・滋賀県難病対策検討委員会で調査（１９８９）をもとに5回の検討委員会開催—最終回 1990.2 ・滋賀県補助金30万円が50万円に。90.2.15 付け回答で。 ・**滋賀難病連第７回総会** 大津市勤労福祉センター　会長柳田、副会長柳井・前田、事務局長葛城、事務局次長石井、会計森— 1990.5.13 ・2部　医療人類学者中川米造「病を生きる」講演 ・90.5.26 付社団法人日本てんかん協会滋賀支部加入—滋賀難病連10団体１３１８人 ・事務所移転栗東市目川１０７０シャトルハルタに— 1990.11.1	・ＪＰＣ第３回資金造成活動担当者研修会・医療福祉研修会静岡市内で開催— 1990.2.10-12 ・ＪＰＣ国会請願— 1990.4.16　49万署名１１７議員に ・90.5.26 付ＪＰＣ第５回総会案内文中、19地域難病連、11疾病別団体、155,000 人の団体。 ・ＪＰＣ第５回総会— 1990.6.10 全社連会館　役員は前年と同じ ・総会の前日地難連交流会が都内で開催20団体50人参加 ・ＪＰＣ加盟の疾病別全国団体交流会東京港区赤坂茜荘６団体20人参加— 1990.10.28	・滋賀県難病対策検討委員会報告書—「滋賀県における難病対策について」発表— 1990.2.13 ・特定疾患医療費助成—１９９０年…32疾患 ・身障法改正（１９９０） ・第一東京弁護士会１９９０難病定義 ・福祉8法改正案成立— 1990.6.22　ii
1991	・91.4.1 付会員数、スモン40、腎協８１０、湖友会10、膠原病60、筋無力７、リウマチ１５０、おおみ47、オストミー１２０、てんかん62、賛助会12、計１３１８名。 ・**滋賀難病連第８回総会** 大津市勤福センター　会長柳田、副会長柳井・奥村、事務局長葛城、会計森— 1991.5.12 ・2部　葛城「スウェーデンみてあるき」講演 ・要望書提出、交渉。要望の中心（事務所を公的機関内に、運営補助金の増額）— 1991.8.7	・日本の医療、福祉と患者運動を考える全国交流集会'90神戸市しあわせの村参加— 1990.11.17-18 ・ＪＰＣ第４回資金造成活動担当者研修会・医療福祉研修会（２回）開催８地域４疾病団体参加延べ50人— 1991.2.9-11 ・ＪＰＣ国会請願　50万署名１４２議員に19団体85人参加— 1991.4.20 ・ＪＰＣ第６回総会　中野サンプラザ　役員は前年と同— 1991.6.2 ・総会の前日地難連交流会が都内で開催19地域難病連、３疾病団体45人参加 ・全国患者・家族集会 in Tokyo —全国交流集会の代わり難病患者の実情を訴えるＪＰＣの仲間 No.33 — 1991.11.18	・特定疾患医療費助成—１９９１年…33疾患
1992	・**滋賀難病連第９回総会**　滋賀県宅地建物取引協会ホール　会長柳田、副会長柳井・奥村、事務局長葛城、事務局次長石井、会計森— 1992.5.17 ・2部　第一びわこ学園園長高谷清「生きるということ」講演 ・前川利夫部長、藤川次長、田崎技官他５名の関係職員と部長交渉。部長「要望の必要性は分かります。財源厳しいなかで検討します」と答える。— 1992.8.14	・ＪＰＣ第７回総会　中野サンプラザ　役員は前年と同じ。— 1992.6.7 ・ＪＰＣ地域難病連交流会　東高円寺会館　18地域難病連６疾患団体64名参加。翌日の各省交渉 112 名— 1992.11.15	・特定疾患医療費助成—１９９２年…34疾患
1993	・回答書　関係各課の出席のもとに受け取る— 1993.3.17 ・**滋賀難病連第10回総会**　大津市勤労福祉センター会長大橋、副会長柳井・奥村、事務局長葛城、会計森— 1993.5.23 ・2部　国立療養所宇多野病院長西谷裕「難病患者とともに」講演 ・健康福祉部長交渉、国松善次部長、前田博明課長他と2時間話し合い。部長「一つ一つ切実な課題として伝わってくる。努力したい」— 1993.8.23	・1993.1 現在ＪＰＣ加盟団体32団体約20万人—ＪＰＣの仲間 No.38 ・日本障害者協議会（ＪＤ）結成— 1993.4 ・ＪＰＣ第８回総会　中野サンプラザ　役員は前年と同じ— 1993.6.6 ・ＪＰＣ国会請願　60万署名１４１議員に　15地域難病連９疾病団体91人が参加— 1993.6.7 ・給食は治療の一部ＪＰＣ厚生省に申入— 1993.9.20 ・ＪＰＣ主催「健保改悪は許さない患者・家族大行動」東京都市センター第２講堂４５０人— 1993.11.15	・特定疾患医療費助成—１９９３年…35疾患 ・公衆衛生審議会成人病難病対策部会に「難病対策専門委員会」を設置— 1993.7

1994	・回答　1994年度から補助金90万円に—1994.3.25 ・石井小百合・石井正ご夫妻宇治市へ転居 ・**滋賀難病連第11回総会**　大津市勤労福祉センター会長大橋、副会長柳井・奥村、事務局長葛城、会計森10団体57名—1994.4.24 ・2部　河方信彦・塚本真弓闘病体験発表、東山診療所所長津田光夫「医療・福祉の世界で何が—社会保障の進む道」講演 ・滋賀難病連相談員制度創設—1994	・JPC第9回総会　中野サンプラザ　役員は前年と同じ。翌日国会請願行動。行動終了後「健保改悪反対座り込み～6.10まで—1994.6.5 ・1994.6.5 現在JPC加盟団体33団体21万人—JPCの仲間 No.44 ・日本の医療、福祉と患者運動を考える全国交流集会 in Tokyo '94 全社連ビル135人参加—1994.11.13 ・翌日 11.14 総合的難病対策の確立をもとめて各省交渉—1994.11.14	・特定疾患医療費助成—1994年…36疾患 ・地域保健法制定—1994.6.23 ・保健所数848（1994）→495（2012）
1995	・**滋賀難病連第12回総会**　草津サンサンホール　会長大橋、副会長柳井・奥村、事務局長葛城、会計森 10団体75人—1995.5.7 ・2部　大津市「人権・生涯」学習推進協議会専任講師社会教育主事宮田新太郎の講演	・JPC関西地区ブロック交流会　神戸市立農業ワイン城…滋賀難病連から10名参加—1995.1.14-15 ・1995年1月17日阪神大震災 ・JPC第10回総会　都市センター34団体100人　役員代表幹事伊藤たてお、事務局長小林孟史　JPC加盟団体34団体22万人。翌日国会請願80万筆98人—1995.6.4 ・総合的難病対策の早期確立を要望する請願書—衆参両院で初の採択 ・日本の医療、福祉と患者運動を考える全国交流集会'95 in さっぽろ—グリーンホテル札幌250人参加—1995.11.11-12	・特定疾患医療費助成—1995年…37疾患 ・精神保健法→精神保健福祉法—1995 ・社会保障制度審議会勧告「公的介護保険を基盤とすべき」—1995.7.4 ・公衆衛生審議会成人病難病対策部会難病対策専門委員会の最終報告—1995.12.27
1996	・要望書に対する回答で、難病連事務所を公的機関内に設置（1985年以来）に対し、滋賀県立心身障害児療育センター（8・7㎡）が借りられることとなった。—1996.3.15 ・**滋賀難病連第13回総会**　草津さんさんホール　会長大橋、副会長芝・柳井、事務局長葛城、会計森—1996.4.20 ・2部　滋賀県立成人病センター次長、滋賀県立成人病センター健康管理局長・滋賀県健康福祉部技監塩榮夫「今日の難病問題」の講演 ・事務所での難病相談週3→5日に　10時～16時	・JPC創立10周年第11回総会　全共連ビル　33団体約100人—1996.6.2 ・介護保険に反対し、医療保険制度改悪に反対する全国患者・家族緊急集会プラザホール175人—1996.11.10	・特定疾患医療費助成—1996年…38疾患 ・滋賀県総合保険対策協議会は稲葉知事に長浜、八日市統廃合を提言 1996.2.7
1997	・1997.4.3 発行「KTKしがなんれん」—健康福祉部長西堀末治「機関誌しがなんれんに寄せて」 ・1997.4.3 発行「KTKしがなんれん」—鈴木皓代 ・**滋賀難病連第14回総会**　滋賀県立長寿センター　会長芝、副会長山岡・柳井・奥村、事務局長森、会計葛城勝10団体84名—1997.4.27 ・2部　日本栄養士会監事管理栄養士吉野節子「健康は食事から」講演 ・難病医療患者負担導入反対の運動県議会意見書提出（採択）	・介護保険・医療保険緊急署名請願行動—1997.4.21 ・JPC第12回総会　全共連ビル、翌日緊急患者家族集会100人—1997.6.1 ・難病対策専門委員会報告に対する共同アピール—全難連とJPC—1997.9.1	・難病患者等居宅生活支援事業開始—1997.1 ・難病情報センター事業開始—1997.3 ・難病対策専門委員会報告—治療研究事業見直し患者負担導入もくろむ—1997.8.26 ・健康保険改正1割→2割、薬剤費一部自己負担—1997.9 ・公衆衛生審議会成人病難病対策部会難病対策専門委員会「今後の難病対策の具体的方向について」報告書 1997.9.8 ・特定疾患医療費助成—1997年…39疾患 ・介護保険法成立（2000.4 導入）—1997.12.17

1998	・**滋賀難病連第15回総会**　滋賀県立長寿福祉センター会長芝、副会長木村・大島、事務局長森、会計葛城勝10団体79人— 1998.4.26 ・2部　坂本民主診療所事務長葛城貞三「あなたの老後は安心か？—介護保険制度」講演	・難病のこども支援全国ネットワーク設立— 1998 ・北海道難病連　難病対策の後退阻止〝春の嵐〟知事室前で座り込み。 ・東京難病連〝春の嵐〟第2弾東京で— 1998.4.7 ・ＪＰＣ第13回総会　全社連ビル87人— 1998.5.31 ・'98全国患者・家族集会in高知、２６０人— 1998.11.14-15	・特定疾患医療費助成—１９９８年…43疾患 ・ＮＰＯ法— 1998.3.25 ・「難病特別対策推進事業」創設— 1998.4.9 ・特定疾患治療研究事業に患者一部負担導入— 1998.4 ・難病患者等居宅生活支援事業—滋賀県実施…西堀部長 ・滋賀難病連事務所—滋賀県立心身障害児総合療育センター内８・７㎡
1999	・1999.2.11 発行「ＫＴＫしがなんれん」　鈴木晧代— 2000.7.8 没 ・難病患者医療負担患者アンケート実施 ・知事選挙に公開質問（患者負担問題で） ・7保健所での難病相談・交流会積極的に取組まれている ・難病患者等居宅生活支援事業進めたい—勝山課長「ＫＴＫしがなんれん」に。 ・１９９９年度から滋賀腎協からの会費全く入らなくなった。 ・**滋賀難病連第16回総会**　滋賀県立障害者福祉センター会長大島、副会長中西・森、事務局長葛城、事務局次長安達、会計葛城勝　10団体44名— 1999.4.29 ・2部　介護保険準備室長補佐橋本澄男「介護保険について」講演 ・国会請願へ葛城勝・平石綾子参加、岩永峰一議員に面会、事務所の土、日使用について要望。即県に電話7月から使用可能に— 1999.5.30 ・がんばれ難病患者日本一周激励マラソンに取り組む	・ＪＰＣ国会請願行動— 1999.4.19 ・ＪＰＣ第 14 回総会 — 1999.5.30　ii ・ＪＰＣ国会請願行動— 1999.5.31　ii ・がんばれ難病患者日本一周激励マラソン 1999.7.29 宗谷岬を出発 → 11.26 厚生省前に到着６２００㎞走破。	・特定疾患調査研究事業を組替え、厚生科学研究「特定疾患対策研究事業」を創設
2000	・難病連役員会で葛城ＮＰＯ法人化を提案— 2000.3.11 ・役員会で介護保険とＮＰＯ法人化話し合い— 2000.4.8 ・**滋賀難病連第17回総会**　滋賀県障害者福祉センター　会長大島、副会長中西・森、事務局長葛城、事務局次長安達、会計葛城勝　10団体61名— 2000.4.30 ・2部　３B体操公認指導者・日本レクリエーション協会レクコーディネーター岸見明子「治癒力を高める運動講座」講演と実技指導。 ・ＮＰＯ法人取得総会で満場一致で承認される。	・ＪＰＣ第15回総会　豊島区勤労福祉会館「ＪＰＣは変わります」を提起79人— 2000.6.4	・介護保険施行— 2000.4 ・滋賀県難病対策推進協議会設置要綱— 2000.4.26 その後３回協議会開かれる 2000.6.23、2001.3.6、2001.2.15 ・難病対策推進事業に関する検討会議報告書— 2001.3 ・特定疾患医療費助成—２０００年…45疾患 ・滋賀県共同作業所設置運営要綱—３障害以外の難病患者は対象外。 ・滋賀県難病患者共同作業所通所試行事業実施要綱
2001	・Ｏ・Ｙ、ＡＬＳ発症— 2001.1（2005.10.29 死去） ・ＮＰＯについて５／21、６／17、11／26、１／28、３／19学習と討議 ・組織現勢10団体２２１１名— 2001.4.1 現在 ・**滋賀難病連第18回総会**　大津市民病院　会長大島、副会長中西・森、事務局長葛城10団体56名— 2001.4.28 ・2部大津市民病院神経内科部長林理之「神経難病の現状と患者・家族の望む医療とは」講演 ・ＮＰＯ法人認証滋賀県より— 2001.8.27 ・ＮＰＯ法人法務局へ登記— 2001.8.27	・ＪＰＣ第16回総会 東京：ホテル浦島 昨年の総会で「ＪＰＣは変わります」というスローガンを掲げた。このことについて伊藤たておは「ＪＰＣの現状と課題」として問題提起ＪＰＣの仲間70号 約１００人— 2001.6.3 ・ＪＰＣ国会請願行動 １１２人参加— 2001.6.4	・厚生科学審議会疾病対策部会難病対策委員会を設置、今後の難病対策の在り方について検討を開始— 2001.9 ・難病特別対策推進事業において、「神経難病患者在宅医療支援事業」及び「難病患者認定適正化事業」を開始— 2001.10

2002	・回答時期になるも連絡なく問い合わすと健康対策課だけで対応したい―抗議、撤回させる― 2002.3 ・2001年度保健所の相談・交流会80回超える。 ・**滋賀難病連第19回総会** 栗東市ウイングプラザ 理事長大島、副理事長中西・森、常務理事葛城10団体44名― 2002.4.27 ・2部共同作業所全国連絡会理事長立岡晄「障害者が輝く作業所づくり」講演 ・しがなんれん作業所開所式 治田公民― 2002.6.1 ・開所式に国松知事、栗東市助役参加知事談話庁内放送― 2002.6.3 ・県会議長に難病患者も作業所に入所をと陳情― 2002.12.2	・全国患者・家族大集会―弁護士会館クレオホール600人を越える― 2002.3.28 ・JPC第17回総会 役員代表幹事伊藤たてお、副代表幹事濤米三・森田良恒、事務局長辻川寿之― 2002.6.2 ・JPC国会請願行動 118人参加― 2002.6.3	・国立成育医療センター設立― 2002.3 ・厚生科学審議会疾病対策部会難病対策委員会において、「中間報告」取りまとめ― 2002.8 ・内閣府障害者施策推進本部「新障害者プラン」を策定― 2002
2003	・**滋賀難病連第20回総会** 県立成人病センター研究所講堂、理事長大島、副理事長中西、常務理事葛城、10団体56名― 2003.4.27 ・2部滋賀県立成人病センター医師中村琢治「特発性拡張型心筋症について」講演 ・難病患者も作業所に―県、野洲町長、守山市長、栗東市長、草津保健所に要望―守山市・野洲町改善	・JPC第18回総会 東京：ホテル浦島 役員代表幹事伊藤たてお、副代表幹事辻川寿之・濤米三、事務局長栗原紘隆84人― 2003.6.1 ・JPC国会請願行動 116人参加 797034筆― 2003.6.2	・難病患者一部負担を所得に応じた負担に― 2003 ・難病相談支援センター事業創設― 2003.4 ・厚生労働科学研究「特定疾患対策研究事業」を組み替え、「難治性疾患克服研究事業」を創設― 2003.4
2004	・三浦議長に陳情―センター、難病係、事務所― 2004.3.22 ・**滋賀難病連第21回総会** 県立成人病センター 10団体45名 理事長大島、副理事長中西・森、常務理事葛城― 2004.5.8 ・2部守山市民病院長塩榮夫「難病患者のすること、できること」講演 ・滋賀難病連20周年記念事業13回実行委員会 ・滋賀難病連20周年 びわ湖畔アルマーれ1～3部 ALS患者Iさん「感動、感動で、有難う」と絶句！― 2004.9.12-14	・日本障害フォーラム結成（2004） ・JPC第19回総会 東京 役員代表幹事伊藤たてお、副代表幹事濤米三・栗原紘隆、事務局長坂本秀夫 123人― 2004.6.6 ・JPC国会請願行動120人参加 81万筆― 2004.6.7	・健保改正本人負担2割→3割― 2003.4 ・小児慢性特定疾患治療研究事業法制化（児童福祉法2005施行）11疾患群514疾患 ・研究事業予算4倍の100億円に 対象疾患130に ・医療費助成11疾患増で56疾患に拡充 ・難病対策委員会に当事者代表（JPA伊藤・あせび会本間）が就任
2005	・回答―「基本計画の策定に努めたい」― 2005.3.24 ・総会資料で配布、立岩真也「生きて当然」（朝日新聞） ・**滋賀難病連第22回総会** アルマーレ 理事長森、副理事長中西・駒阪、常務理事葛城10団体45人― 2005.5.14 ・2部岸見明子「運動の基本立つ、歩く、をまなびながら治癒力を高めましょう」講演 ・総会―難病センター検討会 団体の代表で構成	・JPC・全難連が合同し、日本難病・疾病団体協議会（JPA）発足 初代代表伊藤たてお挨拶で、JPC19年間、全難連33年間の活動 いまやっと組織を統一、副代表栗原紘隆・野原正平・石井光雄、事務局長坂本秀夫― 2005.5.29 ・JPA国会請願行動150人 801784筆― 2005.5.30 ・JPA第1回幹事会 構成53団体 311,812人― 2005.11.12	
2006	・県健康推進課「補助金ゼロ」に驚愕！「協働」に疑問― 2006.3.24 ・前年の回答「基本計画の策定」は困難に変化― 2006.3.24 ・**滋賀難病連第23回総会** 県立成人病センター研究所講堂 理事長森、副理事長中西・駒阪、常務理事葛城10団体48人― 2006.5.13 ・2部京都新聞社会報道部岡本晃明「医療と福祉の谷間に置かれた重症患者の在宅療養の実態に迫る」講演 ・池村宅で、池村伊三郎、中川勲、前田重一、西田厚子、葛城貞三 ALS滋賀県支部準備会スタート― 2006.6.4（その後4回の交流会、準備会を経 2007.3.3 支部結成） ・嘉田知事当選― 2006.7.2 ・嘉田知事に面談 15分間の約束で― 2006.9.11	・〝2・19全国患者・家族集会〟東京晴海グランドホテル― 2006.2.19・翌日国会内集会後議員、関係団体要請行動― 2006.2.2 ・JPA特定疾患から数の多い疾患外しに抗議、国は方針を撤回（2006） ・JPA第2回総会方針で患者会の3つの役割― 2006.5.28 第1の役割「自分の病気を正しく知ろう」自分の病気を正しく科学的に把握する・セルフマネジメント。第2に、「病気に負けないように」お互いに励ましあう・ピアカウンセリング。第3に、「本当の福祉社会をつくるために よりよい療養環境をつくるために」社会に働きかける・ソーシャルアクション代表伊藤たてお副代表野原正平・畠澤千代子事務局長坂本秀夫	・厚労省パーキンソン病、潰瘍性大腸炎など5万人を越える疾患難病医療費適用見直し特定疾患対策懇談会で提案― 2006.8.9

2007	・日本ALS協会滋賀県支部結成総会—大津市民病院9階会議室 ・県「今年の回答は口頭でしたい」に驚愕!—2007.3.14 ・井上部長会いたい 毎月でも話合いをと発言—2007.3.28 ・**滋賀難病連第24回総会** アルマーれ理事長森、副理事長中西・駒阪、常務理事葛城 12団体48人—2007.5.19 ・2部患者・家族交流会—団体紹介、トーク、歌 ・前井上部長の仲介（3.28）を受けて、4／25、6／27、8／30、10／18、12／18の5回開催 ・要望書の話し合いでM補佐の発言に水江憤る—2007.11.28	・JPA第3回定期総会 晴海グランドホテル 代表伊藤たてお、副代表野原正平・畠澤千代子、事務局長坂本秀夫 137人59団体312221 人—2007.5.27 ・JPA国会請願行動135人 868693 筆—2007.5.28	・障害者権利条約に署名 2007.9.28
2008	・日本ALS協会滋賀県支部第2回総会 大津市民病院9階会議室—2008.4.26 ・**滋賀難病連第25回総会** 県立成人病センター理事長森、副理事長中西・駒阪、常務理事葛城 45人—2008.5.10 ・2部大津市堅田包括支援センター扇田宗親「難病患者と歩んで—難病患者の喜びと課題」講演 ・滋賀県難病対策推進議員連盟発足—2008.10.10 ・難病連と保健師との話合い 支援センター—2008.11.5	・不要入れ歯リサイクルで第1回研修会 神奈川県三浦海岸21団体30人参加—2008.2.24-25 ・JPA第4回定期総会 晴海グランドホテル「ナショナルセンター—を目指した活動を」「今後の難病対策のあるべき姿」と挨拶 136人参加—2008.5.25 ・JPA国会請願行動130人 879649 筆—2008.5.26 ・北海道難病連不要入れ歯リサイクルキャンペーンの取り組み—2008.6	
2009	・基本計画検討委員会3回開催—1／18、2／22、3／23 ・滋賀県難病対策推進協議会中西正弘を選出—2009.3.12 ・滋賀県難病対策推進議員連盟との懇談—2009.3.23 ・滋賀県障害者計画学習会講師県辻補佐—2009.4.11 ・日本ALS協会滋賀県支部第3回総会 大津市民病院9階会議室—2009.4.25 ・**滋賀難病連第26回総会** 県立成人病センター研究所講堂 理事長駒阪、副理事長中西・森、常務理事葛城43人—2009.5.10 ・2部県参事澤和清「滋賀の地域医療について」講演 ・民間福祉振興財団へ財政支援要請駒阪—2009.6.17 ・障害3団体と難病連で連部長と懇談—2009.7.15 ・訪問 膳所診療所、坂本民主診療所、日和の里、東近江市で難病連の活動紹介と協力訴え	・JPA第5回総会でJPAの提案「新たな難病対策・特定疾患対策を提案する」代表伊藤たてお、副代表畠澤千代子・野原正平、常務理事坂本秀夫147人—2009.5.31 ・JPA国会請願行動 916377 筆—2009.6.1 ・JPA提案「新たな難病対策・特定疾患対策を提案する」掲載機関誌—JPAの仲間第9号（2009年8月6日） ・'09 JPA全国患者・家族集会開催 晴海グランドホテル 2009.11.14-15	・厚生科学審議会第9回難病対策委員会JPA提言に賛同意見つづく、伊藤提案—2009.7.15 ・民主党政権 2009.9.16～2012.12.26 3年3ヶ月 ・難病 5000～7000（JPAの仲間第10号2009.18）
2010	・**滋賀難病連第27回総会** 県立成人病センター 理事長駒阪、副理事長中西・森、常務理事葛城10団体44名—2010.5.8 ・2部スモンの会全国連絡協議会恒久対策部長中西正弘「日本の難病対策の起源に学ぶ—スモン患者の運動から ・特定非営利活動法人ALSしがネット設立総会—2010.5.16 ・「1・14難病のつどい」角野課長と相談—2010.5.17 ・京都大学iPS細胞研究室講演受託届く—2010.5.21 ・訪問 日野、大津市、甲賀、守山、愛荘、草津、山田整形、草津野路自治会、大津市民病院、野洲等10市町難病連の活動紹介と協力訴え 支部の必要性痛感 ・特定非営利活動法人ALSしがネット認証受ける—2010.8.23 ・訪問介護事業所もも開所—2010.10.1 ・障害福祉サービス（居宅・重訪）指定受ける—2010.12.1	・世界希少・難治性疾患の日 Rare Disease Day2月28日日本でも—2010.2.28 ・JPA第6回総会 晴海グランドホテル 報告「障がい者制度改革推進本部」—内閣府「障がい者制度改革推進会議」→「障がい者制度改革推進会議総合福祉部会」難病当事者代表野原副代表参画 出席評議員86人水谷幸司事務局長就任—2010.5.30 ・総会翌日国会請願行動120名参加200名の議員に 945450 筆の署名を手渡す—2010.5.31	

2011	・〝1・14難病のつどい〟ピアザホール　山中伸弥「iPS細胞がつくる新しい医学」講演―2011.1.14 ・「ありがとう1・22難病患者・家族交流会」ピアザ淡海―2011.1.22 ・**滋賀難病連第28回総会** 県立成人病センター東館講堂理事長駒阪、副理事長水江・森、常務理事造田10団体45人―2011.5.14 ・2部・写真で綴るこの1年、〝ハミングバードとともに〟 ・居宅介護支援事業所もも開所―2010.6.1 ・日本ALS協会滋賀県支部第5回総会―国立病院機構滋賀病院 2011.6.11 ・特定非営利活動法人ALSしがネット第2回総会―2011.6.11 ・滋賀県難病議連選挙後再結成47名中32名―2011.7.19	・JPA第7回総会 一般社団法人設立（6／16認可）総会代表理事伊藤たてお、副代表理事森幸子、事務局長　水谷幸司―2011.5.29	・障害者基本法一部改正(2011年8月6日)公布 ・難病対策委員会で難病対策の抜本的見直しの検討が始まる―2011年9月～ ・「今後の難病対策の検討に当たって（中間的な整理）」―2011.12
2012	・**滋賀難病連第29回総会** 県立成人病センター東館講堂理事長駒阪、副理事長水江・森、常務理事大島45人―2012.5.12 ・2部　葛城貞三「滋賀難病連の28年を語る」講演 ・日本ALS協会滋賀県支部第6回総会―滋賀県難病相談支援センター―2012.6.3 ・特定非営利活動法人ALSしがネット第3回総会―2012.6.3 ・部長室で要望書提出後支援センターで交渉―2012.9.1 ・野洲市福祉課と今後の難病対策ヒヤリング―2012.9.11 ・「難病のつどい11・2」上野千鶴子「介護する人・当事者の立場から―2012.11.2 ・難病議連との話し合い（県庁）―2012.12.25	・厚生労働大臣に総合的な難病・長期慢性疾患対策について要望書提出―2012.3.21 ・JPA第2回（通算8回）定時総会 東京有明TFTビル東館研究室 130人参加2011年度赤字決算 副代表理事山崎洋一・馬上和久追加報告―2012.5.27	・障害者総合支援法（2012年6月27日）公布
2013	・**滋賀難病連第30回総会** 大津市市民病院9階会議室理事長駒阪、副理事長水江・森、常務理事大島 47人―2013.5.11 ・2部　JPA水谷幸司事務局長「新たな難病対策・障害者総合支援法―わたしたちにできること」講演 ・特定非営利活動法人ALSしがネット第4回総会―2013.5.25 ・日本ALS協会滋賀県支部第7回総会―大津市民病院 2013.6.23 ・那須部長に要望書提出―2013.9.13 ・南草津駅で国会請願署名行動―2013.10.19	・JPA第3回（通算9回）定時総会 ホテルグランドヒル市ヶ谷代表理事伊藤たてお、副代表理事森幸子・山崎洋一 2013.5.26 ・翌27日国会請願行動 120人参加 867602筆 ・第185回臨時国会でJPAの請願が衆参両院で採択―2013.12.8	・改革について（提言）とりまとめ 三大臣合意―2013.1 ・障害者差別解消法（2013年6月26日）公布、施行―2016.4.1
2014	・「難病のつどい1・19」県と共催　角野文彦「笑いと健康―iik（いきいきころり）を目指して」講演、マジック―2014.1.19 ・難病議連研修会に参加厚労省西嶋康浩「難病対策の現状、予算および平成26年度へ向けての取り組み等」―2014.2.18 ・**滋賀難病連第31回総会** 県立成人病センター東館講堂理事長藤井、副理事長水江・森、常務理事大島36人―2014.5.10 ・2部 JPA森副代表理事講演「難病対策の法制化と課題」講演 ・特定非営利活動法人ALSしがネット第5回総会―2014.6.1 ・日本ALS協会滋賀県支部第8回総会―2014.6.22 ・「難病のつどい11・29」フェリエ南草津 厚生労働省健康局疾病対策課川田裕美「新たな難病対策について―2014.11.29 ・平成27年度社会福祉施策に対する要望書提出―2014.12.1	・JPA第10回（法人第4回）総会 日比谷図書文化館大ホール130名参加―2014.5.25 ・総会の翌日国会請願行動―85万筆130名で200を超える議員をまわった。	・障害者の権利に関する条約批准（2014年1月20日）締約国になる国連加盟国193ヵ国中141番 ・難病法2014年5月30日成立

2015	・世界希少・難治性疾患の日（RDD）JR草津駅東口デッキ滋賀県と協働開催35人─2015.2.28 ・**滋賀県難病連第32回総会** 県立成人病センター東館講堂 理事長藤井、副理事長森・竹内健、常務理事竹内美知枝─2015.5.9 ・2部 障害福祉課松井由香「難病法施行に伴う難病対策─地域体制の構築について」講演、歌と演奏「わ音」取り組み等」 ・日本ALS協会滋賀県支部第9回総会─大津市民病院 ・特定非営利活動法人ALSしがネット第6回総会─大津市民病院 2015.6.14 ・三日月知事を表敬訪問 知事公館─2015.6.23 ・滋賀県難病対策推進議員連盟総会 会員36名代表奥村芳正（自由民主党）、副代表今江政彦（チームしが）、事務局長柴田智恵美（チームしが）─2015.7.16	・JPA加盟団体84団体28万人─2015.1現在 JPAの仲間第24号 ・JPA第11回（法人第5回）総会ホテルグランドヒル市ヶ谷代表理事森幸子、副代表理事高木久・三原睦子事務局長水谷幸司130人─2015.5.24	・難病法2015年1月1日施行 ・指定難病 第1次実施1月1日から110疾患、第2次実施7月1日196疾患 合わせて306疾患
2016	・「難病のつどい2・13」近江八幡市民文化会館大ホール NPO法人日本障害者協議会代表藤井克徳「わたしたちぬきにわたしたちのことを決めないで」講演、パネルディスカッション─2016.2.13 ・「患者組織の活性化を考える学習会」草津市民交流プラザ 演座Ⅰ患者会に期待すること（県障害福祉課）、演座Ⅱ患者会活動のノウハウを学ぶ～私ができる患者会活動とは（前JPA代表理事伊藤たてお）─2016.2.27 ・**滋賀県難病連第33回総会** 県立成人病センター2部「薬剤師から患者さんに伝えたいこと」びわこ薬剤師会会長横井正之─2016.5.21 ・特定非営利活動法人ALSしがネット第7回総会─2016.5.22 ・日本ALS協会滋賀県支部第10回総会─東近江総合医療センター 2016.6.19	・JPA構成員総数26万人86団体（準加盟21団体を含む）─2016年3月発行『JPAの仲間』JPA結成10周年記念号 ・JPA第12回（法人第6回）総会─東京都内 2016.5.15	・障害者差別解消法施行─2016.4.1
2017	・**滋賀県難病連第34回総会** フェリエ南草津 ・2部マジックショーとフリートーク（私の病気は・合理的配慮とは─2017.5.20 ・日本ALS協会滋賀県支部第11回総会─大津市民病院 2017.6.18 ・特定非営利活動法人ALSしがネット第8回総会─2016.6.18 ・「難病のつどい11・23」甲賀市福祉ホール第1部笑いヨガ、2部コンサート音楽ユニット「わ音」─2017.11.23	・JPA第13回（法人第7回）総会─グランドヒル市ヶ谷 2017.5.28	・指定難病4月1日から合わせて330疾患
2018	・**滋賀県難病連第35回総会** 滋賀県難病相談・支援センター─2018.6.3 ・日本ALS協会滋賀県支部第12回総会─東近江総合医療センター─2018.6.9 ・特定非営利活動法人ALSしがネット第9回総会─ふれあいプラザ─2018.5.19 ・2018JPA近畿ブロック交流集会in滋賀─滋賀県立県民交流センター大会議室 2018.8.25-26	・JPA第14回総会─東京・損保会館 2018.5.20	・指定難病4月1日から合わせて331疾患

本書のテキストデータを提供いたします

本書をご購入いただいた方のうち、視覚障害、肢体不自由などの理由で書字へのアクセスが困難な方に本書のテキストデータを提供いたします。希望される方は、以下の方法にしたがってお申し込みください。

◎データの提供形式＝CD-R、フロッピーディスク、メールによるファイル添付（メールアドレスをお知らせください）。

◎データの提供形式・お名前・ご住所を明記した用紙、返信用封筒、下の引換券（コピー不可）および200円切手（メールによるファイル添付をご希望の場合不要）を同封のうえ弊社までお送りください。

●本書内容の複製は点訳・音訳データなど視覚障害の方のための利用に限り認めます。内容の改変や流用、転載、その他営利を目的とした利用はお断りします。

◎あて先
〒160-0008
東京都新宿区四谷三栄町6-5 木原ビル303
生活書院編集部　テキストデータ係

【引換券】
難病患者運動

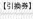

著者略歴

葛城貞三
（かつらぎ・ていぞう）

1939年生まれ。滋賀県立膳所高校卒業後、1960年大津市役所入所。1989年同市役所を退所。1989年医療法人滋賀勤労者保健会坂本民主診療所勤務、1999年3月定年退職。1999年4月学校法人青丹学園関西学研医療福祉学院介護福祉学科入学、2001年3月卒業。同年4月佛教大学社会学部社会福祉学科入学、2005年3月卒業。2006年4月立命館大学先端学術研究科入学、2017年3月退学。
博士（学術）。

主な論文に、「滋賀県難病連絡協議会の結成」『コア・エシックス』立命館大学大学院先端総合学術研究科 6：145-155（2010年）、「滋賀難病連運動の困難期」『コア・エシックス』立命館大学大学院先端総合学術研究科 7：51-61（2011年）、「滋賀難病連の患者運動と滋賀県との『協働』——協働関係となる要因分析」『コア・エシックス』立命館大学大学院先端総合学術研究科 11：23-33（2015年）ほか。

難病患者運動
——「ひとりぼっちの難病者をつくらない」滋賀難病連の歴史

発　行———— 2019年1月25日　初版第1刷発行
著　者———— 葛城貞三
発行者———— 髙橋　淳
発行所———— 株式会社　生活書院
〒160-0008
東京都新宿区四谷三栄町 6-5 木原ビル 303
T E L　03-3226-1203
F A X　03-3226-1204
振替 00170-0-649766
http://www.seikatsushoin.com
印刷・製本—— 株式会社シナノ

Printed in Japan

ISBN 978-4-86500-089-4